B · I · O · L · O · G · Y

보건의료 생물학

저자 김주희

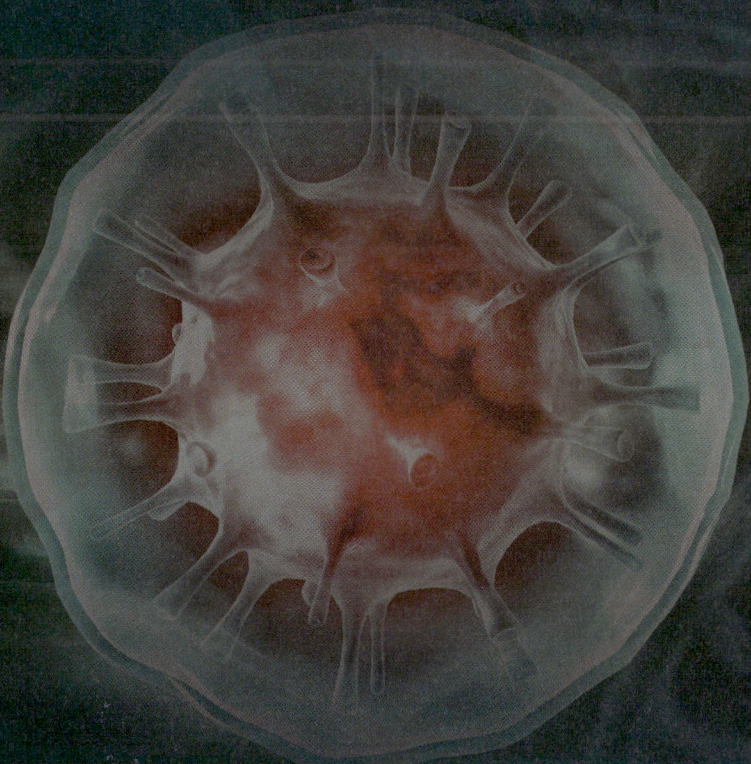

의학교육

머리말

생물학은 원자 및 분자, 세포, 조직, 개체, 집단 시점에서 생물을 파악하는 학문으로, 그 범위가 넓다고 할 수 있습니다. 그래서 「보건의료 생물학」이라는 교재에서 기초적인 분자생물학 · 미생물학 · 세포생물학 · 생화학에서의 중요한 내용과 그 상위수준인 발생학 · 조직학 · 해부학 등의 생태학과 조직이나 기관의 기능을 다루는 생리학에서의 중요한 내용을 보건 의료인이 다루는 범위 내에서 담으려고 하였습니다.

본 교재는 총 2부로 구성하였습니다. 1부에서는 기초생물학이라고 할 수 있는 '생물현상의 이해'를, 2부에서는 기초의학이라 할 수 있는 '생명체 기능의 이해'를 설명하였습니다. 나아가 총 14장으로 세분하여 전반부에서는 세포, 물질과 분자, 영양과 대사, 유전과 분자생물학, 유전정보의 발현, 세포의 증식과 죽음, 생식 · 발생 · 분화 등 생물학의 기초를 다루었고, 후반부에서는 사람의 신체 구성에 대해 다루며 그에 근거한 소화계, 호흡계, 내분비계, 신경계, 면역계 등에 관하여 다루었습니다. 또 각 단원의 마지막에는 학습한 내용을 스스로 확인할 수 있도록 요약적인 문제를 수록하였습니다.

마지막으로 이 책이 생물의 원칙과 생명체의 이해를 다루는 학문의 교재로서 전공교과 학습의 기초를 다지는 데 도움이 되길 바랍니다.

저자

목차

PART Ⅰ. 생명현상의 이해

Chapter 01 생명현상의 특성

Chapter 02 세포의 특성

Chapter 03 생명체의 화학적 이해

Chapter 04 영양과 물질 대사

Chapter 05 유전과 분자생물학

Chapter 06 유전자의 발현과 조절

Chapter 07 세포의 주기와 죽음

Chapter 08 생식 · 발생 · 분화

PART Ⅱ. 생명체 기능의 이해

Chapter 09 동물의 조직

Chapter 10 동물의 기관(소화계 · 호흡계 · 배설계 · 순환계)

Chapter 11 내분비계

Chapter 12 신경계

Chapter 13 면역계

Chapter 14 생식계 · 감각계

Index 찾아보기

PART Ⅰ

생명현상의 이해

CHAPTER

01 생명의 특성

1. 생물학이란?

1) 생물학의 정의와 활용

생물학(biology)[1]을 조금 더 광범위한 의미에서 생명과학(life science)이라고도 한다. 생명과학은 자연현상을 연구하는 자연과학의 한 분야로, 생물이 살아가면서 나타내는 다양한 생명현상을 연구하여 생명의 본질을 밝혀내는 학문이다. 생명현상에 대한 연구 결과는 질병 치료, 환경문제 해결, 의료기술 발전, 식량자원 확보 등에 활용된다.

2) 생물학의 역사

사람은 생물에 대해 어떤 경우에는 생활에 도움이 되는 것으로, 어떤 경우에는 생활에 해를 미치는 것으로 다양한 각도로 연구하고 해석해 왔다. 그리고 순수하게 생물이 가진 불가사의한 성질에 대한 흥미와 관심으로 생물을 관찰하고 분류해 왔다. 생물학이 발전되어온 과정을 단계별로 살펴보면 다음과 같다.

(1) 고대에서 중세로

사람은 예로부터 생물에 관심을 가지고 때로는 경외하는 마음을 품어 왔는데, 라스코(Lascaux; 프랑스 남쪽에 위치한 구석기시대 동굴벽화 유적)를 비롯한 초기 호모사피엔스(사람)가 그린 것으로 추정되는 동굴벽화 등에 나타나 있다. 그러나 생물에 관한 지식을 과학으로서 집대성하여 해석하기 시작한 것은 고대 그리스시대라고 할 수 있다. 생물학의 아버지로 알려진 **아리스토텔레스**(Aristotle, BC384~BC322)는 『영혼에 대해』, 『동물지』, 『동물발생론』, 『동물부분론』 등의 저서를 통해 생물 특히 동

---

1) Biology = Bio(생명, 인간의 삶) + Logy(학문, ~학)

물의 성질에 대해 다양한 지식을 모으고 관찰하여 생물의 체계와 기능에 대한 많은 견해를 제시했다.

서양에서는 기독교의 부흥과 함께 모든 생물은 창조주(신)가 만든 것이라고 믿었으며 이후 중세까지 생물 연구에서는 아리스토텔레스의 개념과 기독교의 개념에 의거한 사상이 유포되었다. 다만 **갈레노스**(Claudios Galenos, 129~199)와 같은 몇몇 의학자는 동물을 해부하여 원숭이와 사람의 몸 구조가 유사함을 인정했다.

(2) 박물학의 부흥

일반적으로 3세기부터 11세기 무렵까지는 과학의 암흑시대라고 불리며 자유로운 사상에 의거한 과학적 연구가 이루어지지 않았다. 그러나 그 후 르네상스와 대항해시대를 거쳐 생물학 분야에서도 새로운 발전이 관찰되었다.

르네상스의 사상은 그때까지의 경직된 사고에서 해방, 대항해시대 여러 나라에서 반입된 신기한 생물은 분류 등을 통해 생물의 유연관계 학문(분류학이나 계통학)의 발전을 촉진시켰다. 자연사물의 기록이나 분류 등에 관한 학문을 **박물학**(natural history)이라고 하며 16세기에 널리 확대되었다. 그에 따라 생물이 신에 의해 창조된 이래 불변하다고 하는 기독교의 가르침이 서서히 흔들리게 되었다.

(3) 생체의 구조와 기능 연구

중세의 인체에 관한 연구는 갈레노스의 연구에서 크게 진보하지 않았다. 그러나 르네상스의 기수이기도 한 **레오나르도 다빈치**(Leonardo da Vinci, 1452~1519) 등은 인체나 동물의 해부를 통해 신체 각 부위의 기능에 대해서도 연구 했다. 그 후 **베살리우스**(Andreas Vesalius, 1514~1564)나 **하비**(William Harvey, 1578~1657) 등은 상세한 해부와 혈액순환 등의 연구를 통해 그때까지 통설로 받아들여지던 여러 개념을 정정하여 구조와 기능의 관계를 분명히 했다.

또 이들 연구의 기초 위에 유명한 철학자 **데카르트**(René Descartes, 1596~1650)는 생체가 기계에 비교할 수 있는 것임을 제시했다(다만, 하비나 데카르트는 독실한 기독교 신자였다). 데카르트의 이러한 개념을 **기계론**(mechanism)이라고 하며 그것은 18세기가 되어 **라메트리**(La Mettrie, 1709~1751)가 저술한 『인간기계론』에서 명료하게 주장되었다. 이처럼 점차 생물이 가진 형태나 기능이 신의 의지에 따른다고 하는 생각에 의문을 제시하게 되었다.

(4) 세포설(cell theory)의 수립

생물이 세포로 구성되어 있다는 것은 생물의 가장 중요한 성질이다. 세포의 존재는 현미경의 발명으로 비로소 밝혀졌다. 생리학자인 **훅**(Robert Hooke, 1635~1703)은 스스로 만든 현미경으로 식물의 '세포'(실제로는 세포벽)[2]를 관찰했다. 그 후 많은 관찰을 통해 모든 생물이 세포로 구성되어 있음이 밝혀

2) 코르크의 얇은 조각을 관찰하여 많은 작은 방들을 관찰(cell : 작은 방)

졌으며 최종적으로 **피르호**(Rudolf Virchow, 1821~1902)가 '모든 세포는 전에 존재하던 세포에서 기원한다'고 하는 유명한 명제를 만들어 세포설을 확립하기에 이르렀다.

(5) 세포진화와 다윈의 진화이론

생물이 시간과 함께 변화해 온 것을 생물진화(organic evolution)라고 한다. 이 개념은 인간이 생물을 생각하게 되면서 항상 존재했지만, 기독교의 힘이 강성했던 시대에 결코 공공연히 외칠 수는 없었다. 그러나 분류학 등이 발전함에 따라 생물간의 유연관계가 밝혀지고, 지질학의 진보와 함께 화석 연구가 시작되자 생물진화의 개념은 점차 확대되어 갔다.

18세기에는 몇몇 학자가 그러한 개념을 언급하였는데, **라마르크**(Lamarck, 1744~1829)는 생물질환의 기전에 대해서도 이론을 세웠다. 그 후 **다윈**(Charles Robert Darwin, 1809~1882)은 생물학사상 가장 유명한 진화이론인 '**자연선택설**(theory of natural selection, 1859)'을 제창하여 비로소 진화를 통일적으로 설명하는 데 성공했다. 자연선택설은 생물진화의 사실을 의문의 여지 없이 나타냄과 동시에 생물진화가 신의 의지 등과는 무관하게 진행되었음을 주장하여 생물학에서 생기론(vitalism; 생물은 물리화학의 법칙에 따르지 않는 특별한 힘을 가지고 있다는 개념)이나 신 등의 초월적인 존재를 퇴출시켰다. 다윈의 개념은 생물학뿐만 아니라 모든 과학에 혁명적인 영향을 미침과 동시에 사회에도 큰 파문을 던졌다.

(6) 유전학(genetics)과 유전체학(genomics)

20세기에 들어서면서 생물학은 각 분야에서 발전을 거듭하게 된다. 가장 처음 비약적으로 발전한 것이 유전학(genetics)이다. 멘델(Mendel, 1822~1884)이라는 수도사로 인해 유전법칙의 재발견으로 염색체, 유전자, 돌연변이 등의 중요한 개념이 제시되고 이후 그들의 분자적, 구조적 실체가 밝혀졌다. 그 흐름은 생체 분자의 연구 발전에도 힘입어 왓슨(Watson, 1928~)과 크릭(Crick, 1916~2004)의 DNA 구조 결정이라는 생물학 역사상 가장 중요한 성과 중 하나를 이루어내었다. 그 이후 유전자를 둘러싼 과학은 그야말로 놀랄 만한 속도로 진행되었다. 한 생물체가 유전을 통해 다음 세대로 물려주는 유전정보의 총합을 유전체(genome)라 한다. 일반적인 인간 세포는 두 벌의 유사한 염색체들을 가지고 있고, 한 벌의 염색체에는 약32억 염기쌍이 들어 있다. 1990년대 초 이래로 유전체의 염기서열을 결정할 수 있는 속도가 기술 혁명에 의해 믿을 수 없을 정도로 빨라졌다, 인간 유전체의 염기서열은 거의 알려져 있고 나아가 세균,고세균,균류 및 다른 동.식물들을 포함하여 많은 생물들의 유전체 염기서열도 속속 밝혀지게 되었다. 연구자들은 한 번에 하나의 유전자를 연구하는 것보다 하나 혹은 여러 종의 전체 유전자를 연구하는 유전체학(genomics)이라는 방법을 연구에 이용한다.

3) 생물학의 탐구방법 (그림 1-1)

(1) 연역적 탐구방법

잠정적인 가설을 설정하고 체계적인 검증을 통해 결론을 도출하는 탐구방법으로 다음과 같은 단계를 거친다.

① **관찰 및 문제인식** : 자연현상을 관찰하고 관찰된 현상에 대해 의문점을 발견하는 단계이다. 자연현상을 관찰하고도 문제를 인식하지 않으면 연역적 탐구는 진행되지 않는다.

② **가설 설정** : 문제 인식 과정에서 제기된 의문점에 대해 잠정적인 가설을 설정하는 단계이다. 가설은 관찰된 현상을 설명할 수 있어야 한다.

③ **탐구 설계 및 수행** : 가설의 타당성을 검증하기 위한 실험을 설계하고 수행하는 단계이다. 실험을 수행 과정에서는 실험군과 대조군을 설정하여 대조실험을 해야 하고, 변인(variable) 통제가 이루어져야 한다.

● **실험군과 대조군**

실험군	가설을 검증하기 위해 변인을 조작시킨 집단
대조군	조작하지 않은 비교 기준이 되는 집단

● **독립변인과 종속변인**

독립변인	실험 결과에 영향을 미칠 수 있는 변인으로, 조작변인과 통제변인이 있다.
종속변인	독립변인에 의해 변화되는 변인으로, 실험 결과에 해당한다.

● **예시**

가설 : 이산화탄소가 광합성 속도에 영향을 미친다.

조작변인 : 이산화탄소

통제변인 : 빛의 세기, 온도

종속변인 : 광합성 속도

④ **자료 해석** : 실험이나 관찰을 통해 얻은 자료를 정리 및 분석하여 실험 결과로부터 상관관계, 규칙성을 알아내는 단계이다.

⑤ **결론 도출 및 일반화** : 실험 결과와 자료를 종합하여 결론을 내리고 가설의 수용 여부를 결정하는 단계이다. 만약 가설이 결론과 일치하지 않는다면 가설을 수정하거나 새로운 가설을 설정하여 다시 검증하는 과정을 거쳐야 한다.

(2) 귀납적 탐구방법

관찰한 결과를 토대로 원리나 법칙을 이끌어내는 탐구방법으로, 실험을 통해 검증하기 어려운 주제에 사용할 수 있다. 예로 다윈이 갈라파고스 제도의 생물을 관찰하다가 생물 간의 공통점을 발견하였고 이를 바탕으로 자연선택에 의해 생물이 진화했음을 주장한 것(다윈의 진화론)을 들 수 있다.

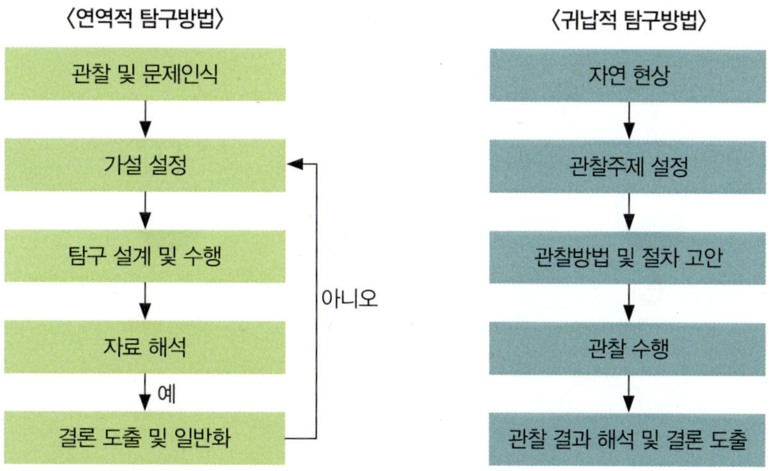

그림 1-1 생물학의 탐구방법

2. 생물의 탄생

1) 생물은 자연적으로 생기지 않는다

'생물은 생물에서 태어난다'라는 개념이 정착한 것은 그만큼 오래되지 않았다. 유럽에서도 중세까지는 생물은 자연적으로 발생한다고 믿었으며 예를 들어 구더기(파리의 유충)는 더러운 물에서, 뱀장어는 진흙에서, 쥐는 기름과 우유를 뿌린 벼에서, 그리고 음식이나 물질을 상하게 하는 미생물은 수프 등에서 자연적으로 생기는 것으로 생각해 왔다.

프랑스의 화학자 **파스퇴르**(Louis Pasteur)는 그림 1–2와 같은, 외부에서의 공기 출입은 있어도 세균 등의 미생물이 혼입될 수 없도록 고안한 백조 목 플라스크(swan–neck flask)를 사용하여 그 안의 수프가 부패하는가(미생물이 증식하는가)에 대한 실험을 시행했는데, 아무리 시간이 흘러도 수프는 부패하지 않았다. 이 실험을 통해 생물은 유기물에서 저절로 생기는 것이 아니라 이미 존재하는 생물로부터 생긴다는 **생물속생설**을 주장하게 되었고 자연발생설은 완전히 부정되었다.

인공 연못에 수초가 번성하는 현상도 수초의 씨앗이 바람이나 새를 통해 운반되어 그곳에서 싹을 틔워서 증식한 결과이지 결코 자연적으로 발생한 것이 아니다.

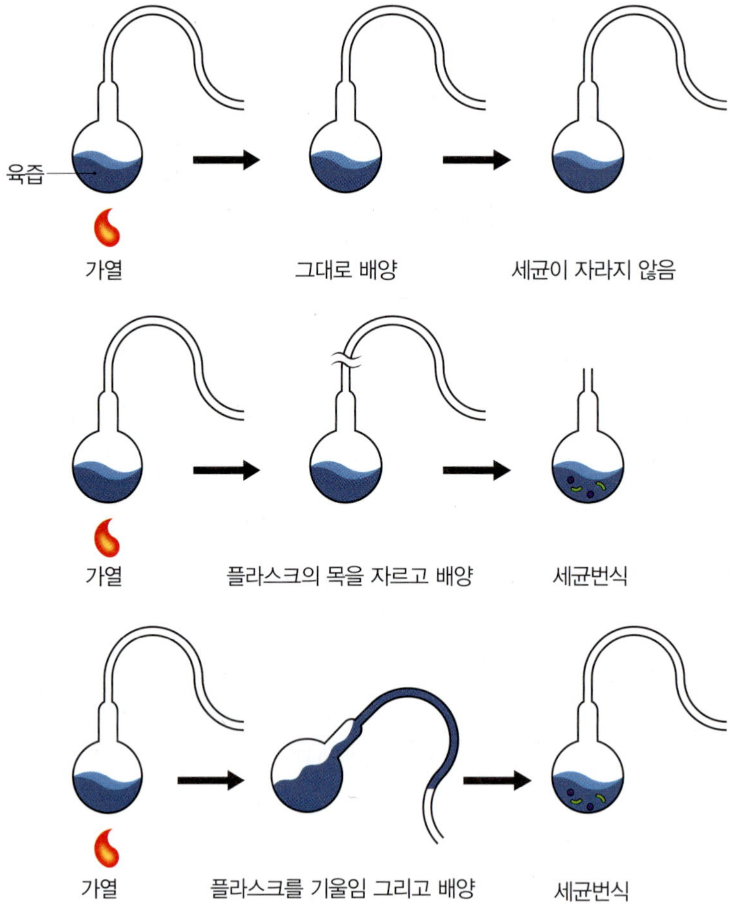

그림 1-2 생물의 자연발생설 부정

공기의 흐름을 차단함으로써 오염 원인이 되는 생물의 유입이 이루어지지 않았다.

2) 생명은 어떻게 생겨났는가?

생물은 모두 DNA라는 공통의 유전물질을 가지며 유사한 세포성분이나 대사경로를 가지기 때문에 지구 상의 생물은 공통의 원시생물을 바탕으로 파생하여 진화했다고 본다.

하지만 최초의 생물 혹은 생명은 어떻게 생겨났는가에 대해서는 잘 알려지지 않았다. 생명 탄생의 전제에는 아미노산이나 당 등의 유기물이 필요한데, 이는 염류나 암모니아같은 단순한 무기물이 고온, 고압 조건 하에서 벼락 등의 불꽃에 반응하여 합성되었다고 판단된다(실험적으로 증명되었다, 그림 1-3)[3].

---

3) 밀러와 유리의 실험(Miller-Urey experiment)은 1953년 미국의 밀러가 원시 지구의 대기상태에서 유기물을 합성한 실험으로 그 과정은 다음과 같다. 메탄(CH_4), 암모니아(NH_3), 수증기(H_2O), 수소(H_2) 등의 원시 지구 대기 → 번개(전기적 방전) → 고온(분젠버너) → 아미노산(당시 11종류로 분석) : 무기물에서 유기물이 합성된다는 이론은 오파린(러시아)과 홀데인(영국)이 처음으로 제기하였고 밀러와 유리의 실험을 통해 주목받게 되었다.

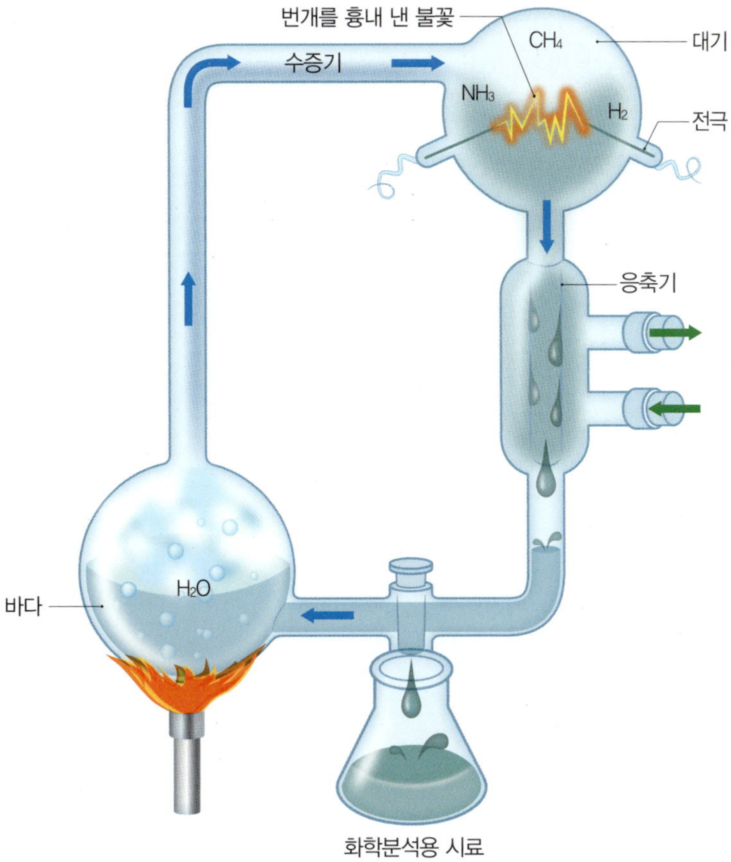

그림 1-3 **유레이와 밀러의 실험에서 추기 지구화학의 모의실험에 사용된 장치**

이처럼 단순한 유기물(organic matter)은 화학진화를 통해 더 복잡한 유기물로 변화하고 그것이 세포의 원형과 같은 것에 싸여 최초의 생명이 생겨났다고 추정된다.

2008년 화산–대기 가설을 검증하기 위해, 과학자들은 최신 기구를 이용해서 밀러가 실험 후에 보관해 둔 분자들을 다시 분석했다.그 결과 화산 폭발을 촉진하는 조건에서 더 많은 22종류의 아미노산을 확인할 수 있었다.

어쩌면 초기 유기화합물은 화산 근처(질소와 이산화탄소)나 지구 내부의 뜨거운 물과 무기물을 바다로 내뿜는 해저의 열수구 근처에서 생성되었을 수도 있다.

유기분자의 또 다른 기원은 운석이다. 예를 들어 호주에 떨어진 45억 년 전의 운석 조각에는 80여종의 아미노산이 들어 있으며 그 운석에는 지질, 단당류, 우라실 등을 포함한다는 것이 알려졌다.

〈생명의 기원〉에서 오파린(Aleksandr Ivanovich Oparin)은 이러한 유기물이 콜로이드상의 액체방울 '코아세르베이트(coacervate, 그림 1-4)'가 되고 그 자체가 성장한다고 하는 실험을 통해 코아세르베이트설(coacervate theory)을 제창했다. 이렇게 해서 생긴 주머니 안에서 대사가 일어나고 나아가 핵산이 유전자로서의 기능을 발휘하면 복제가 가능한 생명체가 생길 가능성이 있어 이것이 최초의 세포가 되었을지도 모른다.

또한 최초의 생물 유전자는 단백질의 도움 없이도 복제하는 짧은 가닥의 RNA이었다는 가설이 있다. 실험실의 실험에서 짧은 RNA 분자가 효소 없이도 스스로 뉴클레오타이드 단량체로부터 조립될 수 있다(그림 1-5). 이 결과는 무작위의 단량체 서열을 갖는 RNA 분자들의 집합체로 나타난다. 실험적인 증거 이외에도 원시지구에서 RNA 유전자라는 개념이 더 매력적인 그럴싸한 또 다른 이유가 있다. 실제로 세포에는 효소로써 작용하는 RNA가 있는데, 이것을 리보자임(Ribozyme)이라 한다. 아마도 초기의 리보자임은 이들 자신의 복제를 촉매하였을 것이다. '이것은 닭이 먼저인지 아니면 달걀이 먼저인지'와 같은 '효소가 먼저인지 아니면 유전자가 먼저인지'를 푸는데 도움을 준다. 그것은 '닭과 달걀'이 동일한 RNA 분자 안에 함께 있었을 것이다. 오늘날의 분자생물학은 'RNA 세계'가 먼저 있었다고 말한다.

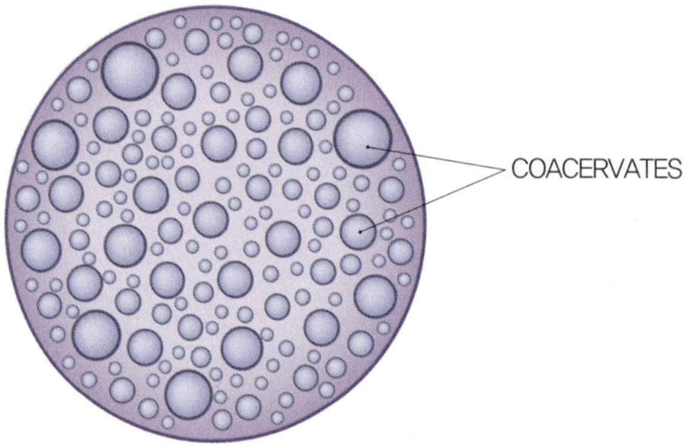

그림 1-4 Coacervates of Oparin

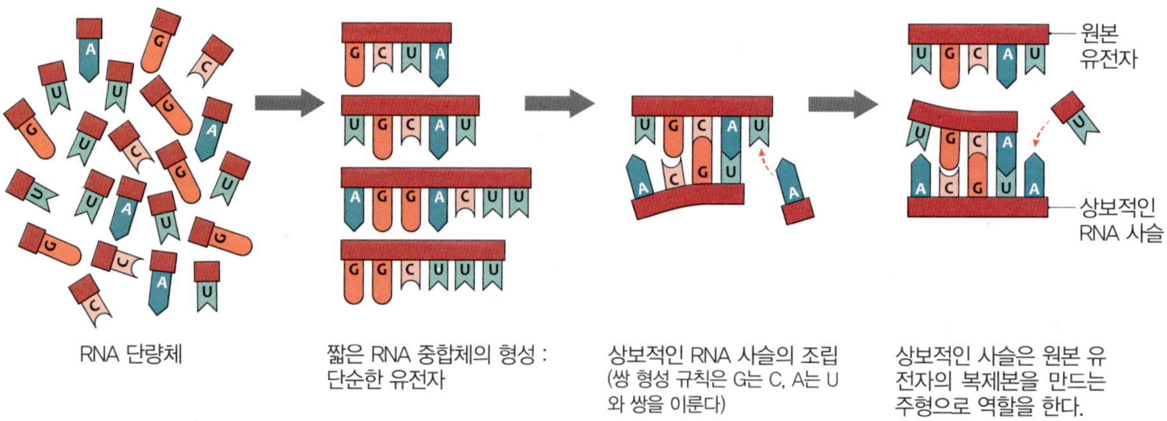

그림 1-5 RNA 유전자의 자가복제

3) 원시 생명체의 출현과 진화

무수히 많은 코아세르베이트 중에서 자연에 선택되어 잔존하는 것 중에서 자기 복제 능력과 물질대사 능력이 우수한 것이 나타나 무기호흡(무산소호흡)을 통해 원시 대양에 축적된 유기물을 이용하여 이산화탄소(CO_2)를 발생하는 종속영양 원핵생물이 최초의 원시 생명체이었을 것이다.

유기물의 소비량이 증가되어 유기물의 감소와 이산화탄소(CO_2)의 증가로 인해 광합성을 하여 산소(O_2)를 발생하는 독립영양 원핵생물이 출현하게 되었다. 초기의 독립영양 원핵생물은 오늘날 홍색 황세균, 녹색 황세균 등과 같은 광합성 세균이었을 것이며, 그 후 원시 남세균(cyanobacteria)이 출현하여 O_2가 축적되었을 것이다.

산소가 풍부해짐에 따라 산소 호흡을 하는 종속영양 원핵생물이 출현하게 되고 산소의 증가로 오존층이 형성되어 자외선이 차단됨으로써 육상 생물이 출현할 수 있게 되었다.

1

4) 단세포 진핵생물의 출현 (그림 1–6)

(1) 막 진화설(세포막 함입설)

원핵세포의 세포막이 안쪽으로 함입되어 핵, 소포체, 골지체 등과 같은 세포 소기관이 형성되었다.

(2) 내부공생설

호기성 세균이 원시 진핵세포로 들어가서 미토콘드리아로 되었고 광합성 세균이 원시 진핵세포로 들어가서 엽록체로 되었다. 즉 원핵세포의 공생으로 진핵생물이 출현하게 되었다.

세포 내 공생설의 근거로 미토콘드리아나 엽록체에 있는 자체 리보솜은 원핵세포의 리보솜과 유사하고, 미토콘드리아와 엽록체는 세균과 마찬가지의 원형 DNA를 가지며 자기복제를 한다.

또한 미토콘드리아, 엽록체가 2중막인 것은 원시 진핵세포로 들어갈 때 숙주 세포의 막을 싸고 들어간 것으로 볼 수 있다.

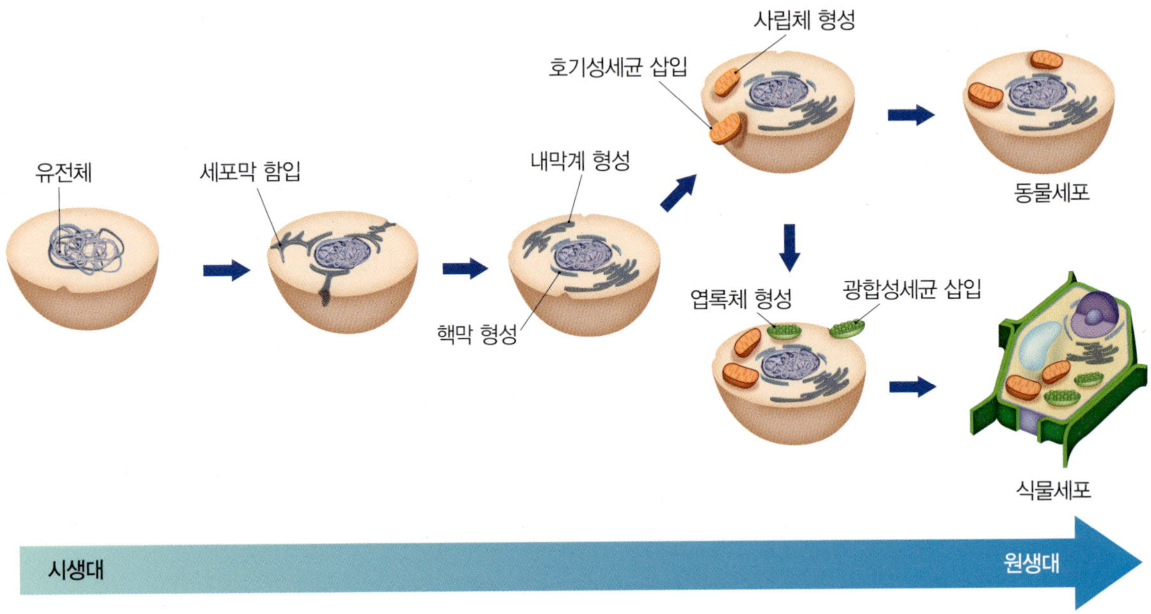

그림 1-6 세포의 진화과정

3. 생명현상의 특성

1) 생물의 기본 구성 단위 : 세포

모든 생물은 구조적 및 기능적 기본 단위인 세포(cell)로 구성되어 있다.

구조와 기능이 비슷한 세포가 모여 조직을 이루고 여러 조직이 모여 특정한 기능을 하는 기관을 이루며, 공통된 기능을 하는 기관들이 모여 기관계(계통)를 이루고 여러 기관계가 모여 생명체로서의 기능을 나타낸다.

2) 물질대사와 에너지대사

물질대사는 에너지의 출입이 동반되는 에너지대사와 함께 일어난다. 물질대사는 효소의 도움으로 일어나는데, 효소의 주성분이 단백질이므로 온도와 pH의 영향을 받게 된다. 체온이 비교적 일정하게 유지되어야 하는 이유도 여기에 있다. 생명현상을 위해 필요한 에너지는 물질대사를 통해 얻어지므로 물질대사 없는 생명현상은 있을 수 없다.

3) 자극에 대한 반응과 항상성

생물의 생명활동에 영향을 미치는 체내외의 환경요인을 자극이라고 하며 생물은 이러한 자극에 대해 적절하게 반응한다(예 : 고양이의 눈에 빛을 비추면 눈동자가 작아짐).

또 생물이 체내외의 환경변화에도 불구하고 일정한 범위 내에서 체내 환경을 안정하게 유지하려는 성질을 항상성(homeostasis)이라고 하며 신경계와 내분비계의 조절작용에 의해 유지된다(예 : 혈당량, 체온, 삼투압, pH).

4) 발생과 생장

생물이 개체를 유지하는 데 중요한 특징 중 하나가 발생과 생장이다. 발생이란 다세포 생물인 경우 하나의 수정란이 세포분열을 거쳐 많은 세포를 형성하면서 분화되어 새로운 개체가 되는 과정을 말하고, 생장이란 발생에 의해 생겨난 어린 개체가 세포분열로 세포수를 증가시켜 개체의 크기가 커지는 과정을 말한다. 생물이 생장을 하는 동안에는 체세포분열을 하게 되는데 이에 따라 생물의 동일성을 유지할 수 있게 된다.

5) 생식과 유전

생식이란 생물이 자신을 닮은 개체, 즉 자손을 남겨 종족을 보존하는 현상을 말하며, 무성생식과 유성생식의 2가지가 있다. 무성생식은 이분법, 출아법, 포자법, 영양생식 등이 있고 유전적으로 다양하지 않아 환경변화에 적응하기 쉽지 않지만, 그 대신 증식속도가 빠르다. 이에 반해 유성생식은 수정 과정을 통해 증식하므로 증식 속도가 빠르지 않지만, 그 대신 유전적으로 다양해져 환경 변화에 적응하기가 비교적 쉽다.

유전이란 생식의 결과 태어난 자손이 부모의 형질을 물려받아 닮는 현상을 말하며, 예를 들어 모친의 색맹 형질이 아들에게 나타나는 경우가 있다.

6) 적응과 진화

적응이란 생물이 환경의 자극을 받고 오랫동안 살아가면서 몸의 형태나 기능 등을 변화시키는 현상을 말한다. 예를 들어 사막의 선인장은 잎이 가시로 변해 수분 손실을 줄임으로써 건조한 지역에 적응했다.

진화란 오랜 세월 동안 생물이 환경에 적응하면서 여러 형질의 변화가 나타나 새로운 종으로 분화되는 현상으로, 진화의 결과 현재와 같이 생물종이 다양해졌다.

column 바이러스는 생물이 아닌가?

바이러스(virus)는 세균보다 작은 입자로 세균 여과기를 통과할 수 있는 작은 전염성의 병원체이다. 세포는 아니지만 간단한 유전정보물질(DNA나 RNA 중 하나)을 가지며, 단백질 껍질에 둘러싸여 있다. 바이러스는 생물적 특성과 무생물적 특성을 모두 가지고 있어서 생물과 무생물의 중간 형태로 간주한다.

① 생물적인 특징

- 생물체 내에서 숙주의 효소와 에너지를 이용하여 물질대사가 일어나며 핵산이 있어 자기증식이 가능하다(그림 1-7).
- 돌연변이가 나타나며 환경변화에 적응한다.

② 무생물적인 특징

- 세포의 구조가 아니며 따라서 효소를 생산하지 못하므로 스스로 물질대사가 일어나지 않는다(숙주 밖에서는 증식할 수 없다).
- 단백질의 결정체로 존재한다(세포의 형태를 갖추지 못한다).

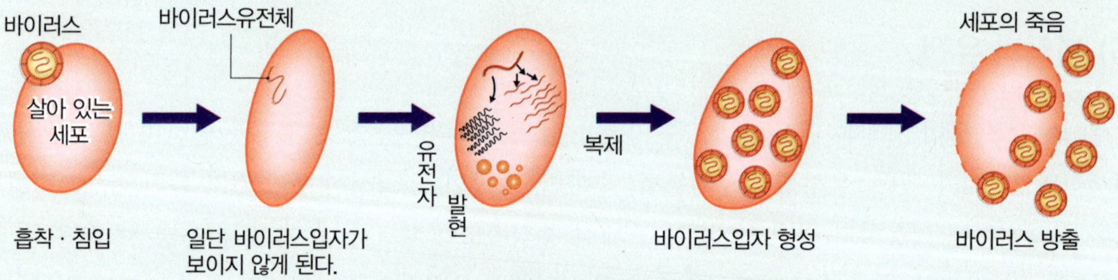

그림 1-7 바이러스의 증식법

4. 생물의 분류

1) 생물의 무리

(1) 생물분류 체계

생물학은 개개의 생물을 관찰하여 그들을 계통적으로 분류하는 것에서 시작되었다(박물학, natural history). 생물은 처음 동물계(animal kingdom)와 식물계(plant kingdom)로 크게 분류되었다(2계 분류, 린네 ;Linne). 그 후 현미경이 발명되고 미생물이 발견되면서 동물계와 식물계 어디에도 속하지 않는 원생동물(protozoa; 이질아메바, 질트리코모나스, 말라리아원충 등) 과 세균류(bacteriomycota; 대장균, 콜레라균, 결핵균 등)가 원생생물계로서 구분되었다(3계 분류, 헤켈; Haeckel). 그후 원생생물계 중 핵이 발달하지 않은 생물을 원핵생물계로 분류하였고(4계 분류,코플란트; Copeland) 근대에 들어 광합성을 하지 못하는 버섯과 곰팡이류를 식물계에서 균계로 분리하였다(5계 분류, 휘태커; Whittaker).

그 후 DNA 염기성열, 단백질의 아미노산 서열, 전자현미경으로 관찰한 세포의 미세구조 등을 근거로 계통수가 작성되며 화산이나 온천에서 발견되는 고세균은 세균보다 진핵생물과 특징이 유사하여 원핵생물계를 진정세균계와 고세균계로 나누었다. 나머지 4계에 속한 생물은 모두 진핵생물역에 포함시켜 분류하였다(3역 6계 분류, 우스; Woese)

표 1-1 생물의 분류

3도메인설	6계설	대표적인 생물종
세균	진정세균계	(진정)세균 ………… 대장균, 결핵균 남조류(남조세균) … 연쇄체목, 흔들말목
고세균	고세균계	고도호열균, 메탄세균, 고도호염균
진핵생물	원생생물계	아메바, 연두벌레, 트리코모나스, 트리파노소마
	균계	털곰팡이, 효모, 푸른곰팡이, 버섯
	식물계	솔이끼, 고사리, 은행나무, 벚꽃나무
	동물계	지렁이, 오징어, 거미, 개구리, 원숭이

(2) 3도메인설

세포 내에 있는 핵이 핵막에 싸여 현미경으로 명료하게 인식할 수 있는 핵을 가진 생물을 **진핵생물**(eukaryote)이라고 하며 원핵생물계 이외의 모든 생물이 포함된다. 즉 단세포생물에서도 효모(균류)나 이질아메바(원생생물)는 진핵생물에 들어간다. 이에 대해 핵이 없고 염색체가 세포에 퍼져 있는 생물을 **세균**(bacteria)이라고 하며 **세균류**(bacteriomycota)와 **남조류**(cyanobacteria; 남세균이라고도 한다. 독립영양 세균으로 식물과 같은 산소발생 광합성을 수행하는 유일한 원핵생물이다. 일부 사상형 군체는 대기중의 질소를 고정하여 유기 분자를 합성하며 호수나 강으로 유입하여 식물플랑크톤의 많은 부분을 차지한다.) 포함된다. 원핵생물에 들어가는 세균류는 다음의 고세균과 구별하기 위해 **진정세균**(eubacteria)이라고도 한다.

최근 형태적으로는 세균류와 비슷하나 유전자의 구조나 발현양식이 진핵생물과 유사한 특징을 가진 고세균[고도호열균(thermophiles), 메탄세균(methane bacteria), 고도호염균(halophilic bacteria)]이라는 한 무리의 생물이 발견되었다. **고세균**(archaebacteria)은 태고의 지구환경과 같은 가혹한 무산소 환경에 서식했기 때문에 그렇게 불린다.

이처럼 생물을 3가지 도메인(영역, domain)으로 나누는 방법을 **3도메인설**(표 1-1)이라고 한다. 이 방법으로 분류된 각각의 도메인 내 생물은 증식양식이나 유전양식이 비슷하며(표 1-2), 분자수준에서 생물의 증식이나 유전자발현을 연구하는 분자생물학에서는 이 분류법이 널리 사용되고 있다. 우리들이 잘 알고 있는 세포의 특징, 즉 세포질 내에 각종 세포소기관이 존재하고 유사분열로 증식하는 등의 내용은 모두 진핵생물에 특유한 것이다.

표 1-2 세균역 · 고세균역 · 진핵생물역의 비교

주요 특징	세균역(박테리아)	고세균역(고대 박테리아)	진핵생물역
핵막	없다	없다	있다
막으로 싸인 소기관	없다	없다	있다
리보솜	70S(50S+30S)	70S	80S(60S+40S)
원형염색체	있다	있다	없다(선형)
RNA 중합효소	한 종류	여러 종류	여러 종류
인트론	없다	일부 유전자에 존재	있다
항생제에 대한 민감도 (단백질합성억제제 : 스트렙토마이신, 클로람페니콜)	생장이 억제됨	생장이 억제되지 않음	생장이 억제되지 않음
세포벽에 존재하는 펩티도글리칸	있다	없다	없다
시작코돈의 아미노산	포밀메싸이오닌	메싸이오닌	메싸이오닌
DNA와 결합한 히스톤	없다	있다	있다

S(침강계수)는 원심분리했을 때 가라앉는 정도로 진핵세포의 리보솜이 크다.

해설

원핵세포의 구조

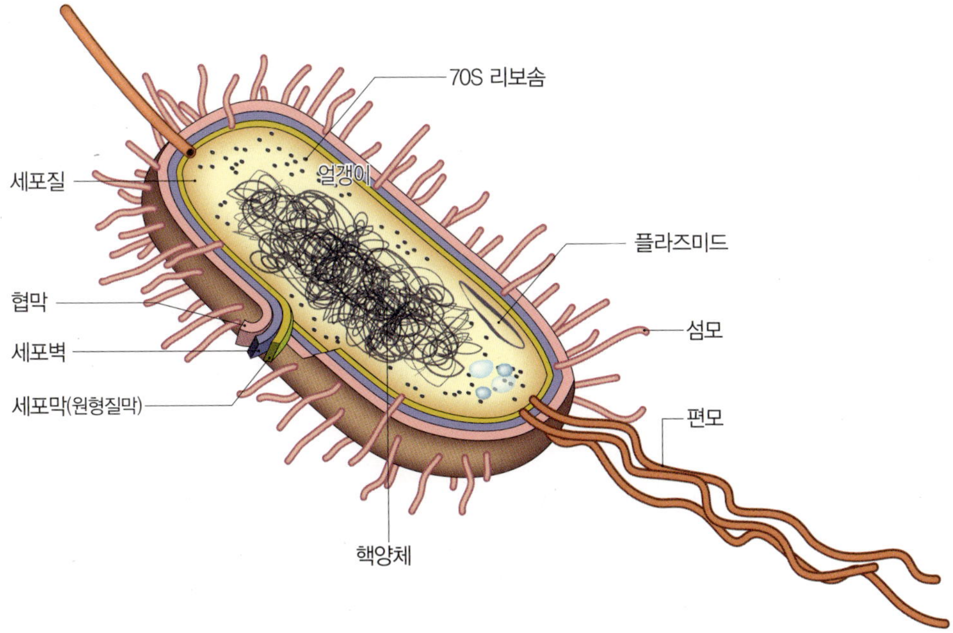

원핵세포의 리보솜

- 단백질합성장소
- 70S (두 개의 소단위체)
- 50S + 30S subunits

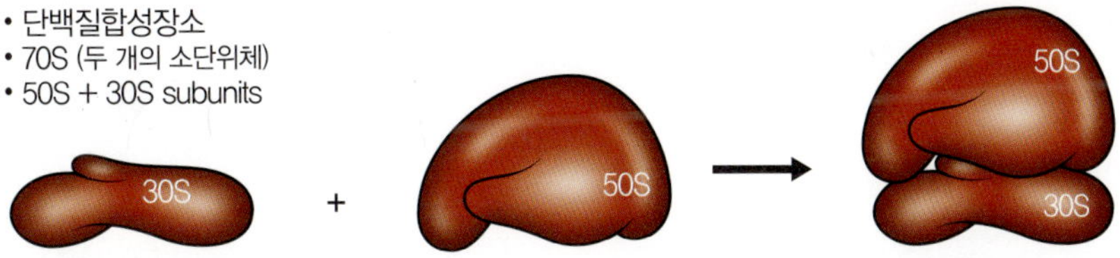

(a) Small subunit (b) Large subunit (c) Complete 70S ribosome

원핵세포(prokaryotic cell)에는 진정한 핵이 없으며 막이있는 세포소기관이 존재하지 않는다. DNA는 핵양체(nucleoid)라 불리는 지역에 응축되어 존재한다. 원핵세포는 세포질, 세포막(원형질막), 세포벽, 70S리보솜을 지니며 원핵생물에는 세균과 고세균이 있다. 두 생물 영역은 일반적으로 세포구조가 매우 비슷하다.

해설

그람염색법

원핵생물의 세포벽은 진핵생물의 세포벽과 구조와 조성이 다르다. 진핵세포의 세포벽은 대개 셀룰로오스나 키틴으로 이루어졌다. 반면 대부분의 세균 세포벽에는 펩티도글리칸(peptidoglycan)이 포함되어 있다. 펩티도글리칸은 짧은 폴리펩타이드로 연결된 변형된 당의 중합체가 망상구조를 이룬 것이다.

고세균의 세포벽에는 펩티도글리칸이 없고 다양한 다당류와 단백질이 포함되어 있다. 덴마크 과학자 그람(Hans Christian Gram)이 개발한 염색법을 이용하면 세포벽의 구조에 따라 대부분의 세균을 두 종류로 구분할 수 있다.

그람양성(Gram-positive)세균은 펩티도글리칸 층이 높은 단순한 세포벽 구조를 이룬다. 그람음성(Gram-negative)세균의 세포벽은 펩티도글리칸 층이 그람양성균에 비해 아주 얇고 세포벽 바깥쪽에 지질다당체(lipopolysaccharide)로 이루어진 막이 둘러싸고 있다.

많은 그람음성균의 세포벽에 포함된 지질다당체의 지질 성분에는 독성이 있어 동물에게 열이나 쇼크를 일으킨다. 나아가서 그람음성균의 외막은 동물 체내의 방어 체계로부터 세균을 보호한다.

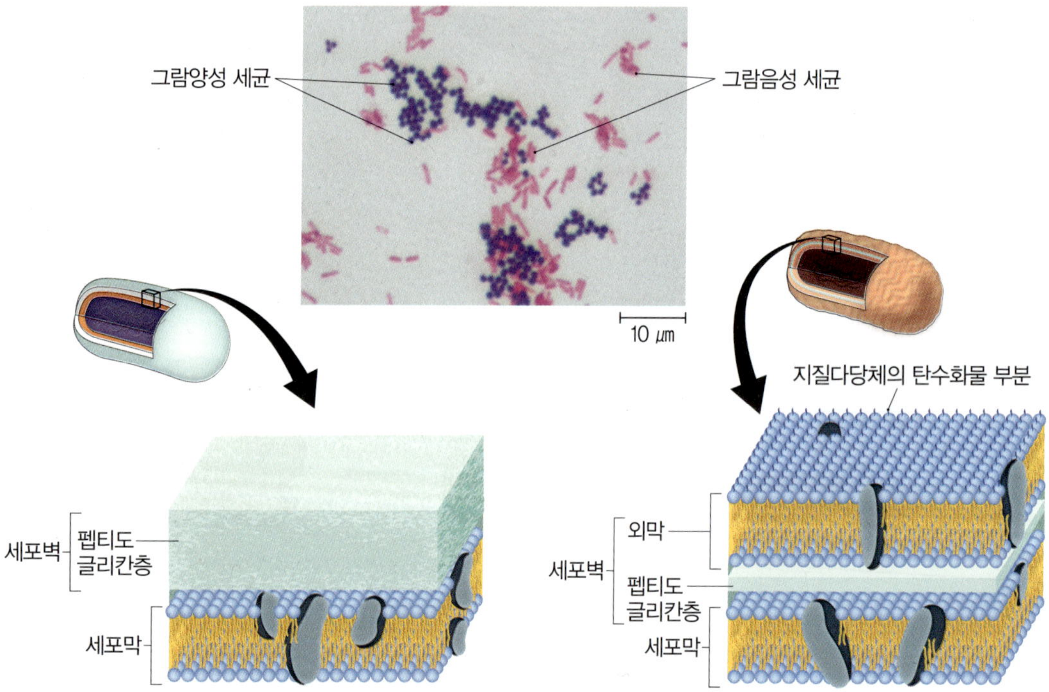

그람양성 세균

그람양성균은 진한 색으로 염색되며 펩티도글리칸으로 이루어진 두꺼운 세포벽을 지닌다.

그람음성 세균

그람음성균은 세포막과 외막 사이에 얇은 세포벽이 존재한다.

그림 1-8 **그람염색법**

2) 생물의 종과 이명법

생물은 우선 계(domain)로 나뉘고 다음으로 문(phylum), 강(class), 목(order), 과(family), 속(gnesus)의 순으로 세세하게 분류되며 가장 마지막에 종(species)이 된다.

생물의 정식명칭(**학명**, scientific name)은 속명, 종명, 명명자의 조합으로 명명되는데, 이 방법을 **이명법**(binomial nomenclature)이라고 한다. 사람과 무궁화의 예를 표 1-3에 제시했는데, 사람의 학명은 *Homo*(속명)과 *sapiens*(종명), Linnaeus(명명자)가 합해져서 *H. sapiens* Linnaeus가 된다.

종(species)은 생물종을 규정하는 가장 작고도 기본적인 기준이다(생쥐, 곰쥐, 소나무, 흑송 등). 현재 약 10만 종의 생물종이 동정되고 있는데, 지구 상에는 아직 학명이 붙어 있지 않은 생물도 다수 존재한다. 종이 다르면 다른 생물이다. 다른 종간에는 유전자의 차이가 커서 보통 교배(유성생식에서 자손을 만드는 것)가 불가능하거나 가능하더라도 그 자손[이러한 생물을 **종간잡종**(interspecific hybrid)이라고 한다. 그 예로 암컷 말과 수컷 당나귀에서 생긴 노새나 암사자와 수표범 사이에 생긴 레오폰이 있다.]에는 교배능력이 없다. 그러나 개의 품종인 경우 다른 견종간 교배에서도 정상적인 개가 생기는 점에서 볼 때 모든 견종은 '개'라고 하는 한 종에 속하는 사실을 알 수 있다.

이것은 종(species)을 자연상태에서 서로 교배하여 생식가능한 자손을 만들 수 있는 한 집단의 개체군으로 정의한 생물학적 종개념이며 모든 생물을 생식 가능성의 여부에 따라 적용이 가능하지 않아 최근에는 분자적 자료에 근거를 두고 종을 정의하자고 제안하고 있다.

표 1-3 이명법에 의한 생물의 표기

계급	사람(*Homo sapiens*)	무궁화(*Hibiscus syriacus*)
계	동물계	식물계
문	척삭동물문	속씨식물문
강	포유강	쌍자엽식물강
목	영장목	아욱목
과	사람과	아욱과
속	사람속(*Homo*속)	무궁화속(*Hibiscus*속)
종	사람(*sapiens*)	무궁화(*syriacus*)

확인학습

01. 다음이 설명하는 것은 무엇인가?

> · 핵산을 갖고 있다.
> · 활물기생한다.
> · 세균보다 크기가 작다.
> · 동물 또는 식물에 질병을 유발한다.

① 원생동물 ② 프리온
③ 바이러스 ④ 비로이드

02. 칼륨이 식물의 성장에 미치는 영향을 알아보기 위한 실험에서 대조군의 조건은?

① 수돗물 ② 증류수
③ 완전배양액 ④ 완전배양액에서 칼륨을 제거한 배양액

03. 진정세균의 세포벽은 ( )이라는 구성성분이 특징적이다.

① lipid ② polysaccharide
③ peptidoglycan ④ phosphate

04. 3도메인 체제에서 세균과 고세균의 특징은?

① 원생생물계의 하부영역이다.
② 진균계의 하부영역이다.
③ 원핵세포를 포함하는 집단이다.
④ 식물계의 하부영역이다.

05. 사람의 학명을 올바르게 표기한 것은?

① *Homo Sapiens*
② Homo sapiens
③ homo sapiens
④ *Homo sapiens*

06. 원시 생명체가 최초의 유전물질로 RNA를 가졌을 것이라고 추측하는 근거는?

① DNA보다 안정된 구조이므로
② 입체구조가 동일하므로
③ 정보저장과 효소기능을 가지므로
④ 돌연변이가 잘 일어나지 않으므로

07. 초기 지구의 조건가 비슷한 환경을 만든 실험에서 생성된 분자는?

① 핵산과 ATP
② 20개의 아미노산
③ 당과 지질
④ 모두 정답

08. 생명의 진화에서 처음 어떤 일들이 일어났겠는가?

① 원시대기에 산소 발생
② 유기분자 형성
③ 단백질 생성
④ 핵산과 같은 중합체 형성

09. 시아노 박테리아에 대한 설명으로 옳은 것은?

① 병원균이다.
② 화학합성 종속영양생물이다.
③ 원생생물이다.
④ 광합성적 독립영양생물이다.

10. 원핵세포와 진핵세포를 비교한 내용으로 옳지 <u>않은</u> 것은?

① 진핵세포는 원핵세포보다 크다.
② 진핵세포는 원핵세포보다 복잡한 구조를 가진다.
③ 진핵세포는 동물과 식물에서 나타나며 세균은 원핵세포이다.
④ 진핵세포만 DNA를 가지며 원핵세포는 RNA를 가진다.

11. 생물학적 종의 개념에서 가장 중요한 것은?

① 몸의 형태 ② 서식 장소
③ 먹이의 종류 ④ 생식적 격리

12. 내부공생설 이론에 따르면 미토콘드리아의 내막은 다음 중 무엇과 일치하는가?

① 엽록체의 외막 ② 핵막
③ 광합성 세균의 세포막 ④ 호기성 세균의 세포막

13. 내부공생설 이론에 따르면 엽록체의 외막은 다음 중 무엇과 일치하는가?

① 미토콘드리아의 내막
② 엽록체를 빨아들인 세포의 세포막
③ 핵막
④ 호기성 세균의 외막

14. 최근의 분류학은 생명체를 진정 박테리아, 고대 박테리아, 진핵생물 3가지 영역으로 나눈다. 고대 박테리아에 대한 설명으로 옳지 않은 것은?

① 온천이나 사해와 같은 극한 환경에서 서식한다.

② rRNA 의 염기서열은 진핵생물과 유사하다.

③ 고대 박테리아는 액손, 인트론이 모두 존재한다.

④ 항생제에 의해 생장이 억제된다.

15. 초기 생물의 진화 순서에 대해 옳게 나열된 것은?

① 광합성을 하는 원핵생물, 원핵생물, 진핵생물, 세포호흡을 하는 원핵생물, 다세포생물

② 원핵생물, 광합성을 하는 원핵생물, 세포호흡을 하는 원핵생물, 진핵생물, 다세포생물

③ 진핵생물, 광합성을 하는 진핵생물, 세포호흡을 하는 원핵생물, 원핵생물, 다세포생물

④ 원핵생물, 세포호흡을 하는 원핵생물, 광합성을 하는 원핵생물, 진핵생물, 다세포생물

CHAPTER

02 세포의 특성

1. 생물의 기본단위 : 세포

지구에 생식하는 많은 생물의 몸 구성을 살펴보면 **개체**(individual) ⇨ **기관**(organ) ⇨ **조직**(tissue) ⇨ **세포**(cell)[1]로 점차 작은 단위로 나뉜다. 생물체를 만드는 기본단위는 세포이며, 1개의 세포로 이루어진 생물을 **단세포생물**(unicellular organism), 여러 개의 세포로 이루어진 생물을 **다세포생물**(multicellular organism)이라고 한다. 예를 들어 사람은 60조~100조 개의 형태와 기능이 다른 세포로 이루어져 있다. 단세포생물은 단독으로 살고 있으며, 다세포생물의 세포 하나를 적당한 조건에서 배양하면 증식하여 계속 살아가는 점에서 볼 때 하나의 세포는 독립한 생명체라고 할 수 있다.

세포를 맨 처음에 관찰한 사람은 **훅**(Robert Hooke)[2]이다(1665년). 훅은 **현미경**[3]을 처음 만들고 그것을 이용하여 코르크의 세포를 관찰하여 그곳에 보인 다수의 작은 방과 같은 공간을 **세포**(cell)라고 명명했다(실제로는 코르크 줄기에 있는 사멸한 세포의 세포벽을 관찰한 것이다).

미생물의 세포는 **레벤후크**(Anton van Leeuwenhoek)[4]에 의해 관찰되었다. 이러한 관찰을 거쳐 동물이나 식물에서 세포가 개체를 구성하는 구성단위라고 하는 '**세포설**(cell theory)[5]'이 제창되었다(1830년대).

그 후 **피르호**(Rudolf Virchow)는 세포가 세포분열을 통해 생긴다고 제창하였고, **파스퇴르**(Louis Pasteur)의 생물 자연발생설 부정과 맞물려 세포가 생물증식의 단위임을 인식할 수 있게 되었다.

---

1) 세포(cell) : 생물체를 구성하는 최소 단위

2) 로버트 훅(1635~1703, 영국) : 세포를 관찰한 최초의 과학자로 1665년 '마이크로피아'를 출간하여 '세포'라는 용어를 처음 사용

3) 현미경의 탄생 : 최초의 현미경은 1595년경 네덜란드의 자하리아스 얀센이 만들었다. 당시의 현미경은 양쪽 끝에 유리렌즈가 달린 간단한 통 구조였고, 초기 현미경들은 사물을 3~9배 확대하는 정도였다.

4) 레벤후크(1632~1723, 네덜란드) : 곰팡이의 포자, 벼룩, 벌의 눈과 입, 가시 등 다양함을 관찰, 1667년에는 정액을 관찰(생식세포수정), 생물의 발생과정을 연구하는 발생학이 발전하는 데 기초가 됨

5) 세포설(cell theory)
- 슐라이덴(1804~1881) : 독일의 식물학자로, '식물의 기원'을 발표해 생물의 기본은 세포라고 주장
- 슈반(1810~1882) : 독일의 생리학자로, 슐라이덴과 같이 세포설을 주장, 소화효소인 펩신(pepsin)을 최초로 발견함

1) 현미경의 이용

(1) 광학현미경(light microscope) (그림 2-1)

가시광선을 이용해 관찰하려는 시료를 밝게 비춘 다음, 대물렌즈로 확대한 상을 접안렌즈로 한 번 더 확대하여 0.2μm(해상력)의 길이를 구별할 수 있어 세균의 형태 등도 관찰할 수 있으며 살아있는 세포를 관찰할 수 있다. 광학현미경의 예로는 위상차현미경, 해부현미경, 형광현미경이 있다.

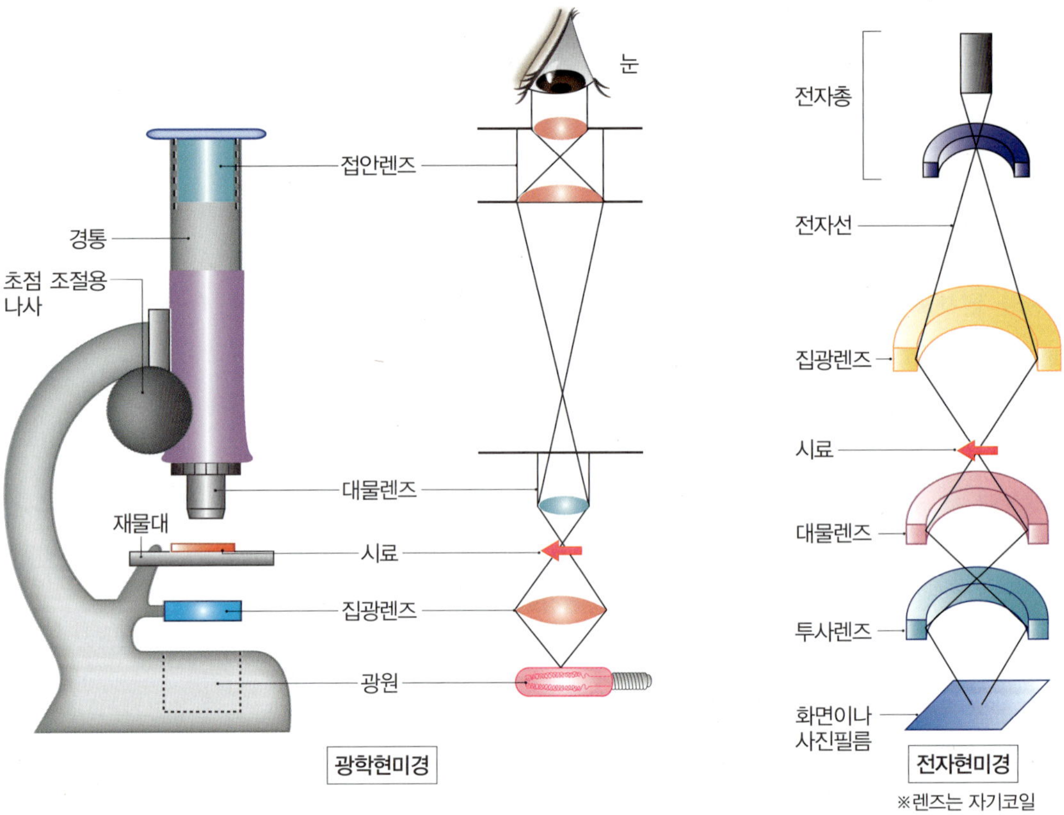

그림 2-1 **현미경의 구조와 원리**

(2) 전자현미경(electron microscope) (그림 2-2)

전자현미경은 전자선을 이용하여 물체를 수십만 배까지 확대하여 관찰하며 그 종류에는 표본을 자르지 않고 얇은 금막으로 코팅된 표면에 전자선을 쬐어 반사시킨 상을 얻기 때문에 입체상태로 관찰하는 데 주로 이용되는(해상력 : 0.005μm) **주사전자현미경**(SEM : scanning electron microscope)과 표본을 얇게 자른 후 전자선을 투과시켜 상을 관찰하기 때문에 세포의 단면을 관찰하는 데 주로 이용되는(해상력 : 0.0002μm) **투과전자현미경**(TEM : transmission electron microscope)이 있다.

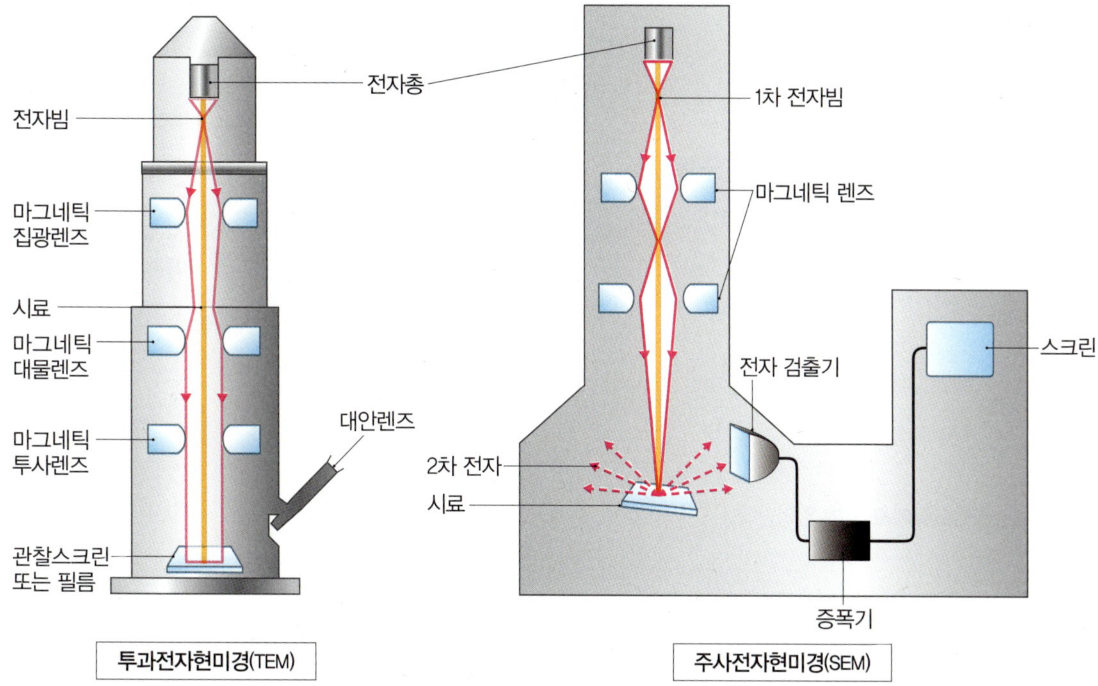

그림 2-2 전자현미경의 구조

2. 세포의 구조

1) 세포의 기본구조

(1) 세포의 종류

세포는 원핵세포(prokaryote)와 진핵세포(eukaryote)로 나눌 수 있다(그림 2-3). 원핵세포는 핵을 보호하는 역할을 하는 핵막이 없는 세포이며 세균의 세포가 대표적인 원핵세포이다. 원핵세포는 진핵세포보다 훨씬 더 작고, 리보솜을 제외한 세포소기관이 거의 없는 간단한 세포이다.

반면 진핵세포는 핵막을 가지고 있으며, 원핵세포에 비해 크며 다양한 기능을 하는 세포소기관을 가지고 있다. 동물이나 식물, 미생물 중에서도 곰팡이와 같은 생물체를 구성하는 세포가 진핵세포에 속한다. 지금부터는 진핵세포를 중심으로 설명하겠다.

	원핵세포	진핵세포
구조	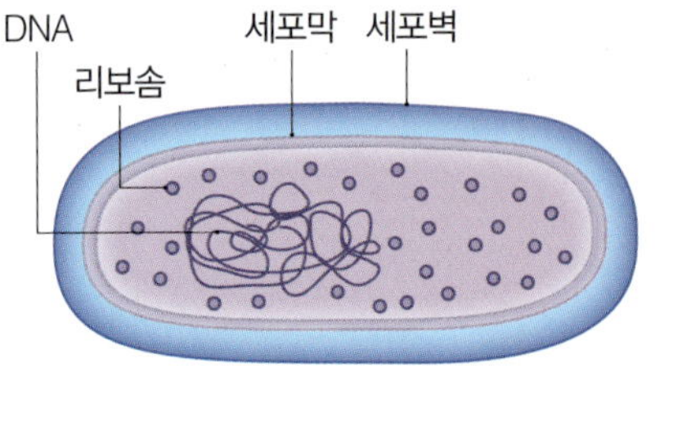	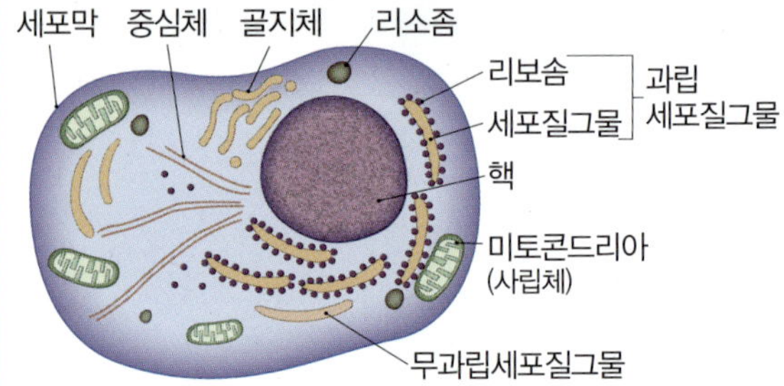
대표	세균, 고세균	진균, 원생동물
핵막	핵막이 없다.	핵막이 있다.
전사	세포질에서 함께 일어난다.	핵 내에서 일어난다.
번역		세포질에서 일어난다.
내부 구조	단순하다. 막이 있는 소기관이 없다. 리보솜이 있지만 진핵세포의 리보솜과는 크기와 구조가 다르다.	복잡하다. 막이 있는 여러 소기관을 가지고 있다.
에너지 생성 (전자전달계)	세포막	미토콘드리아(사립체)

그림 2-3 원핵세포와 진핵세포의 차이점

(2) 세포의 크기

세포의 크기는 대략 1μm에서 1mm의 범위에 들어가는데(1μm는 1mm의 1/1000), 개체의 어느 부분에서 유래하는가에 따라 차이가 있다. 광학현미경으로 관찰이 가능한 세균은 지름이 0.5~5μm이다. 대부분의 동물세포는 크기가 10~100μm인데, 난세포는 예외적으로 커서 조류의 난세포(노른자 부분)는 수 cm로 거대하다. 신경세포 중에는 신경섬유 부분을 포함하면 1m나 되는 것도 있다.

(3) 세포의 형태

세포는 둥근 모양(림프구 등), 편평한 모양(피부의 상피세포 등), 방추 모양(근세포 등) 등 다양한 형태가 있으며 나아가 돌기를 가진 것(신경세포 등), 주름(작은창자 상피세포 등)이나 가는 털 또는 섬모(기관지 상피세포 등)를 가진 것, 이동을 위해 소수의 긴 편모를 가진 것(정자 등) 등이 있다(그림 2-4).

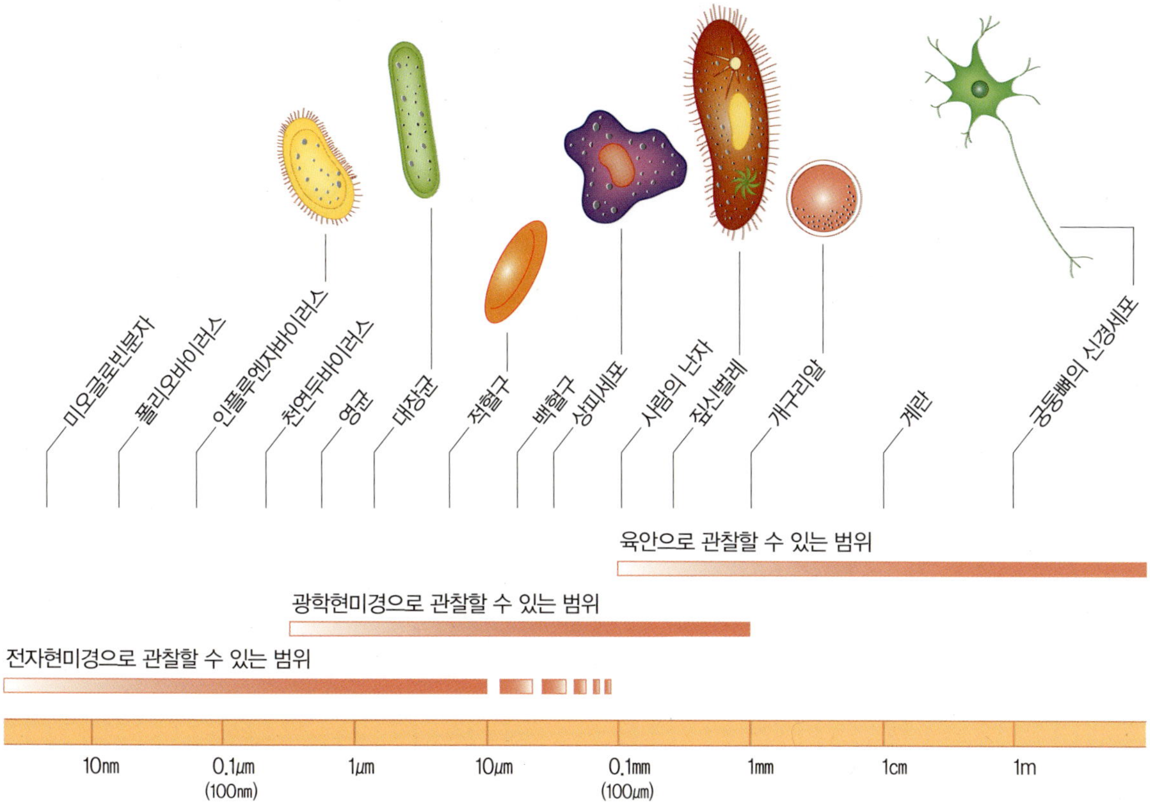

그림 2-4 **세포의 크기와 형태**

(4) 내부구조 (그림 2-5)

세포는 크기와 형태가 다양하나 생존에 관계되는 기본적인 부분은 공통적으로 가지고 있다.

세포는 내부와 외부를 격리하는 **세포막**(cell membrane)이라는 얇은 막이 있다. 세포 내부인 **세포질**(cytoplasm)은 물에 여러 분자와 가는 입자가 용해 혹은 현탁한 상태로 되어 있으며 나아가 그곳에 핵이나 미토콘드리아, 세포질그물 등 막에 싸인 구조물인 **세포소기관**(cell organelle)이 떠있다. 일반적인 방법으로 염색해도 광학현미경에서는 핵 이외의 세포소기관은 관찰되지 않는다.

세포막, 세포질, 세포소기관 등은 세포 생존에 필수적이며, **원형질**(protoplasm)이라고 불리기도 한다[이에 비해 세포가 성장한 후 만들어지는 세포벽 등을 **후형질**(metaplasm)이라고 한다].

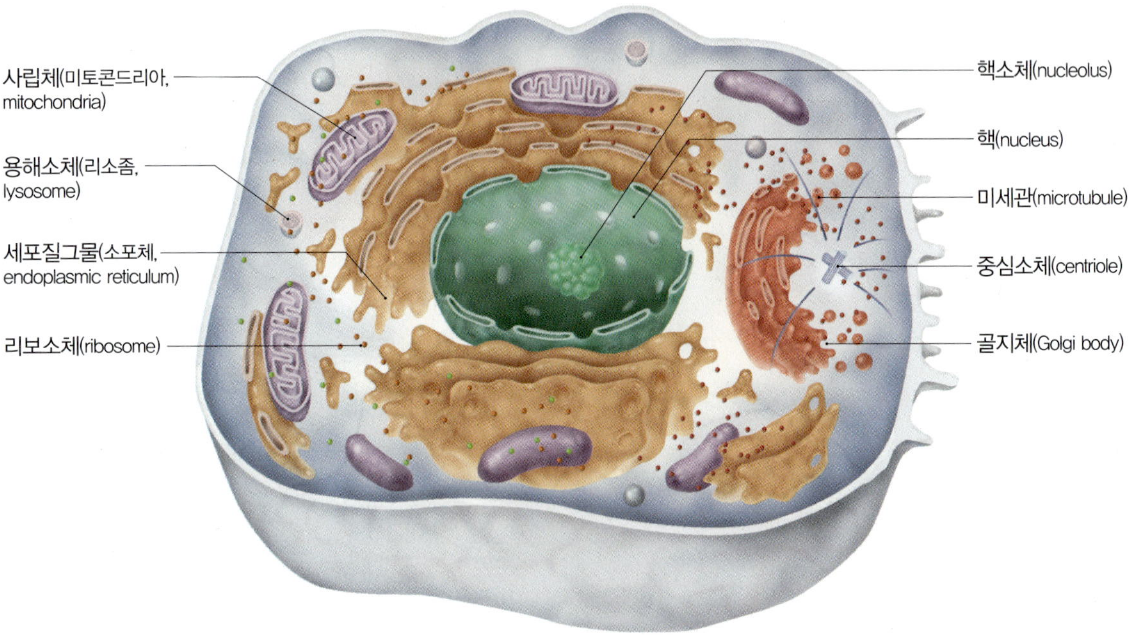

그림 2-5 세포의 내부구조

(5) 세포의 연구법: 원심분리법(centrifugation)

원심분리기의 회전속도와 회전시간을 달리하여 무게와 크기에 따라 세포소기관을 분리하는 방법으로 무거운 것은 아래쪽으로, 가벼운 것은 위쪽으로 분리된다.

세포 소기관의 구조와 화학적 조성을 연구하는데 이용한다.

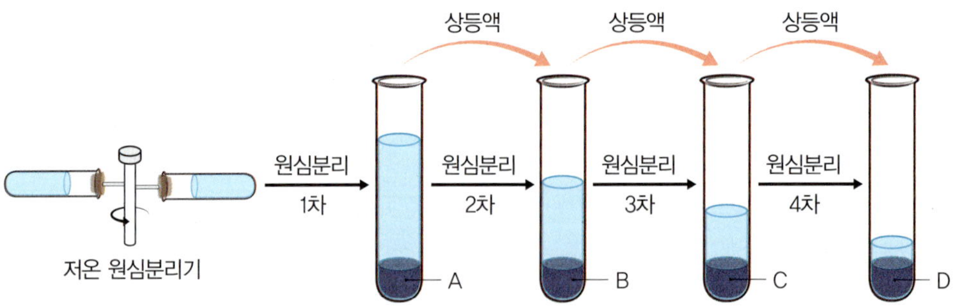

그림 2-6 세포의 내부구조

A : 핵 B : 미토콘드리아(식물세포의 경우 엽록체도 포함)
C : 마이크로솜(소포체 파편과 세포질 속에 들어있는 아주 작은 알갱이들)
D : 리보솜
→ 원심력은 질량과 속도에 비례한다. 따라서 뒤의 단계로 갈수록 질량이 가벼워지므로 원심력이 커지려면 속도를 빨리해야한다. 또한 삼투현상을 방지하기 위해 원심분리관에는 등장액과 조직(세포)를 넣고 분쇄하여 원심분리하여야하며 회전할 때 열이 발생하므로 저온에서 실시한다.

2) 세포막

(1) 세포막의 구조와 기능

세포막(cell membrane)은 세포소기관의 막과 같은 구조를 가지며 일반적으로 **생체막**(biomembrane)이라고 불린다. 따라서 막에 싸인 세포소기관은 **세포내막계**(endomembrane system)라고도 한다.

막은 물에 녹지 않는 **인지질**(phospholipid)로 구성되어 있다. 인지질 분자의 물에 쉽게 녹지 않는 소수성(hydrophobic) 부분은 서로 마주보고 물에 쉽게 녹는 친수성(hydrophilic) 부분은 바깥쪽을 향해 안정화되어 있다. 이 구조가 펼쳐져 세포질을 에워싸는데 이 구조를 **지질이중층**(lipid bilayer)이라고 한다.

막이 지질로 되어 있기 때문에 수용성 물질은 간단하게는 막을 통과할 수 없는 데에 비해 기체, 저분자 지질, 에탄올 등은 자유롭게 막을 통과할 수 있다. 인지질은 물 위에 빼곡히 떠있는 탁구공과 같이 수평방향으로 움직일 수 있고(**막의 유동성**), 막의 곳곳에는 단백질이 모자이크의 부품처럼 매몰되어 지질과 함께 움직이고 있다. 이 모델을 **유동모자이크모델**(fluid mosaic model)이라고 한다(그림 2-7).

단백질은 세포막 안쪽이나 바깥쪽 혹은 이중층의 단일막을 관통하여 다양하게 존재한다. 또한 세포막 성분에는 인지질 분자들 사이에 콜레스테롤(cholesterol)이 끼어 있어 막에 단단함과 탄력을 주는데 특징적으로 콜레스테롤은 온도에 따라서 막 유동성에 다른 효과를 갖는다. 낮은 온도에서 콜레스테롤은 인지질이 정상적으로 채워지는 것을 방해함으로 막이 고체화되는 것을 방지하여 일정한 막 유동성을 갖도록 하는데 도움을 주며 체온 범위의 온도에서 콜레스테롤은 인지질의 이동을 방해함으로써 막의 유동성을 감소시켜 인지질이 안정된 구조를 갖도록 한다.

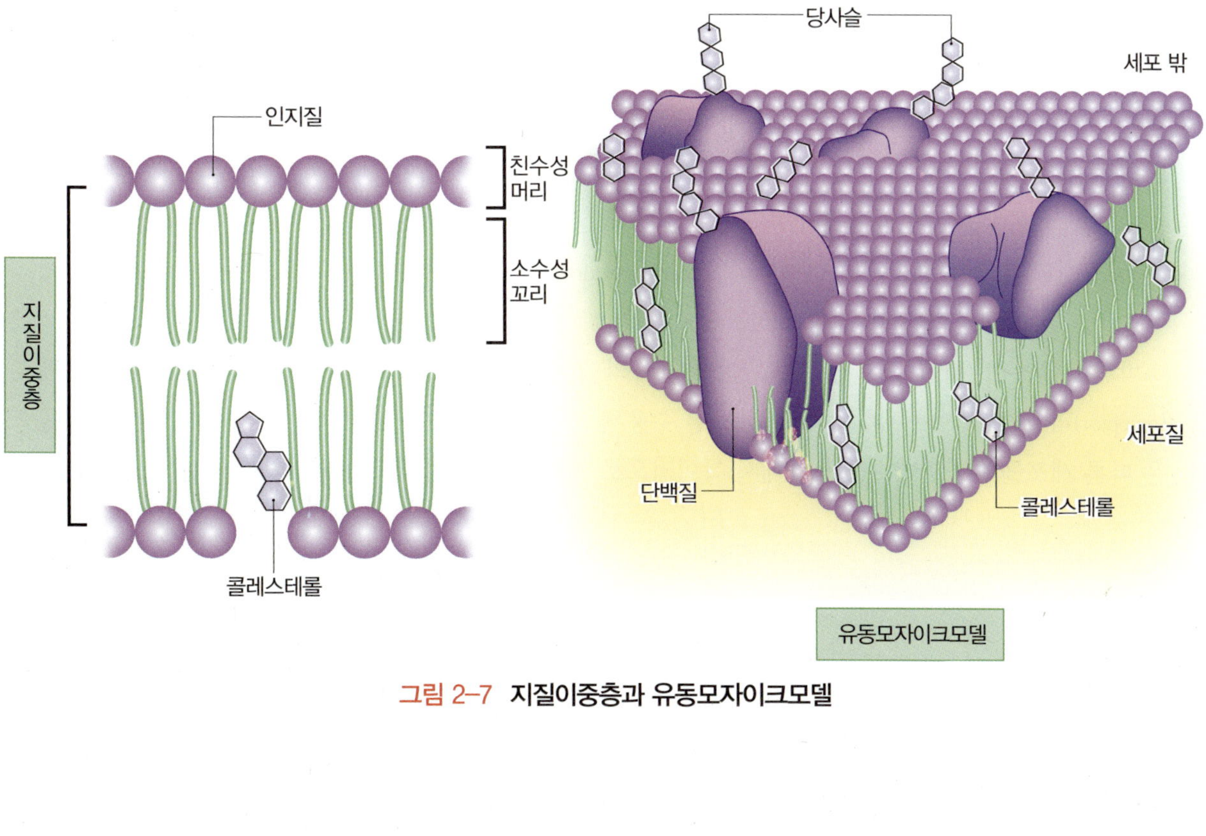

그림 2-7 **지질이중층과 유동모자이크모델**

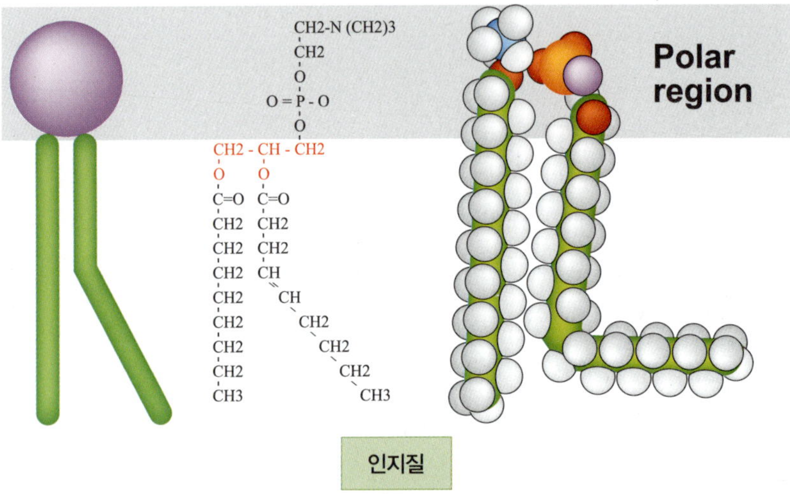

그림 2-7 지질이중층과 유동모자이크모델 (계속)

(2) 세포막 관통형 단백질의 역할

이들 단백질의 역할 중 하나는 세포 밖에서 물질(분자나 이온)을 흡수하고 배설하는 것이다. 이 과정에 관여하는 것은 수송단백질이며 이 중 하나가 통로(channel)이며 통로는 작은 구멍과 같은 구조이다(칼슘이온통로 등).

통로 단백질은 전위(전압)가 가해짐으로써 열리고 닫히는 것이 신경세포의 기능에 있어서는 매우 중요하다. 물 분자의 수송은 아쿠아포린(aquaporin)이라고 알려진 통로 단백질 때문에 크게 촉진된다. 물은 극성인 분자라도 크기가 작아서 인지질 이중층에 있는 소수성 지역을 통과할 수는 있지만 신속하게 통과할 수는 없으므로 물 분자 수송 단백질인 아쿠아포린에 의해서 삼투가 더 활발하게 이루어진다. 수송단백질의 또 하나는 아미노산, 글루코스 등 많은 물질의 선택적 수송에 관여하는 운반체 단백질이 있다.

수송형식에는 농도에 의존해서(농도가 높은 곳에서 낮은 곳으로) 수송되는 수동수송(passive transport)과 농도에 거슬러서 수송되는 능동수송(active transport)으로 이루어지며 이 경우(능동수송)에는 ATP에서 에너지의 공급을 필요로 한다(그림 2-8).

막단백질의 또 다른 역할은 세포 밖 물질과의 결합으로 이러한 역할을 하는 단백질을 수용체(receptor)라고 하고 호르몬수용체, 미각물질 수용체 등을 예로 들 수 있다. 또 다른 예로 당단백질들은 다른 세포들의 막단백질들에 의해서 특이적으로 인식이 되는 인식표로서의 역할을 한다(표 2-1).

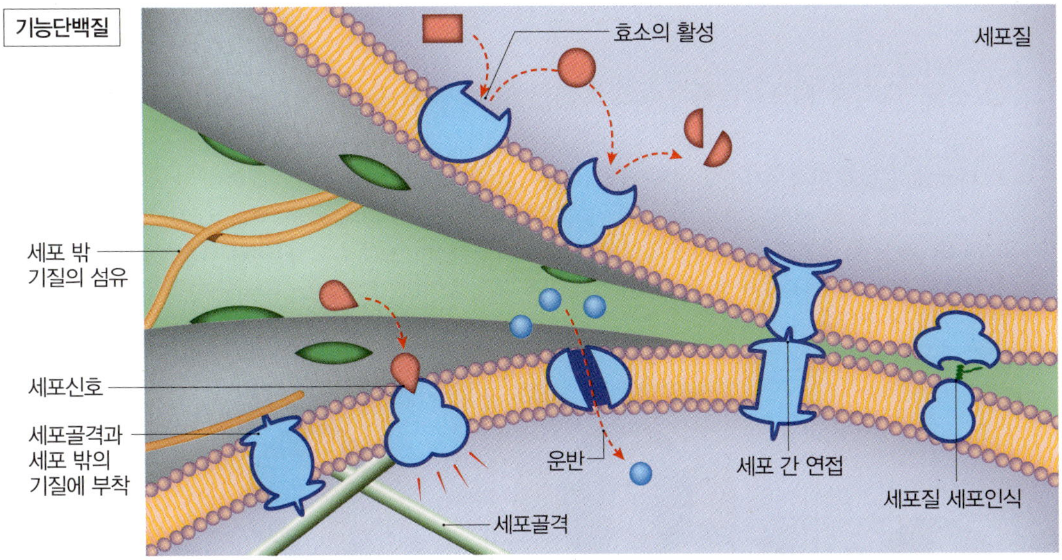

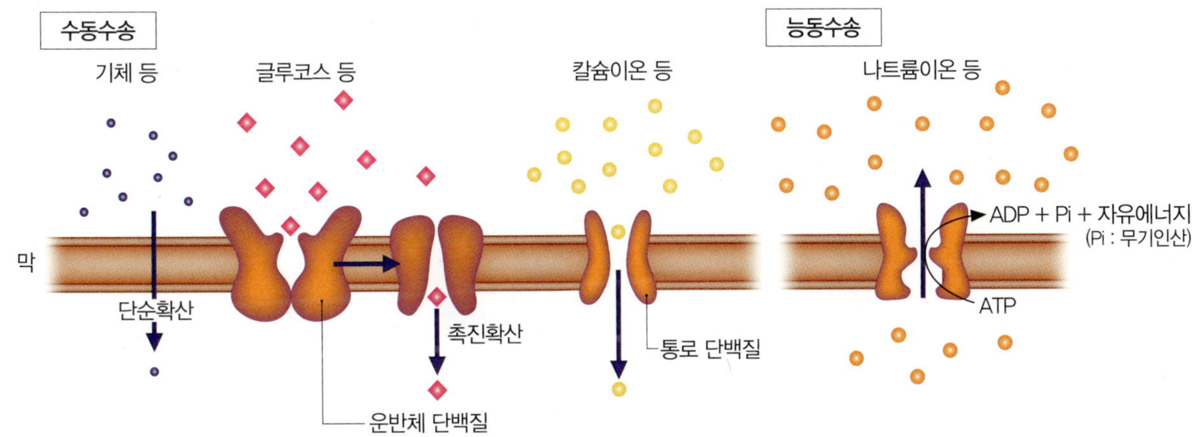

그림 2-8 세포막을 통한 물질이동(수동수송 및 능동수송)

표 2-1 생체막에 존재하는 대표적인 기능단백질의 종류

종류	존재부위	기능
수송단백질	세포막	막을 통한 물질의 이동에 관여
수용체단백질	세포막	신호 수용과 전달
인식단백질	세포막	세포 간의 식별
세포골격과 세포외기질에 부착	세포막	세포외 그리고 세포내 변화를 조율
세포간 결합	세포막	단백질이 인접세포를 연결
전자전달계 효소군	미토콘드리아내막	대사 과정 단계를 수행, ATP생성

해설

소듐-포타슘 펌프 : 능동수송의 특별한 예 (그림 2-9)

수듐-포타슘 펌프는 급격한 농도기울기를 거슬러 이온들을 퍼올린다. 소듐이온의 농도([Na^+])는 세포 바깥에서 높고 안쪽에서 낮은 반면에, 포타슘이온 농도([K^+])는 세포의 바깥쪽이 낮고 안쪽은 높다. 펌프는 2개의 K^+을 세포 안으로 넣을 때마다(그림 ❹~❻ 단계) 3개의 Na^+을 세포 바깥으로 이동시키는 (그림 ❶~❸ 단계) 주기에 두 가지 모양으로 번갈아 바뀐다. 이 두가지 모양은 Na^+과 K^+에 대하여 각각 친화력이 다르다. ATP는 수송 단백질에 인산기를 전달하여(즉, 단백질을 인산화하여) 모양을 변화시키는 동력을 공급한다.

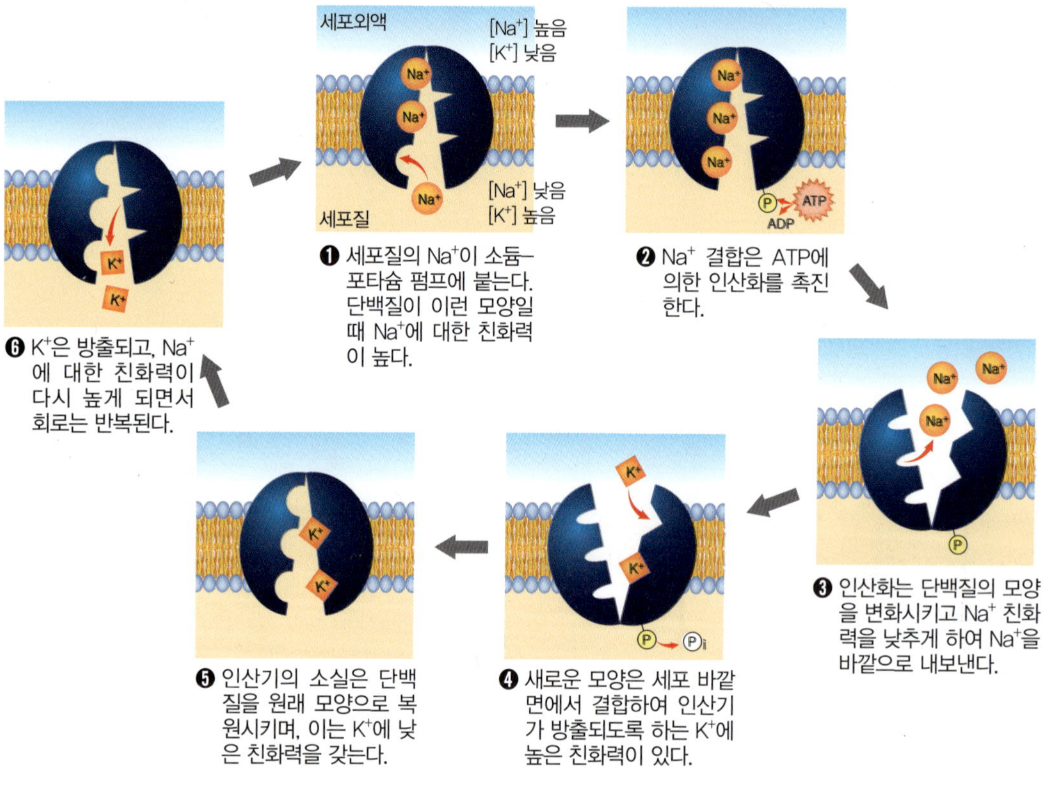

그림 2-9 소듐-포타슘 펌프 : 능동수송의 특별한 예

(3) 세포막의 유연성과 물질이동

세포막은 앞에서 설명한 것처럼 부드러우며 움직일 수 있다. 세포막이 내부로 잘록해지고 그것이 소포가 되어 세포질 안으로 물질이 흡수되는 현상을 **세포내섭취**(엔도시토시스, endocytosis)라고 한다. 세포내섭취의 세가지 유형에는 액체 등이 흡수되는 경우에는 포음작용(pinocytosis), 박테리아 등이 흡수되는 경우에는 포식작용(phagocytosis; 백혈구 등에서 관찰), 그리고 수용체 매개 세포내섭취(receptor mediated endocytosis)가 있다.

수용체 매개 세포내섭취를 통해 인간의 세포는 세포막 합성과 지질스테로이드 합성을 위해 콜레스테롤을 받아들인다. 콜레스테롤은 저밀도지질단백질(low-density lipoprotein, LDL)이라 불리는 지질과 단백질 복합체 입자의 형태로 혈액 속에서 돌아다니다 세포막에 있는 LDL 수용체에 붙은 후 세포내섭취 에 의해 세포 내로 들어간다(그림 2-10).

이와는 반대로 세포 내 소포가 세포막과 융합함으로써 소포 내 물질(호르몬, 소화효소 등)이 세포 밖으로 분비되는 현상을 세포외배출(엑소시토시스, exocytosis)이라고 하며 소화효소나 인슐린 분비 등에서 관찰된다(그림 2-11).

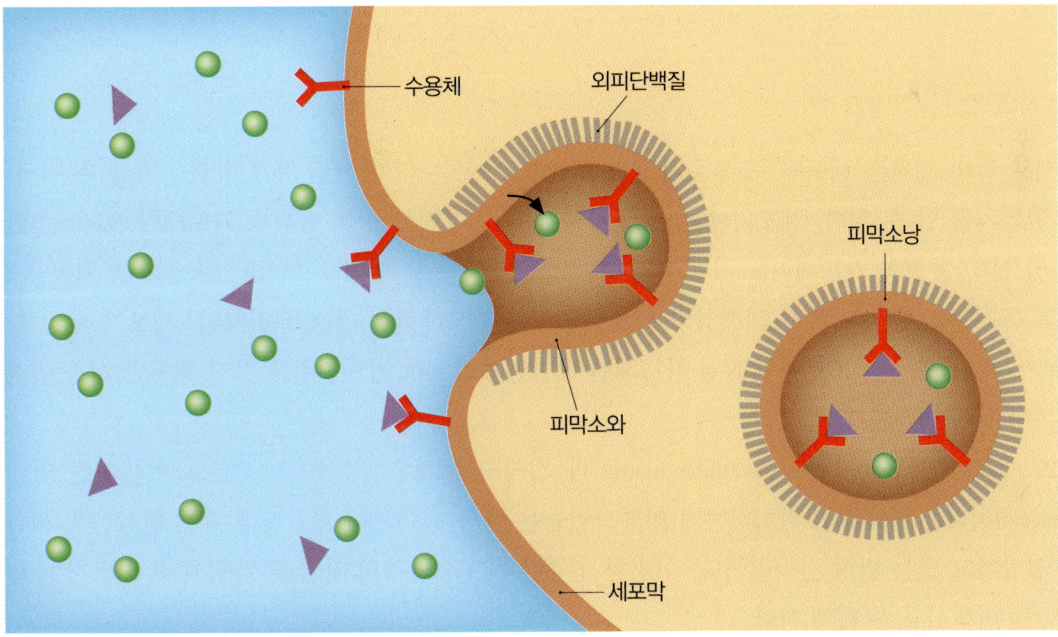

그림 2-10 **수용체 매개 세포내섭취작용**(receptor-mediated endocytosis)

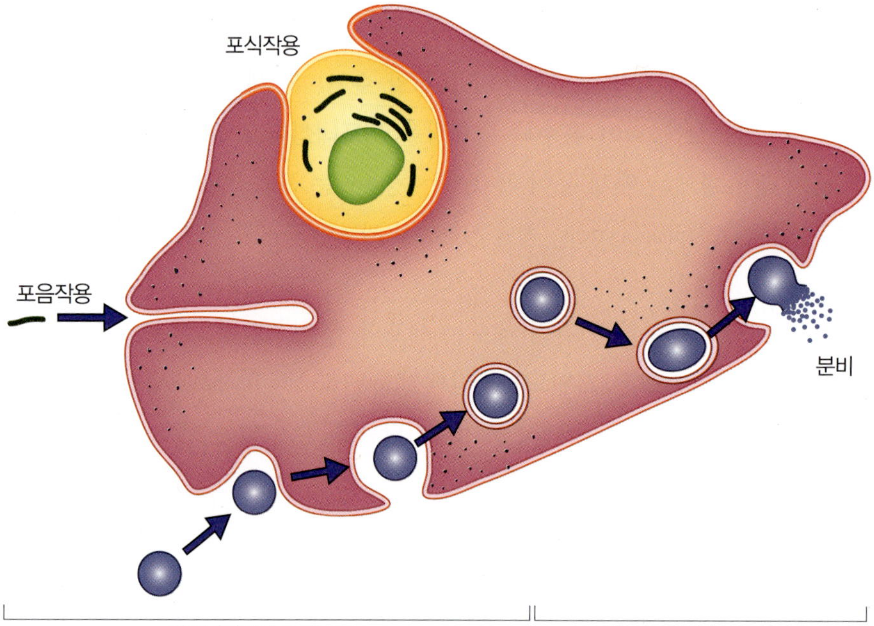

그림 2-11 세포막의 유동성에 따른 물질의 이동

(4) 세포접착 (그림 2-12)

세포 간의 접착은 세포의 구조 유지에 필요하다. 세포는 옆에 어떤 세포가 있는지 혹은 어떤 물질이 있는지를 알 수 있다. 세포막에는 그 접착을 위해 작용하는 여러 종류의 **카드헤린**(cadherin) 단백질이 있으며, 동종의 카드헤린을 가진 세포만 서로 접착하므로 형태를 형성할 때 중요한 역할을 한다. 예를 들어 신경관 형성에서 외배엽의 세포층은 E형 카드헤린을 가지고 있지만, 세포가 함입해서 신경관이 생길 때에는 그 부분에 N형 카드헤린이 발현해서 N형 카드헤린을 가진 세포만 서로 접착하기 때문에 관이 형성된다.

또 세포가 세포외기질(extracellular matrix)과 접착하는 경우에는 많은 종류로 이루어진 인테그린(integrin)이라는 단백질이 관여하는데 인테그린들은 한쪽 면은 세포외기질과 다른 한쪽은 미세섬유들과 결합하고 있는 막성 단백질이다. 이러한 연결은 세포외환경의 자극을 세포 내로 전달하여 세포의 행동을 변화시킬 수 있게 한다.

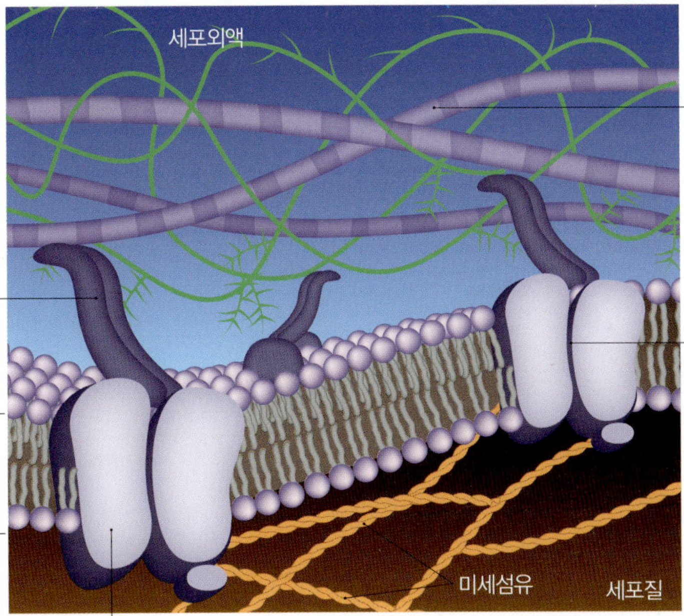

그림 2-12 **세포접착**

해설

세포외기질

실제 조직에서 세포는 많은 물질을 함유하는 층에 싸여 있으며, 이 층은 조직의 구조적 지지와 보강 등에 도움을 준다. 이러한 층을 **세포외기질**(extracellular matrix)이라고 하며 대부분의 다당류(히알루론산 등)나 단백질(콜라겐 등)을 포함한다. 상피세포의 하부에 있는 진피도 세포외기질에 해당하며 또 뼈나 힘줄, 연골조직도 대부분 세포외기질이다.

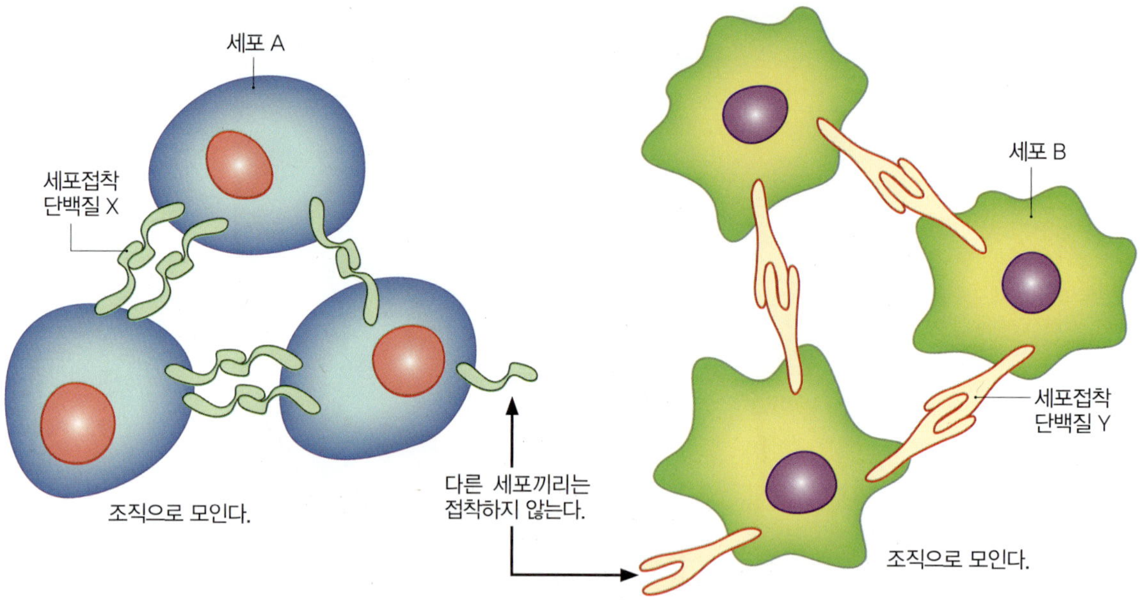

그림 2-13 **세포접착**

3) 세포소기관

진핵세포를 광학현미경 혹은 전자현미경으로 관찰하면 세포질 안에 있는 다양한 형태의 구조물을 볼 수 있다. 이들 구조물은 세포가 생명활동을 한 결과 만들어지는 것을 제외하고 **세포소기관**(cell organelle)이라고 하며, 세포의 생명과 기능을 지원한다.

(1) 핵

핵(nucleus)은 지름 약 10μm 크기를 가진 최대의 세포소기관으로, 한 세포에 1개가 있으며 내부에 DNA와 단백질이 결합한 **염색체**(chromosome)를 가진다(그림 2-14). 핵의 크기는 세포의 종류에 관계없이 거의 일정하다. 염색체는 물질적으로는 염색질(chromatin)이라고 하며 세포분열기 이외에는 광학현미경에서 관찰되지 않는다.

핵 안에 있는 염색체의 수, 크기, 형태 등은 생물종에 따라 다르다. 유성생식의 결과 태어난 진핵생물의 체세포는 그 염색체를 양친으로부터 균등하게 이어받기 때문에 대부분 짝수의 염색체를 갖게 되는데 이 체세포의 염색체수(DNA양)를 이배체(2n)라고 한다. 사람의 경우 부친으로부터 23개, 모친으로부터 23개의 염색체를 이어받기 때문에 46개가 된다. 양친으로부터 이어받은 염색체는 성염색체를 제외하면 같은 형태이기 때문에 **상동염색체**(homologous chromosome)라고 한다. 또한 생물이 생존하는 데 필요한 최소한의 유전자를 포함하는 유전정보 전체를 **유전체**(genome)라고 하고 정자나 난자 등의 배우자는 1개의 유전체, 체세포는 2개의 유전체를 갖게 된다.

핵 내부(핵질, nucleoplasm)의 균일하게 염색되는 부분을 **진정염색질**(euchromatin), 곳곳에 짙게 염색되는 부분을 **이질염색질**(heterochromatin)이라고 한다.

핵질 내부에는 공 모양인 핵소체(인, nucleolus)가 있어 리보솜을 생성하며 핵 주위는 단백질과 인지질로 구성된 2중막의 핵막이 싸고 있으며 핵공을 통해 핵과 세포질의 물질이 출입한다.

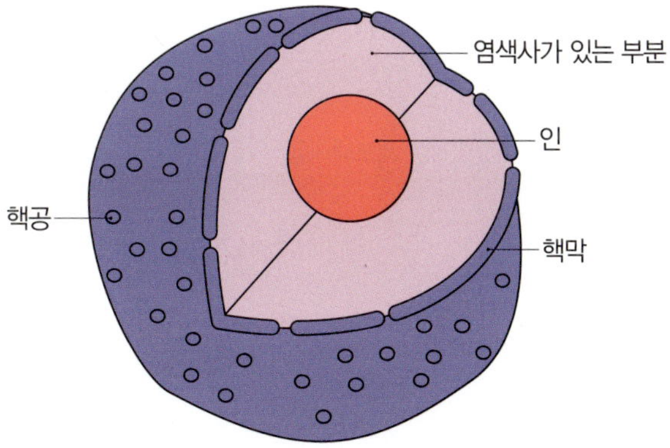

그림 2-14 핵

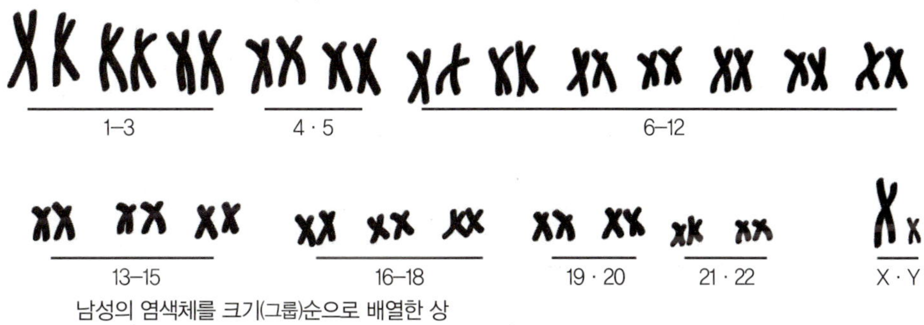

그림 2-15 사람의 염색체

(2) 세포질그물

세포질그물(소포체, endoplasmic reticulum)은 핵막의 외막에서 이어지는 미로와 같은 주머니 모양 구조로, 핵을 둘러싸듯이 존재한다(그림 2-7 참조).

형태적으로 표면이 매끄러운 **무과립세포질그물**(활면소포체, agranular endoplasmic reticulum)과 리보솜(ribosome)이 다수 부착한 **과립세포질그물**(조면소포체, granular endoplasmic reticulum)이 있다.

과립세포질그물은 분비성 단백질을 만들며 이자(췌장, pancreas) 등에서 발달해 있다. 한편, 무과립세포질그물은 지질 합성이나 칼슘이온 저장과 같은 다양한 기능을 가진다.

(3) 골지체

세포질그물 부근에 위치하며 세포에 1개 존재한다. 구부러진 편평한 주머니가 여러 층 겹쳐진 구조이다(그림 2-7 참조). 골지체(Golgi body)는 단백질을 가공(인산화, 당의 결합 등)하고 동시에 단백질 배송센터로서도 기능을 한다(그림 2-16). 세포질그물에서 골지체로 운반된 단백질은 골지체를 거쳐 세포막에 운반되어 분비되거나 다른 세포소기관에 흡수되기도 한다.

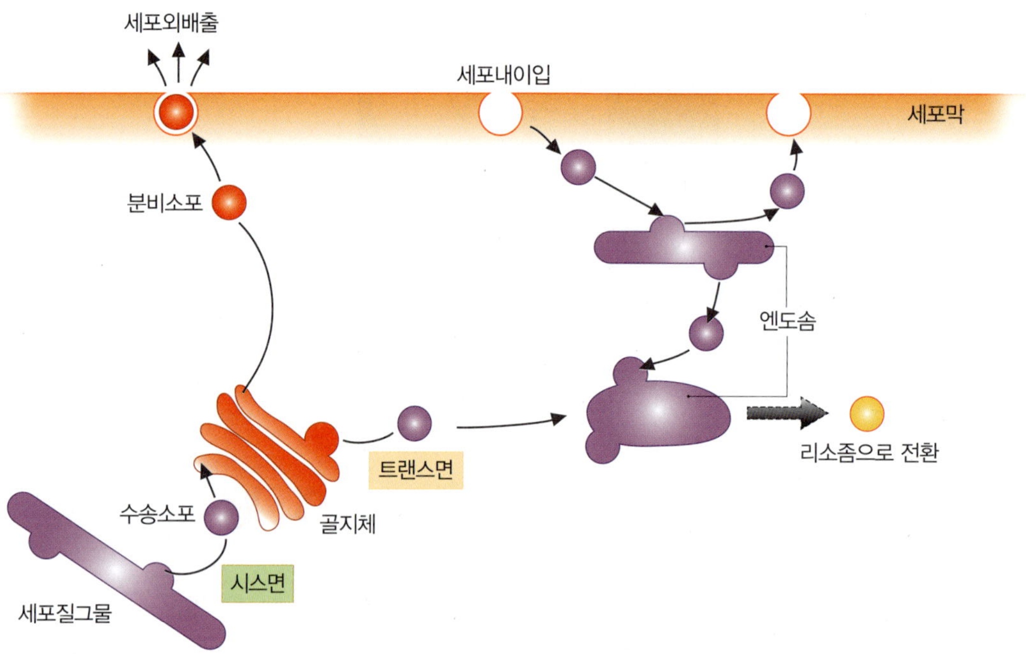

그림 2-16 **골지체의 구조와 단백질수송**

(4) 미토콘드리아

미토콘드리아(사립체, mitochondria)는 에너지(ATP)를 생산하는 기관이다. 세포용량의 20%~30%를 차지하며, 형태는 관 모양에서 럭비공 모양 등에 이르기까지 세포에 따라 다르다.

전자현미경적으로는 안팎 2층의 막과 액체의 기질(matrix, 매트릭스)로 구성된다. 내막은 곳곳에 안쪽으로 들어간 주름을 만드는데 이를 **크리스타**(crista)라고 한다(그림 2-17).

미토콘드리아에는 에너지를 만들기 위한 **호기호흡**에 관여하는 각종 효소를 포함하는 반응계가 있다. 즉 **TCA회로**(구연산회로, tricarboxylic acid cycle) 효소군은 기질 부분에, **전자전달계**(electro transfer system) 효소군은 크리스타를 포함하는 내막에 있어 유기물에서 에너지를 만들어내는 공장이 되고 있다.

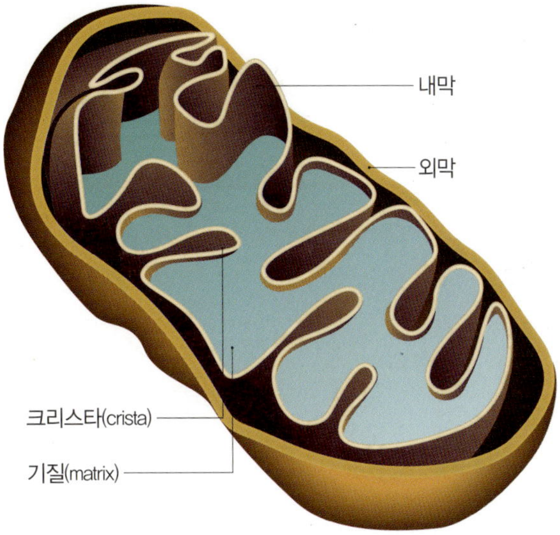

그림 2-17 미토콘드리아의 내부구조

질환노트

- **미토콘드리아뇌근병증(mitochondrial encephalomyopathy)**

미토콘드리아 DNA의 결함으로 미토콘드리아에 기능장애가 발생하며, 주로 에너지를 많이 소비하는 근육과 뇌신경에 영향을 준다. 다양한 병태가 있으며, 유전성이지만 미토콘드리아는 정자에는 없기 때문에 모성유전(maternal inheritance)의 형식을 취한다.

(5) 기타 소포

퍼옥시좀(과산화소체, peroxisome; 마이크로바디라고도 함)은 소형의 소포로 **과산화수소분해효소**(카탈라아제, catalase) 등의 효소를 함유하며, 유해한 과산화물을 분해함과 동시에 지질 분해를 통해 **발열**에도 관여한다.

리소좀(용해소체, lysosome)은 다수의 소화효소를 함유한다. 불필요해진 세포 내 단백질이나 세포소기관이 막(소낭)에 둘러싸이고 리소좀과 융합하면 리소좀의 효소들이 물질을 소화하여 재활용하는데 이를 자가소화작용(autophagy)이라고 부른다. 리소좀의 효소들에 의해 분해된 작은 유기화합물은 재활용을 위해 세포질로 되돌려지며 세포는 끊임없이 자신을 새롭게 한다(그림 2-18). 또한 리소좀은 세포 밖에서 세포내섭취(endocytosis)로 흡수한 이물질 등의 분해에 관여한다.

엔도솜(endosome)은 세포내이입으로 흡수한 단백질의 선별(세포막으로 되돌리거나 분해에 돌리는 등)과 수송에 관여한다.

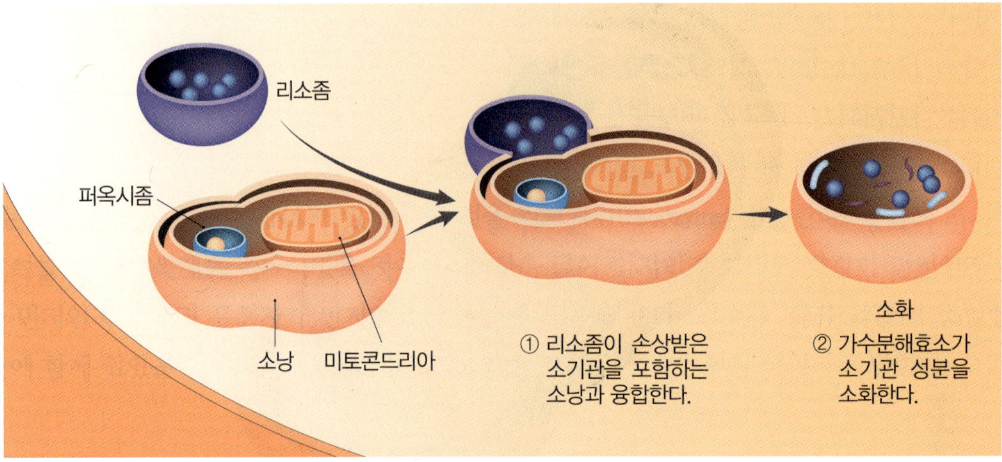

그림 2-18 **리소좀의 자가소화작용**

(6) 리보솜

리보솜(리보소체, ribosome)은 단백질 합성과 관련이 있는 입자로, 크고 작은 각 1개의 아립자로 이루어지며 진핵생물 이외의 생물에도 존재한다. 세포에 많이 있으며 세포질에 떠있거나 세포질그물에 부착해 있다.

세포질에 떠 있는 리보솜에서 만들어진 단백질은 세포질 내에서 기능을 한다. 막에 붙어있는 리보솜은 리소좀이 되거나 혹은 세포로부터 분비될 운명의 단백질을 합성한다.

(7) 중심체와 중심립 (그림 2-19)

동물세포의 중심체에는 한 쌍의 중심립(centriole)이 있는데, 각 중심립은 3개의 미세소관이 한 단위가 되어 9세트가 둥글게 배열한 구조로 되어 있다(9+0 구조).

세포분열 시기가 되면 복제하여 양극으로 나뉘어 별모양소체(성상체)가 되며 그곳에서 뻗어나온 미세소관이 염색체에 결합해 분열하는 세포로 염색체가 양분될 수 있도록 하는 기능을 한다.

섬모나 편모의 미세소관은 기저체(basal body)에 의해 세포에 고정되어 있다. 기저체는 중심립과 구조적으로 유사하여 미세소관으로 이루어진 9개의 이합체가 둥글게 배열되어 있으며, 가운데 2개의 미세소관이 있다(9+2 구조).

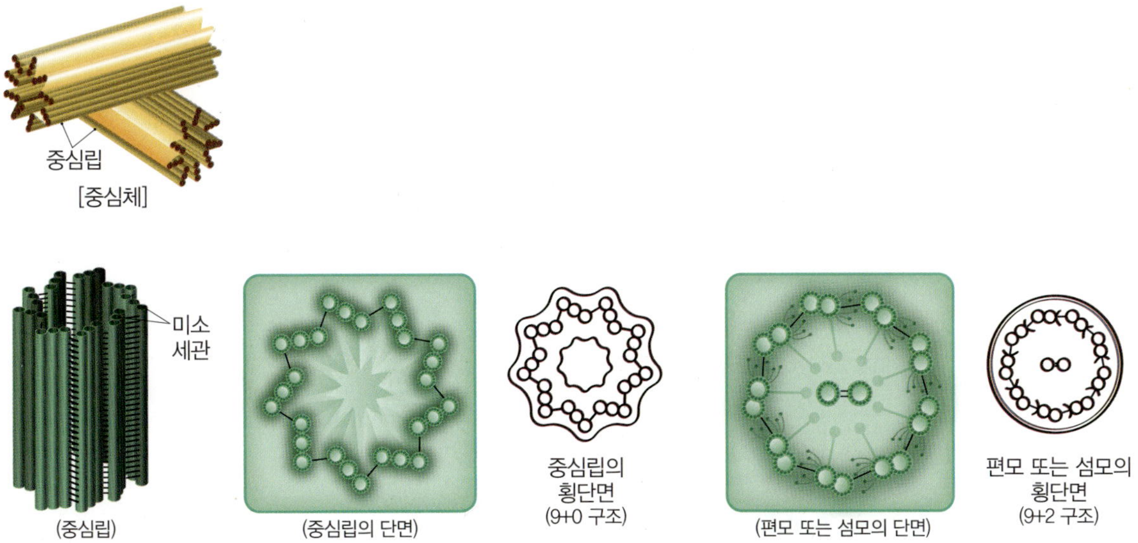

그림 2-19 **중심립, 편모 또는 섬모의 구조**

3. 세포골격

1) 세포골격 (그림 2-20)

진핵세포의 형태는 많은 종류의 **세포골격**(cytoskeletal protein)으로 유지된다. 세포골격은 7~25nm의 굵기를 가진 섬유로 가는 순서부터 **액틴필라멘트**(actin filament), **중간형필라멘트**(intermediate filament), **미세소관**(microtubule)의 3종류로 분류된다.

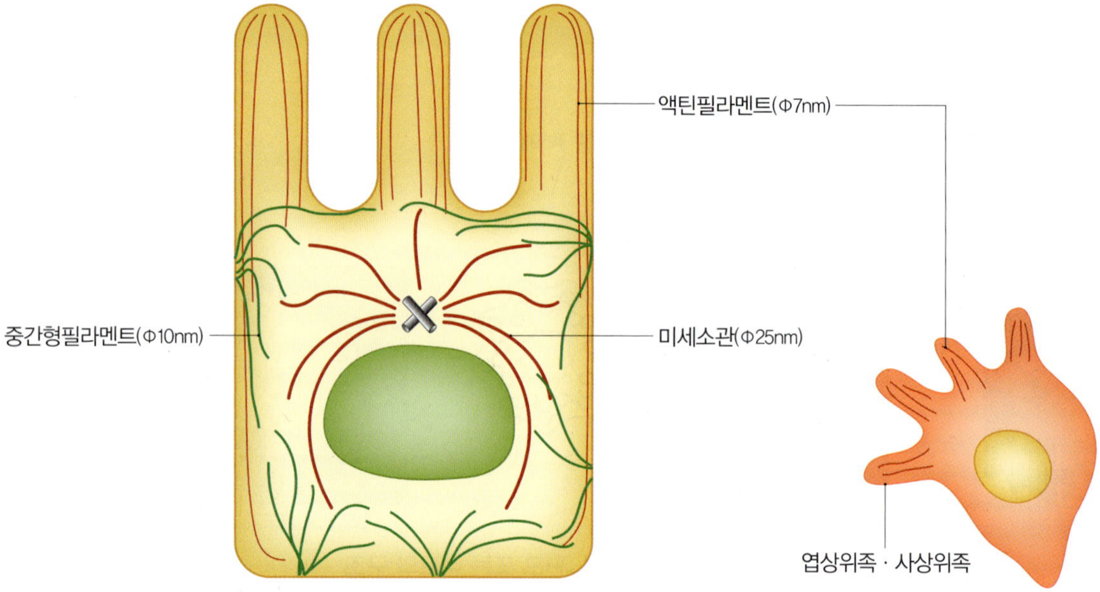

그림 2-20 **세포골격**

(1) 미세 섬유(액틴 섬유, microfilament)

액틴(actin)이라는 구형 단백질로 구성되어 있어서 액틴 섬유라고 부르기도 한다. 미세 섬유는 세포의 모양을 유지해 주며 액틴과 운동 단백질인 마이오신에 의해 일어나는 수축을 통해 근육 수축이 일어나고 아메바 운동이 일어난다. 식물세포에서 액틴에 의한 sol-gel 전환 과정은 세포질 유동에 관여한다.

(2) 중간섬유(intermediate filament)

중간 섬유는 지름이 약8~12nm로 미세 섬유보다는 크고 미세소관보다는 작다. 중간 섬유는 세포 소기관의 위치를 고정시킨다.

(3) 미세소관(microtubule)

미세소관은 끝에 튜불린(tubulin)이합체가 부착되면서 길이가 길어진다. 미세소관은 세포의 형태를 유지하며 압력에 저항한다. 미세소관에는 운동 단백질이 붙어 있어서 세포 소기관이 이동할 수 있도록 궤도를 제공하는데 그 운동 단백질로는 키네신과 디네인이 있다. 세포분열 시에는 중심체로부터 뻗어 나온 미세소관이 염색체에 결합해 분열하는 세포로 염색체가 양분될 수 있도록 하는 기능을 한다.

4. 식물세포

식물세포도 원형질에 관해서는 동물과 거의 공통적이다. 다만 식물에는 퍼옥시좀과 중심체가 없다. 식물세포는 세포막 외측에 세포벽(cell wall)이라는 후형질이 있다. 세포벽은 셀룰로스 등을 함유함으로써 물에 녹지 않는 튼튼한 구조가 되고 있다.또한 광합성 장소로서 자체DNA와 리보솜을 함유하고 있으며 2중막 구조로된 엽록체를 가지고 있다. 식물세포 내부의 수분함량을 조절하여 삼투압을 유지시키는 중심 액포도 관찰된다.

2

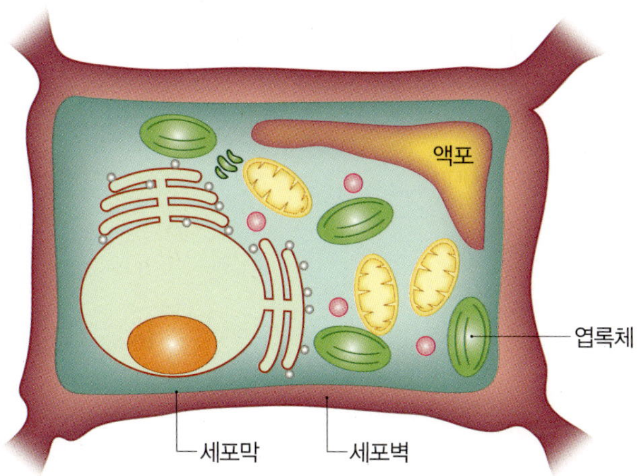

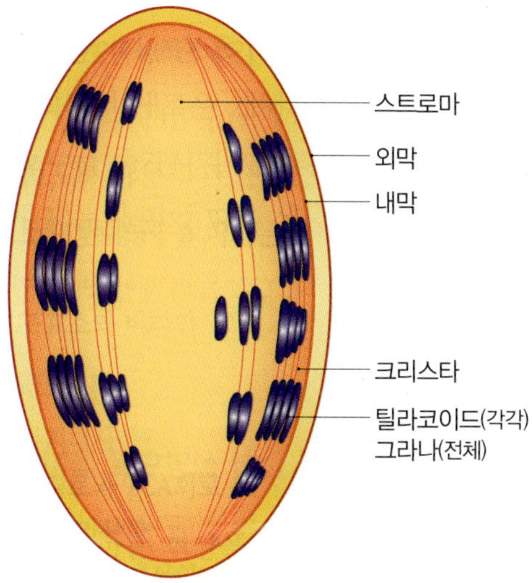

그림 2-21 식물세포의 특징

확인학습

01. 동물세포의 원심분리를 통한 분획과정 중 가장 먼저 침전되는 세포소기관은?

① 세포질그물(소포체) ② 리보솜
③ 핵 ④ 미토콘드리아

02. 원핵세포와 진핵세포의 공통점은?

① 리보솜이 있다.
② 섬유질로 구성된 세포벽이 있다.
③ 튜블린으로 구성된 미세소관이 있다.
④ 막으로 둘러싸인 핵이 있다.

03. 핵에 관한 설명으로 옳지 않은 것은?

① 핵공을 통해 물질 출입이 일어난다.
② 인이 있어서 리보솜을 생성한다.
③ 이중층의 단일막구조이다.
④ 단백질과 DNA로 구성된 염색사를 갖는다.

04. 세포의 막들은 주로 무엇으로 구성되어 있는가?

① 지질과 탄수화물
② 단백질과 핵산
③ 단백질과 탄수화물
④ 지질과 단백질

05. 활면소포체의 기능은?

① 지질을 합성하며, 약의 독성 제거를 돕는다.
② 단백질과 탄수화물을 합성한다.
③ 약물 및 호르몬의 출입을 조절한다.
④ 리소좀의 분해를 돕는다.

06. 한 과학자가 조면소포체에서 만들어져 세포의 원형질막을 형성하는 데 필요한 단백질에 대한 흥미로운 연구를 하였다. 막에 존재하는 단백질은 실제로 소포체에서 만들어진 단백질과 약간 달랐다. 이 단백질이 달라지게 된 장소는 어디인가?

① 골지체 ② 핵
③ 활면소포체 ④ 미토콘드리아

07. 낮은 온도에서 동물세포의 막 유동성을 유지하는 콜레스테롤 효과는?

① 불포화지방산의 증가
② 인지질이 꽉 채워지는 것을 방해
③ 인지질의 이동을 방해
④ 포화지방산의 증가

08. 특정 세포와 다른 세포를 구별하는 인식표의 기능을 하는 세포막 구성물질은?

① 탄화수소 ② 인지질
③ 콜레스테롤 ④ 당단백질

09. 촉진확산에 대한 설명이 아닌 것은?

① ATP를 이용하여 운반단백질을 활성시킨다.
② 운반단백질 또는 수송단백질을 사용한다.
③ 막을 경계로 한 용질의 농도 기울기에 따라 일어난다.
④ 수송체에 운반물질이 결합하면 운반단백질은 모양을 변형함으로써 물질을 이동시킨다.

10. 단백질이 합성되어 세포외 배출작용으로 이동하는 경로는?

① 거친면 소포체 → 수송소낭 → 골지체 → 분비소낭 → 세포막
② 매끈면 소포체 → 수송소낭 → 분비소낭 → 퍼옥시좀
③ 거친면 소포체 → 수송소낭 → 골지체 → 매끈면 소포체 → 세포막
④ 거친면 소포체 → 수송소낭 → 골지체 → 리소좀

11. 다음 중 포식작용(식세포작용,phagocytosis)에 해당하는 것은?

① 수동수송　　② 능동수송
③ 세포 내 섭취　　④ 세포 외 배출

12. 세포질에 유리되어 존재하거나 소포체의 외면에 붙어 있으며, 단백질 합성에 필요한 RNA를 함유하고 있는 세포 내 소기관은?

① 중심체　　② 골지체
③ 리보솜　　④ 리소좀

13. 미세소관의 구성과 작용이 아닌 것은?

① 방추사　② 세포 소기관의 이동하는 궤도
③ 편모, 섬모, 중심립　④ 동물세포 분열 시 세포질 함입

14. 포유류 세포에서 콜레스테롤을 흡수하는 기작은?

① 촉진확산　② 능동수송
③ 수용체 매개 세포 내 섭취작용　④ 식세포 작용

15. 다음 중 근육수축에 관여하는 세포골격은?

① 미세소관　② 미세섬유
③ 중간섬유　④ 프로테오글리칸

CHAPTER

03 생명체의 화학적 이해

1. 물질의 구성단위

1) 원소와 원자

물질은 **원소**(element)로 구성된다. 원소에는 수소(H), 산소(O), 나트륨(Na), 철(Fe) 등 다양한 종류가 있으며 지구 상에는 100종이 넘는 원소가 존재한다(원소는 알파벳에 의한 **원소기호**로 나타낸다).

원소는 지름 0.1~0.3nm의 **원자**(atom)[1]라고 하는 입자로 존재한다. 원자는 중심의 **원자핵**(atomic nucleus)과 그 주위의 **전자**(electron)로 구성되는데, 원자핵은 **양성자**(proton)와 **중성자**(neutron)를 포함하며 원소로서의 성질은 양성자수로 결정된다(그림 3-1).

양성자와 중성자의 무게는 거의 같으며 전자는 거의 무게가 나가지 않는다. 원자의 질량을 **원자량**(atomic weight; 양성자수와 중성자수를 더한 정수치에 거의 가깝다)이라고 하며, 원자량이 큰 원소일수록 무겁다(예 : 수소의 원자량은 1, 우라늄의 원자량은 238).

양성자는 양의 전기를 하나 가지고, 전자는 음의 전기를 하나 가진다. 일반적으로 양성자수와 전자수가 균형을 이루며 원자는 전기적으로 중성 상태에 있다.

2) 분자

여러 개의 원자가 공유결합으로 강하게 결합한 것을 **분자**(molecule)라고 한다(그림 3-2, 3-3). 산소원자가 2개 결합한 것은 산소(기체 산소, 굳이 분자라고 하지 않는다), 3개 결합한 것은 오존이다. 그리고 탄소 1개와 산소 1개가 결합한 일산화탄소나 탄소 1개와 산소 2개가 결합한 이산화탄소와 같이 다른 원자로 이루어져 있는 분자를 **화합물**(compound)이라고 한다. 분자는 물질의 기본단위이며 물질 중에는 여러 개의 분자가 섞이기만 한 **혼합물**(mixture)도 많다[공기(질소 + 산소 + 물 + 이산화탄소 + 기타 여러 기체), 소변 등].

---

1) 원자 : 물질의 기본 단위

원소와 원소기호

원소명	수소	헬륨	탄소	질소	산소	나트륨	황	철	금	우라늄
원소기호	H	He	C	N	O	Na	S	Fe	Au	U
양자수	1	2	6	7	8	11	16	26	79	92
질량수	1	4	12	14	16	23	32	56	197	238

수소원자의 구조

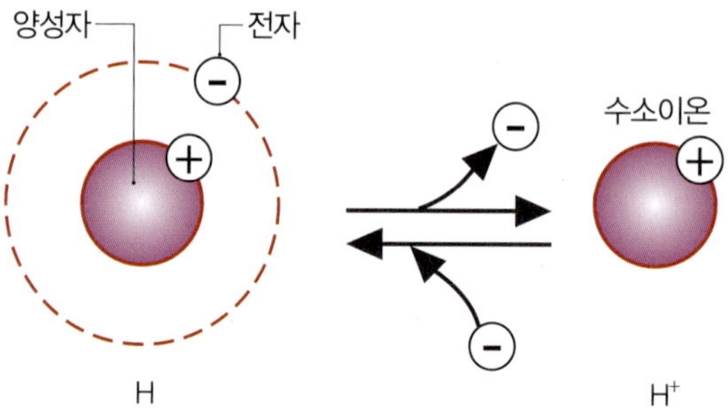

불소원자의 구조

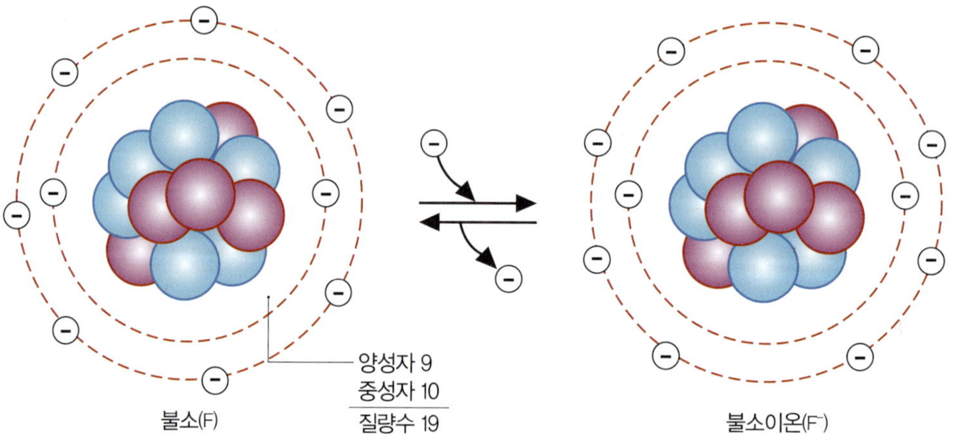

그림 3-1 주요 원소와 원자의 구조 및 이온화

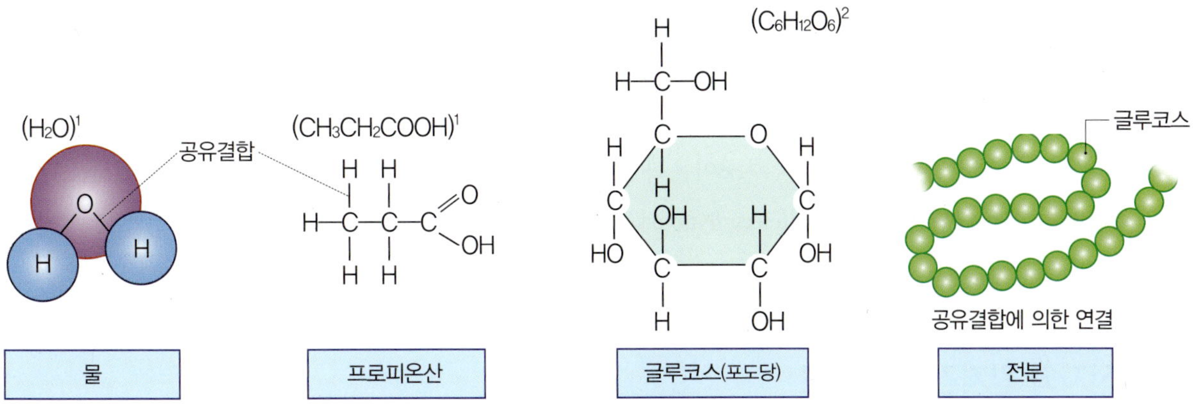

그림 3-2 분자의 구조

프로피온산과 글루코스는 분자구조식으로 나타낸다.
( )[1]과 ( )[2]는 각각 분자식과 조성식이며, 전분은 고분자, 그 이외는 저분자이다.

해설

동위원소

양성자수가 같더라도 중성자수가 다른 원자를 **동위원소**(isotope)라고 하는데, 동위원소 중 원자핵이 불안정하여 방사선을 방출, 안정한 상태로 되는 원소를 방사성동위원소(radioisotope)라고 한다.

방사성동위원소는 그 과정에서 방사선을 방출하므로 자기 방사법에 이용된다. 자기 방사법이란 생물체에 방사성동위원소가 포함된 화합물을 주입한 후 시간의 경과에 따라 방사성동위원소에서 방출되는 방사선을 추적하는 방법이다. 이 과정(방사성 붕괴)은 자발적으로 일어나며 방사성동위원소를 다른 원소의 원자로 변형시킨다($^{14}C \rightarrow {}^{14}N$).

생물학에서 주로 이용하는 방사성동위원소로는 ^{3}H, ^{14}C, ^{32}P, ^{35}S 등이 있다.

분자량, 달톤, 몰

원자량은 탄소를 12로 하여 달톤(Da)이라는 단위로 나타낸다. 분자의 질량(분자량)은 원자량의 합이며 물(H_2O)은 $1 \times 2 + 16 \times 1 = 18$로 18이 된다. 분자량은 탄소를 12로 한 경우의 비율이므로 단위는 붙이지 않는다. 분자량 N인 분자가 6.01×10^{23}개[아보가드로수(Avogadro's number) ⇨ 1몰]일 때 그 무게는 N그램이 된다. 용액을 **몰농도**(molarity)로 나타내는 경우 1L에 1몰의 물질이 녹아 있는 용액의 농도는 1M로 표시한다.세포외기질에 해당하며 또 뼈나 힘줄, 연골조직도 대부분 세포외기질이다.

3) 이온

전자(electron)는 다른 원자로 쉽게 이동할 수 있는 성질이 있다. 이러한 전자의 성질로 인해 어떤 원자는 전자를 다른 원자에게 주기도 하고 또 다른 원자로부터 전자를 받기도 한다. 이처럼 원자가 보통 상태보다 적거나 혹은 많은 수의 전자가 되면 원자는 각각 양(+) 혹은 음(−)의 전하를 띠게 된다. 이것을

이온(ion)이라고 하고, 이온이 되는 것을 **이온화**(ionization)라고 한다.

분자 중의 원자도 이온화한다. 아세트산을 물에 녹이면 1개의 수소원자가 분자에서 간단히 떨어진다(**해리**한다). 이때 수소원자에 있어야 하는 1개의 전자가 아세트산의 산소원자에 포획되기 때문에 그 결과 아세트산은 양의 전기를 가지는 수소이온과 음의 전기를 가지는 아세트산이온으로 분해된다. 이렇게 해리하여 이온화되는 것을 **전리**(electrolytic dissociation)라고 한다.

4) 전자와 원자간 상호작용

원자나 분자의 구조 혹은 **원자간 상호작용** 등은 전자의 작용, 즉 같은 전기를 가지는 것은 밀어내고 다른 전기를 가지는 것은 서로 당기는 현상에 의해 발생한다.

원자간 상호작용에는 다음과 같은 5종류가 있다. 먼저 **공유결합**(covalent bond)은 2개의 원자핵이 전자를 공유해서 견고하게 결합하고 분자골격을 만드는 데 사용된다(그림 3-3). 원자의 최외각 전자껍질에 있는 짝없는 전자의 수는 일반적으로 원자의 원자가(valence), 즉 형성할 수 있는 공유결합의 수와 같다. 이는 일반적으로 원자의 최외각 전자각을 완전히 채우는 데 필요한 전자의 수와 같다.

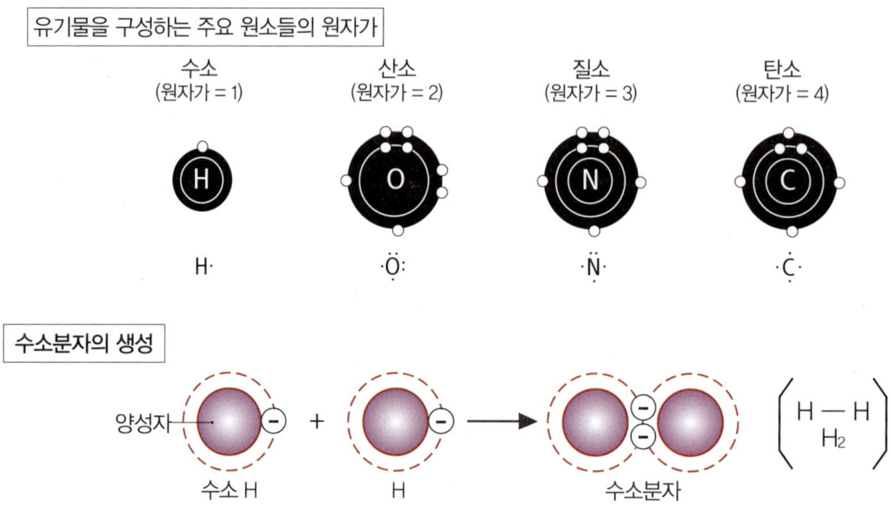

그림 3-3 공유결합

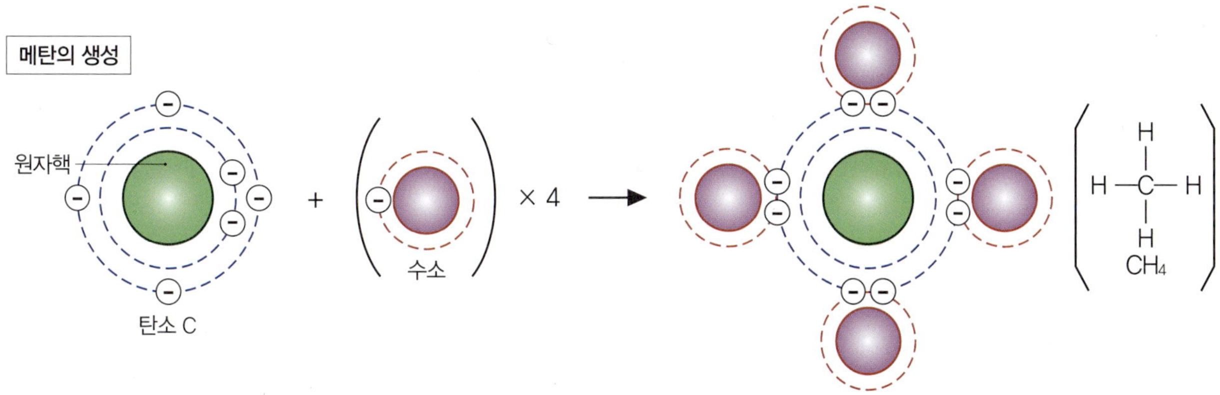

그림 3-3 **공유결합 (계속)**

빨간 점선이 공유결합부분을 나타낸다. 가장 바깥쪽 궤도에 있는 전자를 가전자라고 하며 공유결합을 맡는다.

그리고 다음의 4종류는 **비공유결합**(noncovalent bond), 즉 **약한 결합**으로 적은 에너지로 간단하게 파괴된다(그림 3-4).

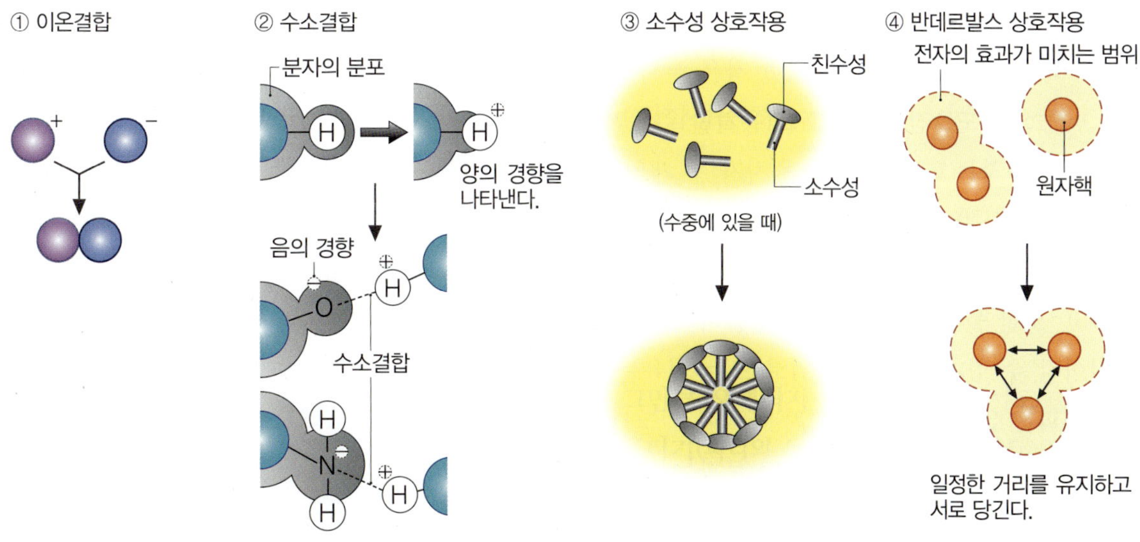

그림 3-4 **비공유결합**

① **이온결합**(ionic bond) : 양이온과 음이온이 서로 당긴다.

② **수소결합**(hydrogen bond) : 수소원자는 전자를 멀리하고 양전하를 띠기 쉬우므로 이곳을 표적으로 하여 음전하를 띠는 산소원자나 질소원자가 결합한다.

③ **소수성 상호작용**(hydrophobic interaction) : 소수성 부분이 물 분자에서 멀어지고 소수성 부분 사이에 모이려고 한다.

④ **반데르발스 상호작용**(Van der Waals interaction) : 원자간에 관여하는 보편적인 힘으로 이러한 약한 힘은 분자형 형성, DNA의 이중가닥사슬 형성, 복수의 단백질이 집합해서 더욱 큰 기능성 단백질을 형성하는 등의 과정에 사용된다.

2. 생명을 유지하는 기본물질 : 물

1) 물의 중요성 (표 3-1)

물은 모든 생물에게 필수이며 세포는 다량의 물을 함유한다. 물은 쉽게 따뜻해지거나 차가워지기 어려워서 체온유지에 적합하다. 또한 작은 분자임에도 불구하고 100℃까지는 액체 상태를 유지할 수 있어서 다양한 온도조건에서 세포를 유지할 수 있다.

물(H_2O) 분자는 한 개의 산소 원자가 두 개의 수소 원자와 극성공유결합을 하고 있다. 산소는 수소보다 전기 음성도가 크기 때문에 공유된 전자쌍들이 산소 원자에 더 가깝게 존재하므로 산소 원자는 부분적으로 음전하를 띠고, 수소 원자는 양전하를 띠게 되어 이온이나 극성 분자를 서로 당겨 잘 녹인다(그림 3-5). 또한 물은 0℃에서 얼고 얼음이 위의 찬 공기를 차단하므로 얼음아래 물은 0℃보다 높아 생물이 살아갈 수 있다. 얼음이 물위로 뜨는 이유는 물이 얼면 물 분자 사이의 거리가 멀어지게 되므로 질량의 변화는 없으나 부피가 커지게 되어 밀도가 물보다 작아지기 때문이다. 그리고 물의 최대 밀도에 이르는 온도는 4℃가 된다. 물(H_2O) 분자는 모세관 현상이 두드러져 식물이 물을 높은 장소로 퍼올리는 것을 가능하게 한다. 물 분자가 강한 **수소결합**(hydrogen bond)에 의해 서로 당기는 성질이 이들 현상을 가능하게 한다.

표 3-1 물의 성질과 중요성

성질	설명	중요성
응집력이 크다	• 수소결합이 물 분자간을 결합한다. • 표면장력	• 물이 잎에서 증산될 때 응집력에 의해 아래에 있는 물이 당겨진다(뿌리에서 흡수한 물이 잎으로 도달). • 소금쟁이가 물 위를 걸을 수 있다.
비열이 크다	수소결합은 절단될 때 열을 흡수하고, 형성될 때 열을 방출한다. 즉 물은 따뜻해지거나 차가워지기 어렵다.	물은 환경의 온도나 몸의 온도를 안정시킨다.
고체(얼음)의 밀도가 액체(물)보다 작다	물은 동결해서 얼음이 되면 팽창한다. 이는 얼음에서는 수소결합으로 인해 물 분자 간의 간격이 커지기 때문이다.	얼음은 물에 뜨기 때문에 연못 등의 전체가 얼어버리는 일은 없어 생물이 계속해서 살 수 있다.
극성이 높다	물 분자는 극성이므로 이온이나 극성 분자를 서로 당겨 용해할 수 있다.	많은 종류의 분자가 물에 녹고 또 세포 안에서 자유롭게 이동할 수 있으므로 생체 내에서 필요한 화학반응을 일으킬 수 있다.

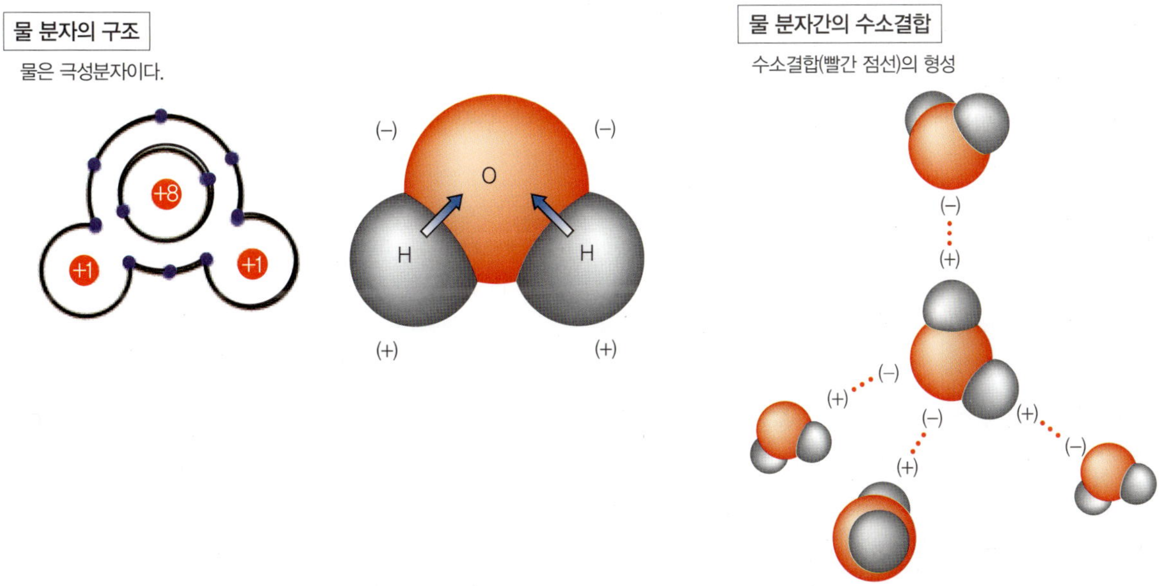

그림 3-5 물의 구조

2) pH

물 스스로도 일부는 전리하여 **수소이온**(H^+)과 **수산화물이온**(OH^-)이 된다. 두 이온 농도의 곱은 $[H^+](1\times10^{-7}M)\times[OH^-](1\times10^{-7}M) = 1\times10^{-14}M$(M = 몰)로 일정하다.

수소이온 농도수치 역수의 로그값 $\log10^7 = 7$을 **pH**라고 한다. 물의 pH는 7로, 이를 **중성**이라고 하며, 7 미만의 수소이온이 많은 상태를 **산성**, 7을 넘는 수소이온이 적은 상태를 **알칼리성**이라고 한다.

보통 조직이나 세포는 중성이고 생물도 일반적으로 중성을 좋아한다. 산(젖산, 핵산, 아미노산 등)에 의해 수소이온이 발생하고, 알칼리성인 석회수나 중조수는 수산화물이온이 많고 수소이온은 적다. 위장은 위산(염산)이 있기 때문에 강한 산성(pH 2 이하)을 띤다.

3) 삼투압 (그림 3-6)

식염수와 물을 셀로판지로 나누면 식염수의 수위는 높아지고 물의 수위는 낮아져 압력차가 생긴다. 이 압력차를 **삼투압**(osmotic pressure)이라고 한다. 이 현상은 물질의 균일해지려는 성질과 셀로판에 분자가 지나갈 수 있는 정도의 작은 구멍이 뚫려 있어서 일어난다(물이 식염수를 희석하려고 식염수 쪽으로 이동한다). 식염은 분자가 크기 때문에 막 통과에 시간이 걸린다. 삼투압은 녹아 있는 물질의 몰농도에 비례한다. 셀로판과 같은 막을 **반투막**(semipermeable membrane)이라고 하며, 생체막도 반투막이다.

농도가 옅은 쪽에서 짙은 쪽으로 물이 이동하는 이 성질로 인해 적혈구를 물속에 넣으면 안으로 물이 들어가 파괴되는 **용혈**(hemolysis)이 일어난다. 세포나 조직액의 삼투압은 0.9%의 식염수(**생리식염수**, physiological salt solution)와 같은데 이 상태를 등장이라고 하며, 높은 경우를 **고장**, 낮은 경우를 저장이라고 한다. 사람에서는 콩팥(신장, kidney)이 혈중 염분이나 수분을 배출해서 삼투압을 조절하고 있다.

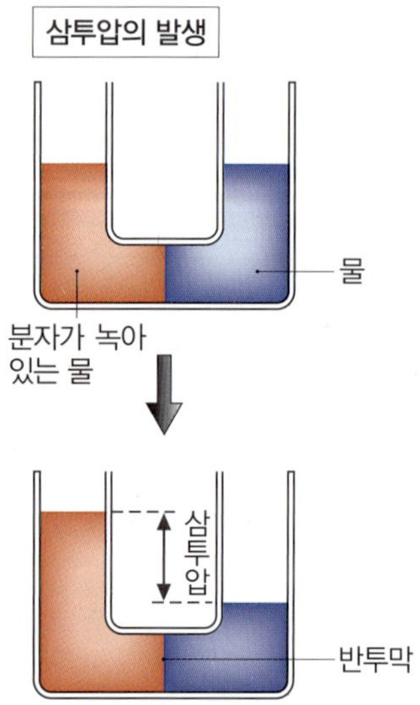

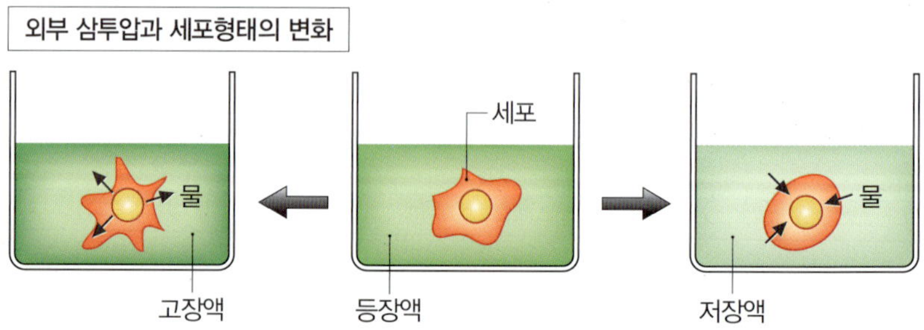

	고장액	등장액	저장액
동물세포	세포수축	정상	세포팽창
식물세포	원형질분리	정상	팽압증가

그림 3-6 삼투압

질환노트

- **복수와 삼투압**

간이 암화하여 알부민을 만들지 못하게 되거나 영양실조로 혈중 알부민농도가 떨어지면 혈액삼투압이 내려가 수분이 혈액에서 조직으로 이동하기 때문에 복수가 고이는 현상이 나타난다.

3. 생체의 구성 물질

3

1) 인체에 함유된 원소

인체에는 약 20종류의 원소가 함유되어 있다. 원소의 양을 중량비로 살펴보면 산소, 탄소, 수소가 특히 많고(**주요 3요소**) 여기에 질소를 추가한 **주요 4요소**가 전체의 95%를 차지한다. 나머지 원소에서 중요한 것은 칼슘, 인, 유황, 나트륨, 칼륨, 염소, 마그네슘으로 이들 원소는 모두 세포에 공통적으로 관찰된다. 인체의 조직에는 그 밖에도 철, 코발트, 아연, 구리 등의 미량원소가 함유되어 있다. 각 원소는 그림 3-7과 같은 작용을 하며 세포 및 조직에 국소성을 나타낸다.

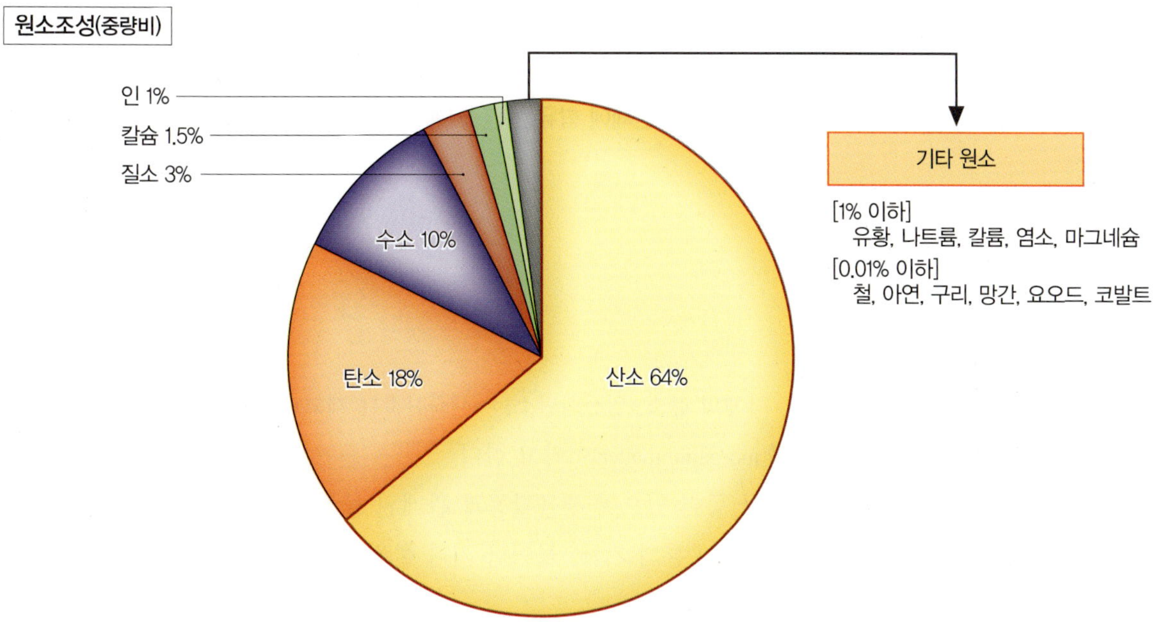

그림 3-7 인체에 함유된 원소

원소의 작용과 국소성

원소(원소기호)	작용 및 국소성
산소(O)	유기물 전반, 물, 들숨(흡기, inspiration)을 통해 외부에서 흡입
탄소(C)	유기물 전반, 탄산가스 형태로 날숨(호기, exhalation)을 통해 배출
수소(H)	유기물 전반, 물
질소(N)	아미노산(단백질 포함), 염기(핵산이나 뉴클레오티드 포함), 요소로서 소변으로 배출
칼슘(Ca)	뼈, 치아, 신경세포, 세포기능조절, 효소활성조절
인(P)	핵 내에 많음(염색체 DNA나 RNA), 단백질이나 지질과 결합, 인산 형태로 이용
유황(S)	단백질을 구성하는 아미노산(시스테인, 메티오닌)
나트륨(Na)	체액, 세포, 삼투압조절, 세포기능조절
칼륨(K)	체액, 세포, 세포기능조절
염소(Cl)	체액, 세포, 위액, 세포기능조절
마그네슘(Mg)	효소활성 조절, 단백질에 결합(식물은 엽록체)
철(Fe)	적혈구, 근육, 산소와 결합, 산소활성조절, 산화환원효소조절
아연(Zn)	단백질과 결합, 조절인자의 조절
구리(Cu)	다양한 단백질과 결합
망간(Mn)	효소활성조절, 단백질과 결합
요오드(I)	갑상샘호르몬, 대부분은 갑상샘에 함유
코발트(Co)	비타민 B_{12}

그림 3-7 인체에 함유된 원소 (계속)

2) 생체물질의 분류와 성질

(1) 유기물과 무기물

탄소를 포함하는 화합물(다만, 단체의 탄소, 일산화탄소, 이산화탄소는 제외)을 **유기물**(organic matter)이라고 하고 그 외의 분자를 **무기물**(inorganic matter)이라고 한다.

유기물에는 단백질, 에탄올, 젖산 등이 있으며 생물활동과 관계된 물질이 많다. 그리고 무기물에는 무기염류, 무기산류, 단체 금속, 어떤 종류의 기체, 물이나 기타 물질 등이 있다.

(2) 저분자와 고분자

저분자(low molecular weight compound)는 분자량 약 1,000까지의 분자로, 생체분자로는 아미노산, 글루코스, 데옥시뉴클레오타이드 등이 있다.

분자량이 1,000~10,000 이상인 것은 **고분자**(macromolecule)라고 한다. 고분자[**중합체**(폴리머, polymer)]는 저분자물질이 단위분자[**단량체**(모노머, monomer)]가 되어 그것이 여러 개로 연결된 **중합체 분자**(polymer molecule)이다. 생체 고분자인 단백질, 글리코겐이나 전분, DNA는 각각 아미노산, 글루코스, 데옥시뉴클레오타이드로 이루어진다. 단량체의 중합수가 2~수십 개인 것을 **소중합체**(올리고머, oligomer)라고 한다.

(3) 친수성과 소수성

각각 물에 녹기 쉬운 성질과 녹기 어려운 성질을 나타낸다.

이온에 해리되기 쉬운 것은 친수성이다. 유기물의 경우 수산기(−OH)나 해리성 수소를 다수 가지는 것(에틸알콜, 자당, DNA 등)은 친수성을 띠고 있다. 그리고 소수성 물질은 지질에 녹는 **지용성**(lipoid solubility)을 나타낸다. 분자 내에 소수성 영역과 친수성 영역이 있는 분자는 물과 기름 모두에 친화성을 갖는 **양친매성**(amphipathic)을 나타낸다. 세포막의 주성분인 인지질도 지방산 부분은 소수성, 인산기는 친수성으로, 소수성 부분에서 집합하여 지질이중막을 형성한다.

(4) 산성 물질과 염기성 물질

물질이 물에 녹을 때 **수소이온**을 방출하여 자신은 음의 이온이 되는 물질을 **산**(acid) 혹은 **산성 물질**이라고 하고, 반대로 수산화물이온을 방출하거나 수소이온을 포획하여 자신은 양전하를 띠게 되는 물질을 **염기**(base) 혹은 **염기성 물질**이라고 한다. 수산화화합물(수산화나트륨 등)이 전형적인 염기인데, 생물에 포함되는 물질인 경우 질소를 갖는 것이 많다(암모니아, 아데닌 등).

산인지 염기인지는 분자 전체를 보고 판단한다. 단백질인 프로타민(protamine)과 같이 분자 내에 산이 있어도 염기성 성질이 우세하면 염기성 물질이다.

해설

계면활성제

양친매성 물질을 물과 기름의 경계에 첨가하면 소수성 부분은 기름 쪽을 향해 기름을 미립자로 싸고, 친수성 부분에서 물과 섞이기 때문에 경계가 사라지고 기름은 미립자가 되어 물에 현탁한다 [⇨ **유화**(emulsification). 우유는 버터가 유화된 것이다]. 이러한 성질을 가진 양친매성 물질을 **계면활성제**(surfactant)라고 하는데 그 예로 비누가 있다. 또한 담즙 속 지질의 일종인 **담즙산**(bile acid)도 지방을 분산시켜 라이페이스에 의한 지방의 소화를 돕는다.

해설

작용기

유기화합물의 성질은 탄소 골격뿐만 아니라 골격에 결합되어 있는 특정한 원자단인 작용기에 의해 결정된다(그림 3-8). 다음의 작용기는 생명체 내 중요한 작용기로 모두 극성을 띠는데, 작용기의 산소나 질소 원자가 공유 전자에 대해 강한 인력을 나타내기 때문이다. 극성 작용기는 친수성 화합물을 만드는 경향이 있으므로 극성 작용기를 갖는 화합물은 물에 용해되어 물을 기본으로 하는 생명체에서 중요한 역할을 한다.

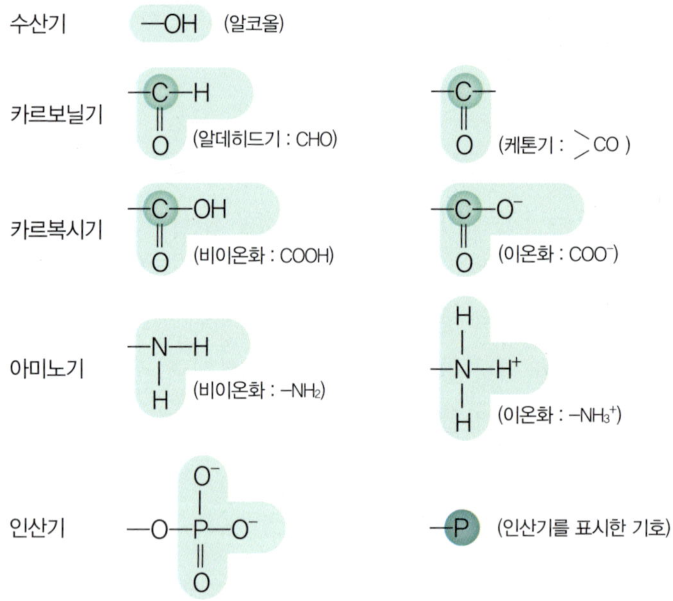

그림 3-8 여러 종류의 작용기

3) 당질

당(sugar)은 탄소수 3~9개의 탄소골격(carbon skeleton)에 다수의 히드록시기(−OH) 및 알데히드기나 케톤기를 가지고 있으며 탄소, 수소, 산소가 1:2:1로 구성되어 있다. 주로 **에너지원**으로서 사용되는데, 조절물질이나 핵산의 성분, 식물에서는 셀룰로스와 같이 세포소재로도 사용된다.

단당(monosaccharide)은 당의 기본형으로 그 중에서도 탄소수 5개인 **오탄당**(pentose)과 6개인 **육탄당**(hexose)이 중요하다. **글루코스**(포도당, glucose)는 기본이 되는 당으로, 다른 단당은 글루코스로 변환되어 이용된다. **혈당**(blood sugar)은 혈중의 글루코스이다. 단당이 여러 개 결합한 것을 **올리고당**(소당, oligosaccharide)이라고 하는데 **이당류**[2]는 글리코시드 결합(glycosidic bonds)으로 연결된 2개의 단당류로

---

2) 이당류
- sucrose(자당, 설탕) : glucose + fructose
- lactose(젖당) : glucose + galactose
- maltose(맥아당) : glucose + glucose

구성되며 글리코시드 결합은 탈수 반응에 의해 두 단당류 사이에 형성된 공유결합이다. 가장 흔한 이당류로는 설탕(자당)이 있다. 설탕의 두 단위체는 포도당과 과당이다(그림 3-10). 식물은 일반적으로 설탕의 형태로 탄수화물을 잎에서부터 뿌리 및 다른 비광합성 기관으로 운반한다. 우유에 존재하는 당인 젖당은 또 다른 이당류로 포도당과 갈락토오스가 결합되어있다.

다당(polysaccharide)은 단당이 중합한 고분자로, **글리코겐**(당원, glycogen), **전분**(녹말, starch), **셀룰로스**(cellulose) 등이 포함된다. 글리코사미노글리칸(glycosaminoglycan)은 단당의 유도체(구조가 변화한 것)가 여러 개 연결된 고분자의 당으로, 세포외기질에 많이 존재한다. 생체 내에는 이러한 **단순다당** 외에도 단백질이나 지질에 올리고당이나 다당이 결합한 **복합당질**(complex carbohydrate)이 존재한다. **알코올류**는 당의 대사과정에서 생긴 것으로, 분류상 당에 포함된다(표 3-2, 그림 3-9, 3-10).

표 3-2 당질의 분류와 기능

분류	명칭	기능을 발휘하는 장소와 구체적인 예
단당류	글루코스(포도당)	세포의 주요 에너지원으로서 또 다른 생체물질의 합성소재로서 중요하다.
	프럭토스(과당)	식물 등의 에너지원이다. 단당류 중 가장 달다.
이당류	수크로스(설탕, 자당)	고등식물에서 에너지의 저장 및 운반을 한다.
	락토스(젖당)	포유류의 젖 중에서 에너지 저장의 역할을 한다.
	말토스(엿당)	동물 등에서 흡수가 빨라 에너지원이 된다.
구조다당류 (생물의 신체를 형성)	셀룰로스 (그 밖에 만난, 아라비노자이란, 글루코만난, 펙틴)	식물의 세포벽 등의 성분이다(글루코만난은 곤약의 성분이다).
	키틴	균류의 세포벽 및 곤충이나 갑각류(게나 새우)의 외골격을 형성한다.
저장다당류 (에너지 저장)	전분(녹말)	식물에서 에너지 저장의 역할을 한다(식물이 흡수함으로써 에너지원이 된다).
	글리코겐	동물 등에서 에너지 저장의 역할을 한다(간 · 혈액 · 근육).

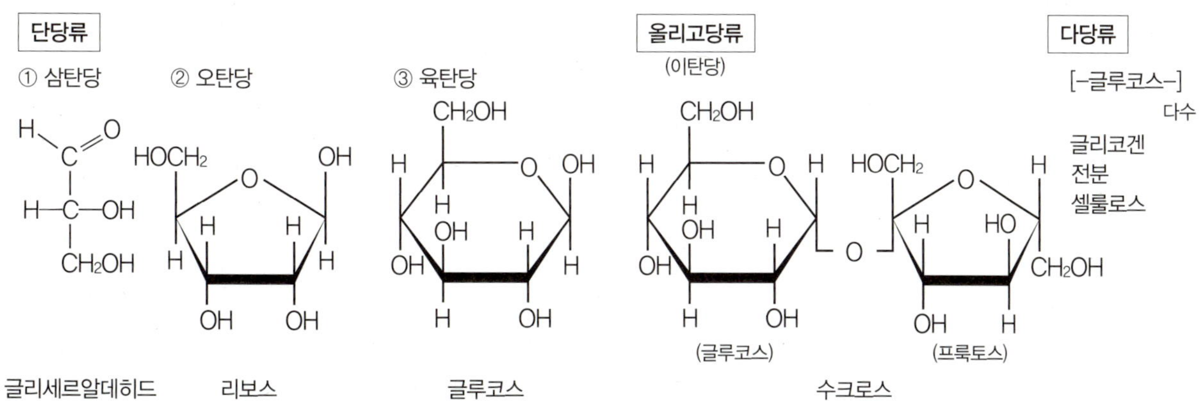

그림 3-9 **당질의 구조**

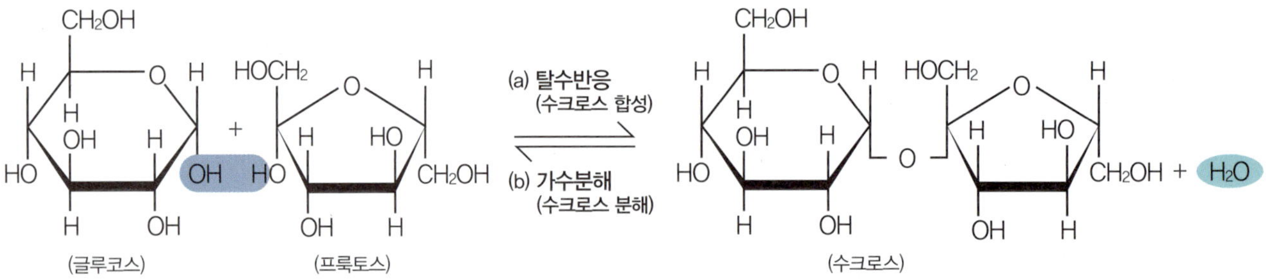

그림 3-10 이당류 합성과 분해

해설

포도당 종류와 결합

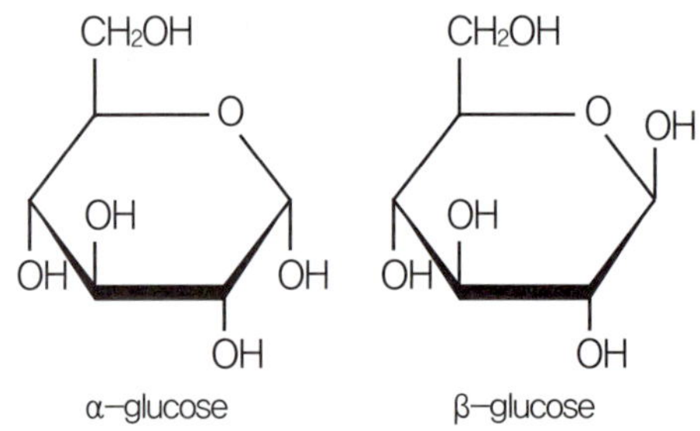

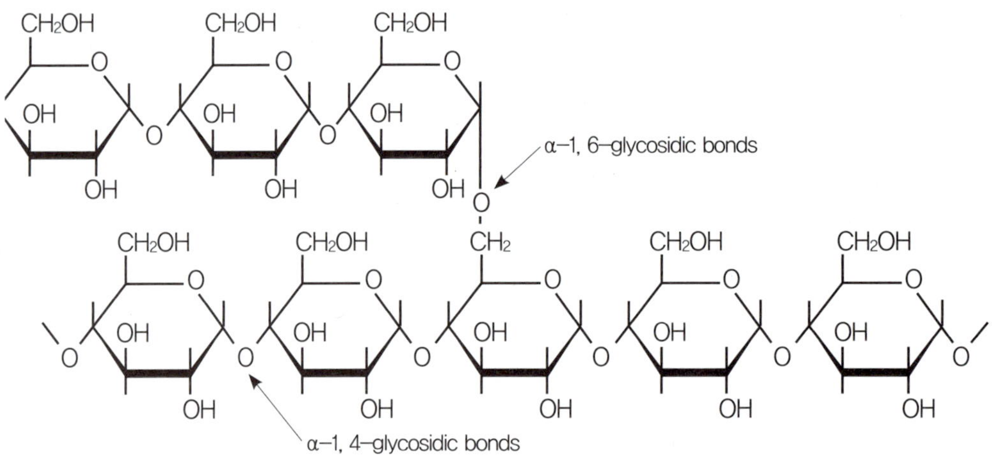

해설

다당류 (그림 3-11)

수백에서 수천 개의 단당류가 탈수합성에 의해 글리코시드 결합으로 중합체를 형성하는 물질을 다당류(polysaccharide)라 하는데 녹말(전분, starch), 글리코겐(glycogen), 셀룰로오스(섬유소, cellulose), 키틴(chitin)이 있다.

① 녹말(starch)

α-포도당의 중합체인 아밀로스와 아밀로펙틴의 혼합물이다. 아밀로스는 α-포도당이 α(1-4) 연결로 한 줄로 이어져 만들어지며 아밀로펙틴은 α-포도당이 α(1-4) 연결로 만들어지는데 결가지는 α(1-6) 연결로 생긴다.

② 글리코겐(glycogen)

α-포도당이 α(1-4) 연결로 만들어지고 곁가지는 α(1-6) 연결로 생기는 것은 아밀로펙틴과 비슷하지만 아밀로펙틴보다 더 많은 가지를 가지고 있으며 사슬은 더 짧다.

③ 섬유소(cellulose)

β-포도당이 β(1-4) 연결로 한줄로 이어져 만들어진다. 섬유소 사슬들은 나란히 늘어서는데 사슬과 사슬사이에 수소결합(3번과 6번탄소의 -OH 사이에서 형성된다)이 생기면서 강화된 배열을 이루게 된다. α 결합을 가수분해하여 녹말을 분해하는 효소는 섬유소의 β 결합을 가수분해할수 없는데 이는 두 분자의 형태가 다르며 섬유소를 소화할 수 있는 효소를 갖고 있는 생명체는 극히 적다. 소와 같은 동물의 소화관에는 섬유소를 가수분해하는 미생물이 살고 있다.

④ 키틴(chitin)

β-포도당이 β(1-4) 연결로 이루어지며 여기에 질소를 포함한 작용기가 붙는다(절지동물의 외골격, 균류의 세포벽).

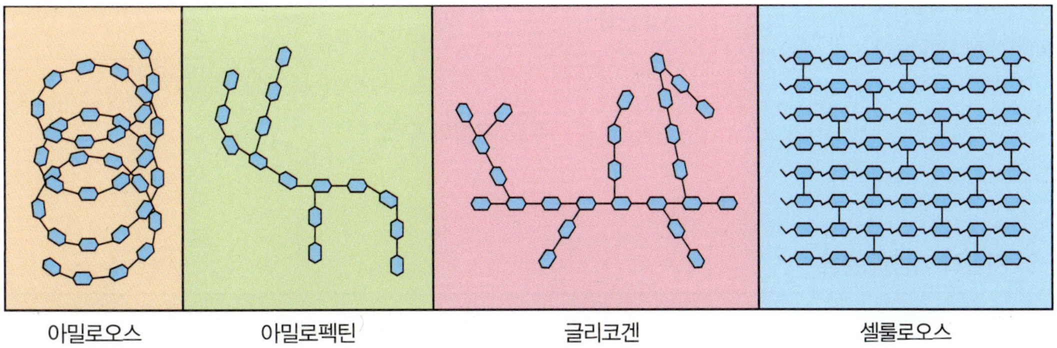

그림 3-11 다당류의 구조 모식도

4) 지질

유기용매에 녹기 쉬운 물질을 **지질**(lipid)이라고 하며 여러 종류가 있다. 긴 탄소사슬에 산의 성질을 띠는 **카르복실기**(−COOH)가 붙은 것은 **지방산**(fatty acid)이라고 하며, 탄소의 길이 차이 등에 따라 다양한 종류가 있다. 글리세롤과 결합한 형태로 유지(oil and fat)에 포함되며 탄소수가 16개와 18개인 것이 많다(팔미틴산, 오레인산 등). **글리세롤**(glycerol)에 지방산이 붙은 것을 **중성지방**(neutral fat)이라고 하며, 종자유나 피하지방 등 동 · 식물의 유지 중심을 이룬다. 이들 지질은 **에너지원**이 된다.

인산을 포함한 **인지질**(phospholipid)[3]은 세포막을 형성한다. 지질은 그 밖에도 생리활성을 가진 것도 있는데 **프로스타글란딘**(prostaglandin)**류**는 자궁의 수축이나 이완, 혈관의 확장이나 이완에 효과가 있다. 또한 특징적인 복수의 탄소 고리구조를 가진 지질로는 **스테로이드**(steroid)**류**가 있으며(그림 3-12), 스테로이드에는 세포나 혈중에 널리 분포하는 **콜레스테롤**(cholesterol), **비타민 D**(vitamin D), **스테로이드호르몬**(steroid hormone)**류**(당질코르티코이드, 성호르몬 등)가 있다(표 3-3).

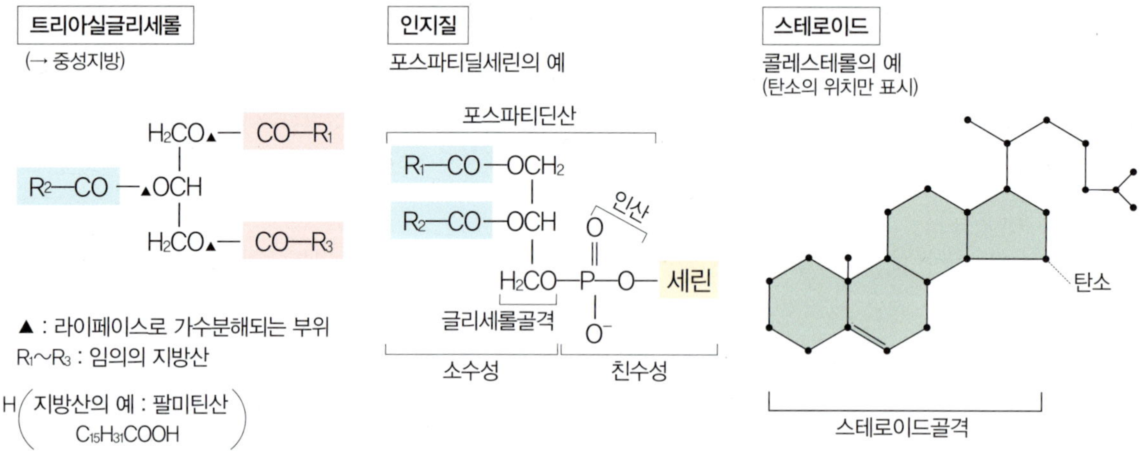

그림 3-12 주요 지질의 구조

표 3-3 지질의 기능과 분류

기능	종류	기능을 발휘하는 장소와 구체적인 예
저장(에너지연료)	트리아실글리세롤(지방)	포유류의 지방세포, 몇몇 식물에서는 종자의 배유에 저장된다.
직접 에너지원	지방산	저장되어 있는 트리아실글리세롤 등이 분해되어 생긴다.
구조 구성	왁스	동물의 체표, 털의 표면, 고등식물의 지상부분 표면을 덮는다. 방어적 역할도 있다.
	인지질과 스테롤	생체막의 구성성분이다.

3) 인지질 : 지방산 꼬리 2개와 인산기 머리 1개를 가지며 꼬리 부분은 소수성, 머리 부분은 친수성을 띤다.

표 3-3 지질의 기능과 분류 (계속)

기능	종류	기능을 발휘하는 장소와 구체적인 예
정보전달	스테로이드	성호르몬이나 곤충의 탈피호르몬(스테로이드호르몬)으로서 기능한다.
	이소프레노이드	곤충의 페로몬이나 식물의 향기성분(정유)으로서 작용한다.
	다가불포화지방산 유도체	사람에게서 다양한 생리활성을 가지는 프로스타글란딘, 페로몬으로서의 작용(개미의 이정표, 곤충의 탈피호르몬, 누에나방의 뽕나무 잎 유인물질, 식물의 해충 기피물질) 등이 있다.
	디아실글리세롤	제2메신저의 하나로 수용체 단백질에서의 신호를 전달하는 역할을 한다.
색소	카로티노이드	식물 색소(당근 등)이다.
광수용체	카로티노이드	척추동물 및 무척추동물의 눈, 원생동물의 광수용체, 광합성 생물의 엽록체
단백질의 기초	지방산이나 이소프레노이드	세포막에 존재하여 작용하는 단백질에는 지질을 통해서 막지질에 고정되는 것이 있다.
생체 내 반응의 보조인자	지용성 비타민	표 3-8 참조

질환노트

• 관상동맥성 심장질환

포화지방산으로 만들어진 지방을 포화지방이라 하며 대부분의 동물성 지방은 포화지방으로 지방산 꼬리인 탄화수소 사슬에 이중결합이 없으며 디는 지방분자를 촘촘히 배열하게 해준다. 버터와 같은 동물성 포화지방은 실온에서 고체이며 식물과 생선 지방은 보통 불포화되어 있는데 이는 하나 또는 그 이상의 불포화지방산으로 구성되어 있음을 의미한다. 일반적으로 실온에서 액체인 식물과 생선의 지방은 기름(oil)이라 부른다.
식물성 기름을 수소화시키는 과정을 포화지방을 만들 뿐 아니라 트랜스(trans) 이중결합을 갖는 불포화지방도 만든다.트랜스 지방(trans fat)은 관상동맥성 심장질환을 유발할 수 있는 것으로 보인다.트랜스 지방은 구운 식품과 가공 식품에 특히 많다.

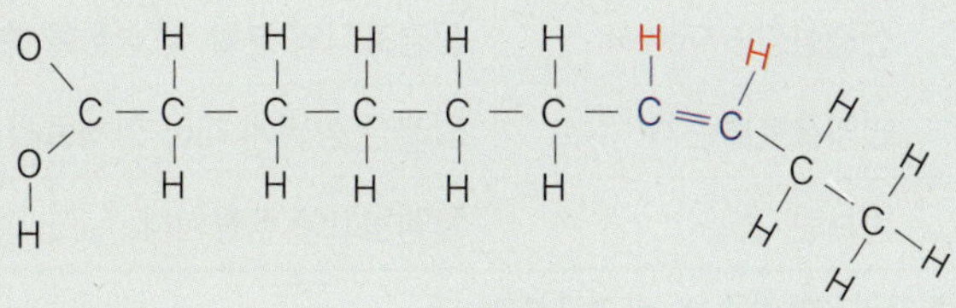

시스 지방산

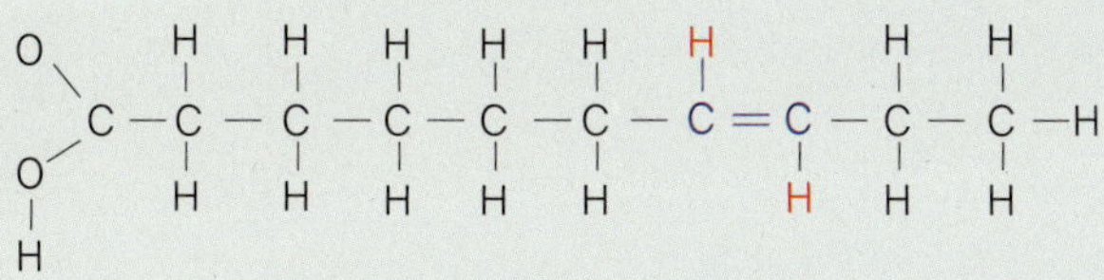

트랜스 지방산

5) 단백질

(1) 단백질의 기능

대부분의 동물세포에서는 건조중량(물을 제외한 질량)의 약 50%를 **단백질**(protein)이 차지한다. 단백질에는 상당히 많은 종류가 있는데, 사람에는 약 10만 종류의 단백질이 있으며, 그 기능 또한 매우 다양하다(표 3-4). 단백질이라고 하는 분자가 이처럼 많은 기능을 수행하는 것은 단백질이 입체구조를 취할 수 있기 때문이다.

표 3-4 단백질의 기능

단백질*	기능	종류	역할
효소단백질	화학반응 촉매	펩신	위 속에서 음식물 중의 단백질을 분해한다.
		DNA 중합효소	DNA를 복제한다.
구조단백질	세포나 조직을 물리적으로 유지	콜라겐	뼈, 힘줄, 피하조직 등을 형성한다.
		케라틴	머리카락이나 손톱의 주성분이 된다.
수송단백질	분자나 이온 운반	트랜스페린	혈액 중에서 철을 운반한다.
		헤모글로빈	적혈구에 존재하며 혈액 중에서 산소를 운반한다.
		글루코스 수송체	세포막을 통해 글루코스를 수송한다.
운동단백질	세포나 조직 운동	미오신	근육 수축에 관여한다.
		다이닌	섬모나 편모의 운동. 세포 내의 수송에도 관여한다.
저장단백질	분자나 이온 저장	페리틴	철을 결합해서 간에 보존한다.
		난백알부민	조류의 배아 발생과정에서 사용되는 아미노산을 저장한다.
신호단백질	세포 간의 신호전달	인슐린	혈당치를 낮추는 호르몬(펩타이드호르몬)이다.
		신경성장인자(NGF)	신경조직의 분화 및 성장을 촉진한다.
생체방어단백질	병원균 등에서 생체 수비 지혈	면역글로불린 G	외래성 항원에 대한 항체로서 작용한다.
		피브린	혈액응고에 작용한다.

* 단백질의 분류는 더욱 다양하게 생각할 수 있으며 위에 제시한 것은 하나의 예에 불과하다.

(2) 아미노산

염기의 성질을 띠는 **아미노기**(−NH_2)와 산의 성질을 띠는 **카르복실기**(−COOH)를 갖는 분자를 **아미노산**(amino acid)이라고 한다. 단백질은 아미노산이 중합한 고분자로, 단백질을 구성하는 아미노산은 20종류로 한정되어 있다(표 3–5).

그림 3–13과 같이 아미노산은 탄소에 카르복실기와 아미노기, 아미노산에 특이적인 원자단인 **곁사슬**(side chain), 그리고 수소가 결합해 있다. 천연의 아미노산은 모든 수소와 아미노기가 이 배치에 있는 **L형 아미노산**이다(반대쪽에 있는 것은 D형 아미노산이라고 한다).

표 3–5 단백질을 구성하는 20종류의 아미노산[4)]

성질		명칭	표기
중성아미노산		글리신	Gly
친수성 아미노산	양전하를 가짐 (+)	히스티딘 리신 아르기닌	His Lys Arg
	음전하를 가짐 (−)	아스파라긴산 글루타민산	Asp Glu
	아미드를 포함 (−NH_2)	아스파라긴 글루타민	Asn Gln
	히드록시기를 포함 (−OH)	세린 트레오닌	Ser Thr
	설프히드릴기를 포함(−SH)	시스테인	Cys
소수성 아미노산	방향고리를 가짐 	페닐알라닌 티로신 트립토판	Phe Tyr Trp
	유황을 포함(−S−)	메티오닌	Met
	지방족 성질을 가짐	알라닌 류신 이소류신 발린 프롤린	Ala Leu Ile Val Pro

4) 필수아미노산 : 동물이 생명을 유지하기 위해서 체외에서 섭취할 필요가 있는 아미노산을 필수아미노산(essential amino acid)이라고 한다. 인체에서는 발린(valine), 류신(leucine), 이소류신(isoleucine), 트레오닌(threonine), 리신(lysine), 메티오닌(methionine), 페닐알라닌(phenylalanine), 트립토판(tryptophan)의 8종이 있고, 이 밖에 동물의 종류나 성장 시기에 따라 히스티딘(histidine), 아르기닌(arginine)이 있다.

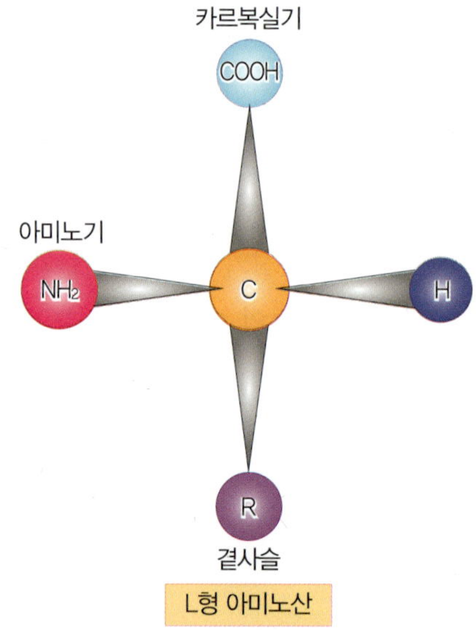

그림 3-13 아미노산의 구조

(3) 펩타이드와 단백질

아미노산의 카르복실기와 다른 아미노산의 아미노기에서 물이 빼앗기는 형태로 아미노산이 서로 결합한다. 이 결합양식을 펩타이드결합(peptide bond)이라고 한다(그림 3-14). 아미노산이 연결된 것을 일반적으로 **펩타이드**(peptide)라고 하는데, 아미노산의 수가 10개 전후인 짧은 펩타이드를 **올리고펩타이드**(oligopeptide) 또는 펩타이드라고 하고 그 이상 되는 것을 **폴리펩타이드**(polypeptide)라고 한다. 그리고 일정한 고차구조를 가진 폴리펩타이드를 **단백질**이라고 한다. 단백질은 이처럼 **아미노말단**(**N말단**)과 **카르복실말단**(**C말단**)이라는 방향성을 가진다. 펩타이드가 뻗는 방향은 단백질의 합성방향과 같으며, 아미노산배열(amino acid sequence; 단백질의 **일차구조**)은 유전자에 의해 규정된다. 단백질의 구조는 다양하며, 그 기능도 효소, 호르몬, 조절물질 등으로 매우 다양하다.

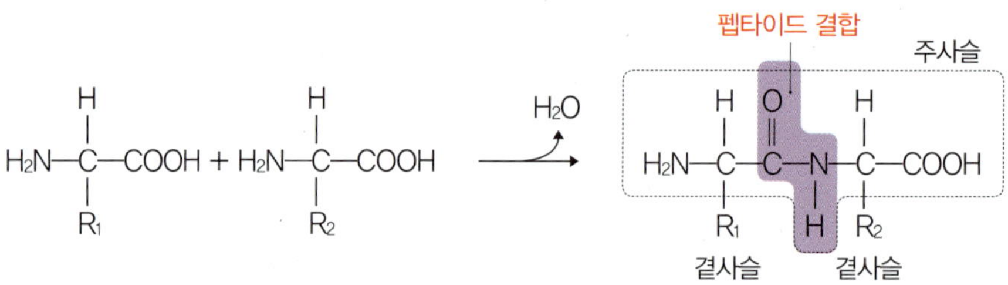

그림 3-14 펩타이드결합

(4) 단백질의 입체구조 (그림 3-15)

① **일차구조**

아미노산배열(어느 아미노산이 어떠한 순서로 나열되어 있는가?)을 단백질의 **일차구조**(primary structure)라고 한다. 아미노산배열은 아미노말단에서 카르복실말단을 향해 기재하도록 정해져 있다.

② **이차구조**

펩타이드는 똑바로 뻗은 형태로 존재하지 않고 여러 형태로 접혀 있다. 펩타이드결합은 어떤 결정된 범위에서 회전할 수 있으며 그에 따라서 산소원자와 수소원자가 입체적으로 가까이가면 수소결합이 생겨서 구조가 안정된다. 규칙적인 일련의 수소결합이 생기면 펩타이드는 나선구조가 되는데 이때 가장 많이 관찰되는 것이 **α나선**(alpha helix) 구조이다. α나선에서는 수소결합이 펩타이드사슬의 4번째마다 아미노산 사이에서 형성된다.

한편, 펩타이드사슬이 인접하여 배열된 상태에서 그 사슬 사이에 수소결합이 형성되면 **β구조**(beta pleated sheet)가 된다. α나선이나 β구조와 같은 구조를 단백질의 **이차구조**(secondary structure)라고 한다. 긴 폴리펩타이드의 어느 부분에서 어떠한 이차구조가 생기는가는 일차구조, 즉 아미노산배열에 따라 결정된다.

3

③ **삼차구조**

이차구조가 형성되면 폴리펩타이드가 접히기 때문에 가까이에 있는 아미노산뿐만 아니라 일차구조상 떨어진 곳에 있는 아미노산끼리 접근하는 경우도 있다. 앞에서 설명한 바와 같이 20종류의 아미노산은 각각 화학적 성질이 다른 곁사슬을 가지고 있다. 그 성질에 따라 접근한 아미노산 사이에 다양한 결합(SS결합[이황화결합],수소결합,소수성 상호작용,반데르발스 상호작용)이 생기는데, 이들 결합에 의해서 폴리펩타이드는 더 복잡한 입체구조로 접히게 된다. 이것을 단백질의 **삼차구조**(tertiary structure)라고 한다. 이와 같은 단계를 거쳐 최종적으로 단백질의 입체구조가 결정되는데, 그 바탕이 되는 것이 아미노배열(일차구조)이다.

또 아미노산의 곁사슬에는 친수성인 것과 소수성인 것이 있어서 펩타이드 중에서 소수성 곁사슬이 나열되어 있는 부분이 물에 접하지 않도록 하여 단백질 내부로 향하고 친수성 곁사슬 부분이 바깥쪽에서 물에 접하는 입체구조를 갖게 된다.

④ **사차구조**

단백질은 1개의 폴리펩타이드로 되어 있는 것과 여러 폴리펩타이드가 모여 생긴 것이 있다. 여러 폴리펩타이드로 이루어진 구조를 단백질의 **사차구조**(quaternary structure)라고 한다. 또 하나의 펩타이드로 되어 있는 부분을 서브유닛이라고 한다.

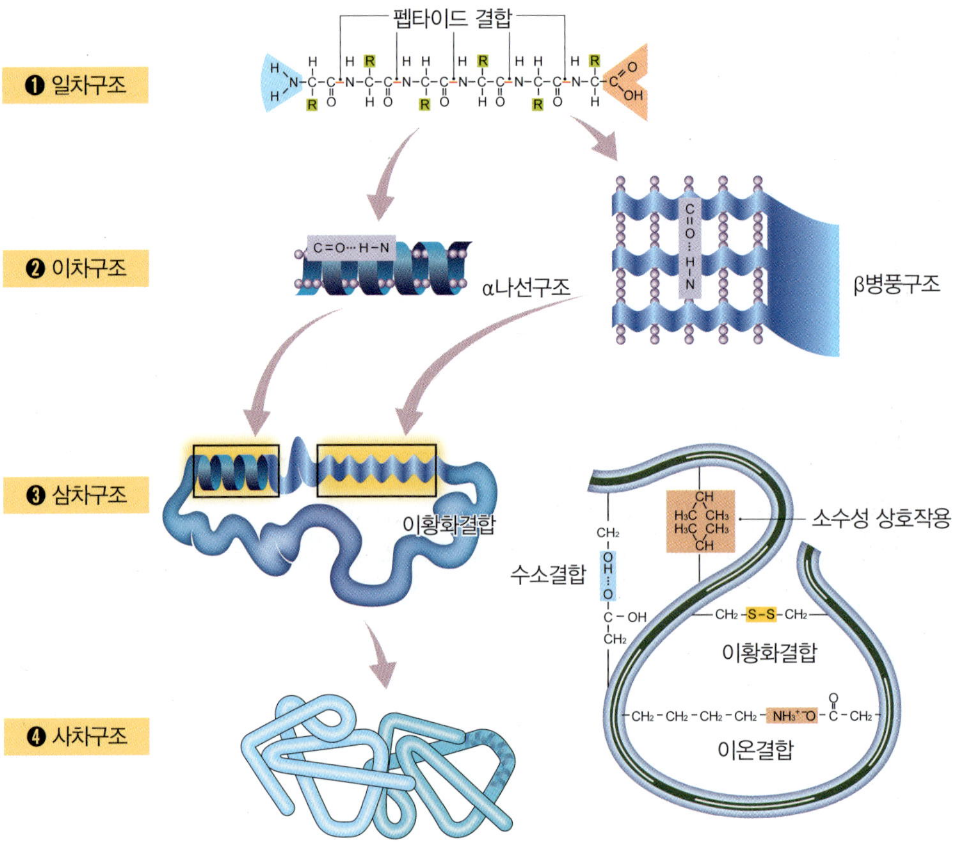

그림 3-15 단백질의 입체구조

⑤ **단백질의 변성**[5)]

단백질이 기능하기 위해서는 입체구조가 중요하다. 단백질은 열이나 pH의 변화 등에 따라 입체구조가 파괴되어 버리기도 하는데 이를 단백질의 **변성**(denaturation)이라고 한다. 변성이 일어나면 단백질은 정상적인 기능을 잃게 된다. 난백은 열을 가하면 단단해지는데 이는 난백 중의 단백질이 변성되었기 때문이다. 또 효소는 단백질로 되어 있어서 고온이 되면 입체구조가 파괴되어 활성을 잃게 된다(표 3-6).

5) 단백질의 변성 : 물리적 요인(가열, 건조, 교반, 압력, X선, 초음파, 진동, 동결 등)과 화학적 요인(산, 염기, 요소, 유기용매, 중금속, 계면활성제 등), 그리고 효소의 작용 등으로 원래의 성질을 잃어버리는 것.

표 3-6 생활에서 단백질 변성의 예

변성 요인	변성 현상	조리 예
열	응고	• 삶은 달걀, 사골국(콜라겐 변성으로 젤라틴 생성), 구운 고기
염	응고 또는 단백질 분자간 강한 결합	• 생선의 소금절임(생선 단백질의 소금에 의한 응고) • 두부 제조(콩 단백질의 간수 등 금속염에 의한 응고)
산	응고 또는 단백질 분자간 강한 결합	• 요구르트, 치즈 제조(우유 단백질인 카제인 응고) • 생선 조리 시 식초 첨가(액토미신이 액틴과 미오신으로 분리되어 미오신이 응집하여 모양 유지)
건조 · 냉동	단백질 분자간 강한 결합	• 어육 건조, 냉동된 어육류 해동 시 즙액이 나옴
교반	거품 형성 (단백질의 계면활성)	• 달걀 흰자 거품내기 • 휘핑크림, 아이스크림, 맥주거품 등
효소	응고	• 레닌에 의한 치즈 제조(카제인이 칼슘이온과 결합하여 응고되어 커드 형성)

3

해설

아미노산과 단백질의 전리

아미노산이 물에 녹으면 이온화하여 카르복실기와 아미노기가 각각 $-COO^-$와 $-NH_3^+$가 되어 산과 염기의 양쪽 성질을 나타내는데, 여기에 더해 결사슬도 전리한다. 이로 인해 아미노산이 어떤 pH에서 어떠한 전기적 성질을 나타내는가는 아미노산에 특이적이다. 예를 들어 중성 pH에서 아스파라긴산은 산으로 작용하고(**산성 아미노산**, 자신은 '음'으로 하전), 아르기닌은 염기로 작용한다(**염기성 아미노산**, 자신은 '양'으로 하전). 이처럼 아미노산은 특유의 전기적 성질을 띠게 되는데 이 성질은 단백질에서도 관찰된다(그림 3-16).

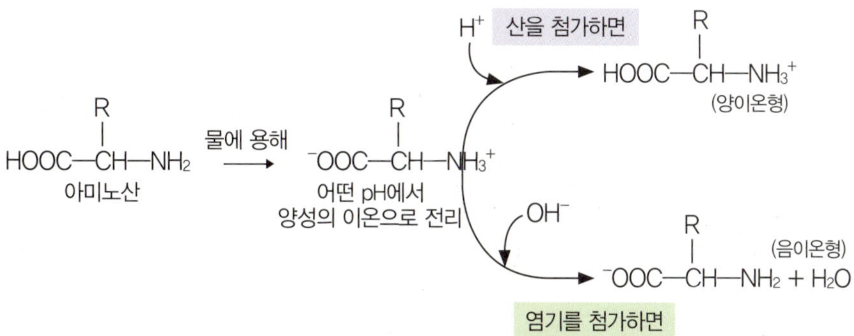

그림 3-16 아미노산의 전리

질환노트

- **프리온병**

프리온(prion)은 포유동물의 정상단백이지만, 유전자에 변이가 있으면 고차구조가 변하고 불용화(insolubilization)하여 세포나 조직, 특히 뇌세포에 침착하여 개체를 죽음에 이르게 한다. 그 예로 소의 BSE(광우병, bovine spongiform encephalopathy), 사람의 CJD(크로이츠펠트야콥병, Creutzfeldt-Jakob disease)가 있다. 비정상 프리온은 정상 프리온을 비정상적으로 바꾸기 때문에 BSE에 걸린 동물의 고기섭취나 CJD 환자의 조직이식으로 비정상 프리온이 체내로 들어오면 뇌의 정상 프리온을 비정상화시켜서 '감염'이 성립하여 뇌병증이 발병한다(그림 3-17).

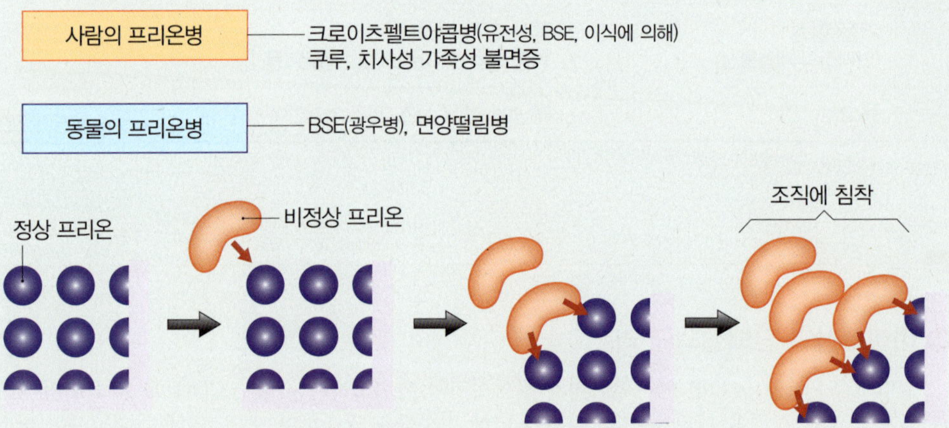

그림 3-17 **프리온병과 비정상 프리온의 증식기전**

6) 핵산

핵산(nucleic acid)이라는 명칭은 세포의 핵에서 발견된 산성 물질이라는 의미에서 붙여졌다. 핵산에는 **데옥시리보핵산**(deoxyribonucleic acid, DNA)과 **리보핵산**(ribonucleic acid, RNA)이 있다. 유전자의 본체인 DNA는 진핵생물에서는 핵 안에 보존되어 있고 유전자가 작용할 때 필요한 것이 RNA이다. DNA와 RNA는 모두 **뉴클레오타이드**(nucleotide)라는 화합물이 중합하여 이루어진다. 뉴클레오타이드는 유전 이외에도 중요한 기능을 하며 예를 들어 생체 내의 에너지운반체인 ATP도 뉴클레오타이드의 일종이다.

(1) 뉴클레오타이드

핵산의 기본단위를 뉴클레오타이드라고 하며 **염기**, **당**, **인산**의 3가지 성분으로 구성된다(그림 3-18). 일반적으로 '염기'는 산을 중화하여 염(salt)을 만드는 물질의 총칭으로 뉴클레오타이드에 대해 염기라고 할 때는 **퓨린**(purine)과 **피리미딘**(pyrimidine)이라는 화합물의 유도체를 가리킨다. 퓨린에는 **아데닌**(adenine, A)과 **구아닌**(guanine, G)이 있고, 피리미딘에는 **시토신**(cytosine, C), **티민**(thymine, T),

우라실(uracil, U)이 있다. 이 가운데 티민은 DNA, 우라실은 RNA에만 포함되는데, 그 밖의 염기는 DNA와 RNA 모두에 공통적으로 포함된다.

뉴클레오타이드에 포함되는 당에는 **리보스**(ribose)와 **데옥시리보스**(deoxyribose)의 2종류가 있다. DNA에는 데옥시리보스가, RNA에는 리보스가 포함되며 이것이 데옥시리보핵산(DNA)과 리보핵산(RNA)이라는 명칭의 유래가 된다. 데옥시(deoxy)는 산소가 없다는 의미로, 리보스 2' 위치의 히드록시기(OH)가 수소(H)로 되어 있다(표 3-7).

세 번째 성분인 인산은 강한 산으로 이 때문에 핵산은 산성물질이 된다. DNA와 RNA는 이 인산을 통해 뉴클레오타이드가 중합한 화합물이다.

한편, 뉴클레오타이드 단위가 단독으로 기능하는 화합물도 있다. **ATP**(아데노신삼인산, adenosine triphosphate)가 그 예인데, ATP는 생체 내에서 에너지를 운반하는 분자로 염기는 아데닌, 당은 리보스로 이루어지며 여기에 인산이 3개 결합한 화합물이다. 마찬가지로 인산이 2개 결합한 화합물은 **ADP**(아데노신이인산, adenosine diphosphate), 1개 결합한 것은 **AMP**(아데노신인산, adenosine monophosphate)라고 한다. AMP가 고리를 만든 고리형 AMP(cAMP)는 세포 내에서 신호를 전달하는 분자로서 기능한다(그림 3-19). 또 뉴클레오타이드는 다른 분자와 결합해서 A(CoA)나 NAD(nicotinamide adenine dinucleotide) 등의 보조효소를 만든다.

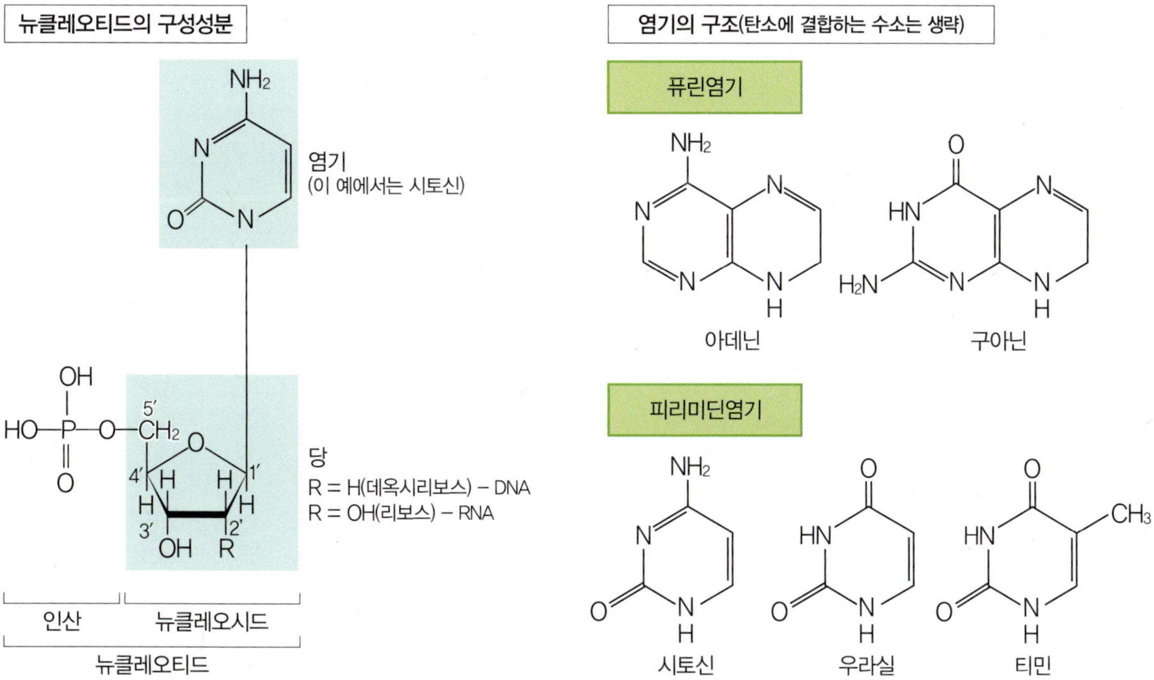

그림 3-18 뉴클레오타이드의 구조

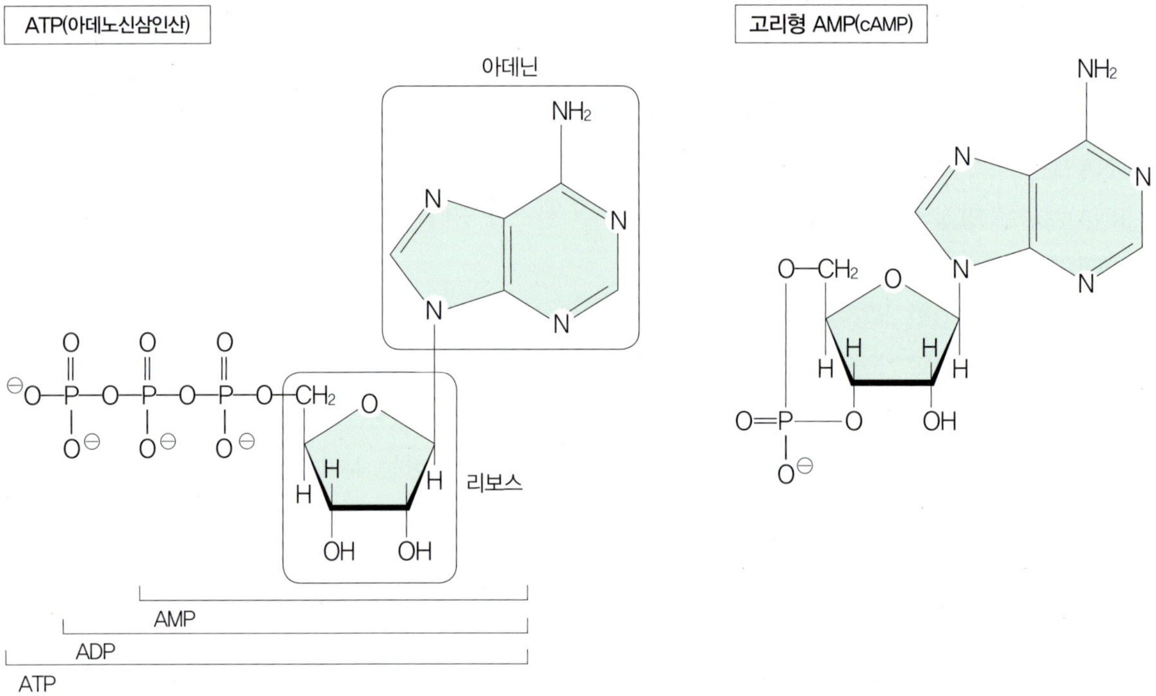

그림 3-19 ATP와 cAMP

ATP는 가수분해되어 ADP가 될 때 에너지를 방출한다.

표 3-7 뉴클레오타이드의 명칭

염기	뉴클레오시드*		뉴클레오타이드		
	당**	명칭	인산	이인산	삼인산
퓨린					
아데닌(A)	R	아데노신	아데닐산(AMP)	ADP	ATP
	D	데옥시아데노신	데옥시아데닐산(dAMP)	dADP	dATP
구아닌(G)	R	구아노신	구아닐산(GMP)	GDP	GTP
	D	데옥시구아노신	데옥시구아닐산(dGMP)	dGDP	dGTP
피리미딘					
시토신(C)	R	시티민	시티딜산(CMP)	CDP	CTP
	D	데옥시시티민	데옥시시티딜산(dCMP)	dCDP	dCTP
우라실(U)	R	우리딘	우라실산(UMP)	UDP	UTP
	D	데옥시우리딘	데옥시우라실산(dUMP)	dUDP	dUTP
티민(T)	D	(데옥시)티미딘	(데옥시)티미딜산(TMP)	TDP	TTP

* 뉴클레오시드(nucleoside)는 인산이 붙지 않은 뉴클레오타이드를 말한다.

** R : 리보스, D : 데옥시리보스

(2) DNA의 구조 (그림 3-20)

데옥시뉴클레오타이드의 당 3′에 다음 데옥시뉴클레오타이드의 당 5′가 인산을 하나 남긴 **인산디에스테르결합**(phosphodiester bond)으로 결합하고, 이 결합이 연달이 일어나서 다수의 뉴클레오타이드가 연결된 DNA분자가 만들어진다.

DNA분자는 뉴클레오타이드가 가진 염기의 차이, 즉 **염기배열**(base sequence)의 차이에 따라 달라진다. DNA 사슬은 이처럼 5′ → 3′이라는 방향성을 가지는데, 이 방향은 실제로 핵산이 합성되는 방향이기도 하다.

DNA는 2가닥이 1쌍이 된다. 이 경우 다른 하나의 DNA 사슬이 반대방향을 향해 염기 간이 **수소결합**(hydrogen bond)으로 결합하는데, **염기쌍**(base pair)은 A에 T, G에 C와 같이 법칙이 있다. 한쪽 사슬의 염기가 결정되면 다른 쪽 사슬의 염기도 결정되는 이러한 성질을 **염기쌍의 상보성**(complementarity)이라고 한다. 두 가닥 사슬 DNA는 오른쪽으로 더 꼬여 있다[**DNA의 이중나선구조**(double helix structure)]. DNA의 이러한 구조는 왓슨(Watson, 1928~)과 크릭(Crick, 1916~2004)에 의해 1953년에 발견되었다.

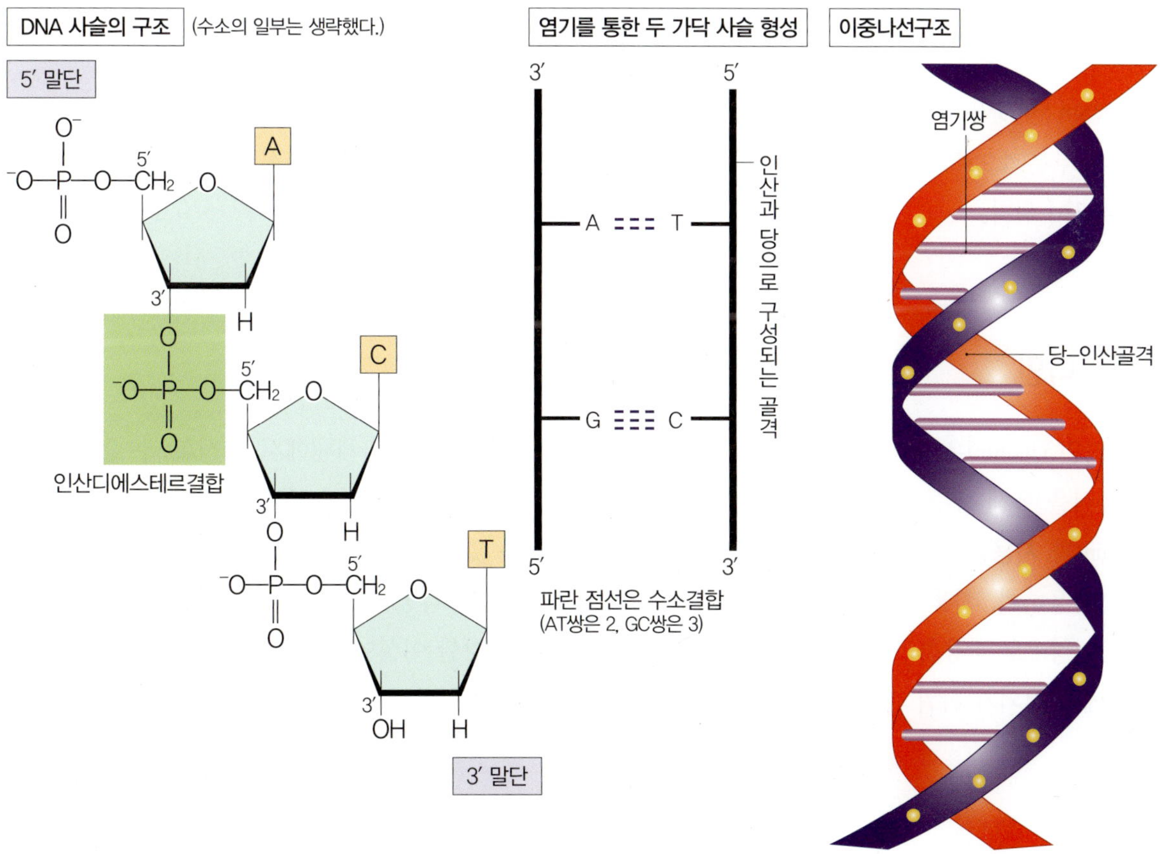

그림 3-20 DNA의 구조

염기쌍은 100℃의 가열이나 요소처리 등의 수소결합을 끊는 조건에서 파괴되어 DNA는 한 가닥 사슬이 되는데(**DNA의 변성**), 열을 식히면 재생되어 두 가닥 사슬로 되돌아온다(그림 3-21). 한 가닥 DNA가 상보적 염기배열로 수소결합하여 두 가닥이 되는 것을 **결합**(annealing) 혹은 **혼성화**(hybridization)라고 한다.

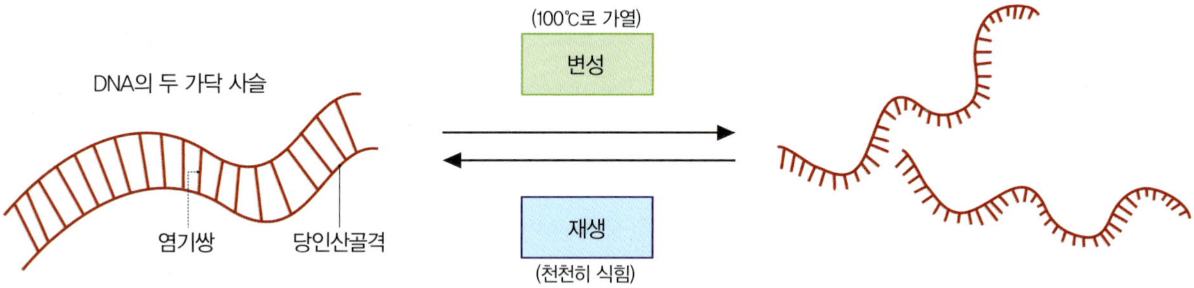

그림 3-21 DNA의 변성

(3) RNA의 구조

RNA는 DNA와 유사한 분자이나 기본적으로 한 가닥 사슬이다. 다만, 분자 내의 상보적인 영역에서 부분적으로 두 가닥 사슬이 되는 경우가 많다. RNA는 염기로 티민 대신 **우라실**(U)이 사용되어 UA쌍이 된다.

7) 비타민

비타민(vitamin)은 동물의 대사나 각종 생리기능에 필요한 물질로, 체내에서 합성할 수 없기 때문에 음식을 통해 흡수해야 하는 소분자의 유기화합물을 가리킨다. 비타민은 **수용성 비타민**(water soluble vitamin)과 **지용성 비타민**(fat soluble vitamine)으로 분류할 수 있다. 수용성 비타민의 대부분은 보조효소로서 작용하며, 지용성 비타민은 혈액응고, 시각, 칼슘흡수 등 각종 중요한 기능을 가지고 있다. 비타민은 미량으로 작용하므로 그 필요량은 적지만, 결핍되면 다양한 이상이 발생한다. 또 지용성 비타민은 체내에 축적되기 쉬워 과잉으로 섭취하면 중독을 일으킬 우려가 있다(표 3-8).

표 3-8 비타민과 그 기능

종류		주요 기능	결핍증*
수용성 비타민	비타민 B_1	피루빈산탈수소효소 복합체 등의 보조효소가 된다.	각기병
	비타민 B_2	산화환원효소의 보조효소(FDA, FMN 등)가 된다.	구내염
	비타민 B_6	아미노산대사효소의 보조효소가 된다.	
	비타민 B_{12}	메틸기 전이반응 등의 보조효소가 된다.	악성빈혈
	나이아신	산화환원효소(특히 탈수소효소)의 보조효소(NAD, NADP)가 된다.	펠라그라
	판토텐산	지방산대사 등의 보조효소(CoA)가 된다.	
	비오틴	탄산고정반응의 보조효소가 된다.	
	엽산	메틸기 등 전이반응의 보조효소가 된다.	빈혈
	비타민 C	콜라겐 합성에 필요하며 항산화작용이 있다.	괴혈병
지용성 비타민	비타민 A	망막의 로돕신(빛을 수용하는 물질) 성분	야맹증
	비타민 D	칼슘의 흡수 및 대사에 필요	구루병(성인에서는 골연화증)
	비타민 E	항산화작용(특히 지질의 과산화를 방지)	
	비타민 K	혈액응고에 관여	신생아에서는 출혈경향

* 공란의 비타민은 대부분의 음식물에 함유되어 있으며 보통은 사람에게서 결핍증을 일으키지 않는다. 장내세균이 합성하여 인체에 공급하고 있는 것도 있다.

FAD : flavin adenine dinucleotide, FMN : flavin mononucleotide, NAD : nicotinamide adenine dinucleotide, NADP : nicotinamide adenine dinucleotide phosphate,

CoA : coenzyme A

확인학습

01. 이온결합에 대한 설명으로 가장 올바른 것은?

① 물로부터 해리되지 않는다.
② 항상 같은 원소 사이에서 일어난다.
③ 전자쌍을 공유한다.
④ 전자를 잃거나 얻는다.

02. 공유결합이 형성되면 (   ).

① 양성자가 한 원자에서 다른 원자로 이동한다.
② 이온이 형성된다.
③ 두 원자가 하나 이상의 전자쌍을 공유한다.
④ 한 원자가 하나 이상의 전자를 다른 원자에게 넘겨준다.

03. 물에서 수소결합의 형성은 어디에서 일어나는가?

① 두 개의 수소 원자 사이
② 두 개의 산소 원자 사이
③ 다른 물 분자의 두 양성지역 사이
④ 한 물 분자의 수소와 다른 물 분자의 산소 사이

04. 물의 성질에 대한 설명으로 옳지 않은 것은?

① 물을 가열하면 수소결합이 끊어지며, 물을 식히면 수소결합이 더 생성된다.
② 식물이 물을 끌어 올릴 수 있는 원동력 중의 하나는 물의 응집력이다.
③ 수소는 음전하를 띠고 산소는 양전하를 띤다.
④ 물은 극성이 있다.

05. 다음 중 어느 기가 산으로 작용하는가?

① carbonyl ② amino
③ hydroxyl ④ carboxyl

06. 생물계 유기분자의 골격을 구성하는 주요 원소는?

① C ② H
③ O ④ N

07. 물은 왜 훌륭한 용매인가?

① 물 분자끼리 수소결합 형성
② 비열이 높고 기화열이 커서
③ 극성 분자로서 용질(이온) 주변을 둘러싸서 용해시킴
④ 이온과 이온결합, 극성 분자와 수소결합을 형성

08. 수용성 단백질의 3차 구조에서 소수성 아미노산 R기는 어디에서 볼 수 있는가?

① 폴리펩티드사슬의 양 끝 ② 물 쪽을 향한 외부
③ 다른 R기와 공유결합된 곳 ④ 물과 떨어진 내부

09. 다음 중 단백질 성분으로 이루어지지 <u>않은</u> 것은?

① 효소 ② 헤모글로빈
③ 항체 ④ 콜레스테롤

10. 탄화수소가 물에 녹지 않는 이유는?

① 탄소골격을 둘러싼 C-H 결합이 에너지를 포함하고 있기 때문에
② 수용성이기 때문에
③ C-H 결합이 극성을 띠지 않기 때문에
④ 물보다 가볍기 때문에

11. 포도당은 설탕, 셀룰로오스, 녹말과 어떠한 점에서 다른가?

① 탄수화물이다. ② 나머지는 다당류이다.
③ 단당류이다. ④ 크다.

12. 가수분해반응에서는 ( ). 그리고 이 과정에서 물은 ( ).

① 중합체가 분해되어 단량체를 형성한다, 생성된다
② 단량체가 분해되어 중합체를 형성한다, 생성된다
③ 단량체가 연결되어 중합체를 형성한다, 소모된다
④ 중합체가 분해되어 단량체가 된다, 소모된다

13. 섬유소는 여러개의 ( )(으)로 이루어진 ( )이다.

① 단량체, 폴리펩티드 ② 지방산, 탄수화물
③ 포도당 분자, 중합체 ④ 아미노산, 단백질

14. pH 4 용액은 같은 양의 pH 6 용액보다 ( )배 H+이 많다.

15. 불포화지방은 어떠한 탄소골격을 가지는가?

① 단일결합만 있다.
② 이중결합이 없다.
③ 수소들이 최대로 많이 존재한 형태
④ 하나 이상의 이중결합

16. 콜레스테롤에 대한 설명으로 옳지 않은 것은?

① 생체 내에서 성호르몬을 만드는데 사용된다.
② 지방과 구조나 기능이 유사하다.
③ 4개의 고리 구조가 연결된 형태의 탄소 원자 골격을 가지고 있다.
④ 스테로이드 중에서 가장 잘 알려진 물질이다

17. 다음 중 다당류(polysaccharide)에 대한 설명으로 옳지 않은 것은?

① 글리코겐, 녹말, 셀룰로오스, 키틴 등이 여기에 속한다.
② 글리코겐 대부분은 간이나 근육에 저장한다.
③ 다당류는 세포가 당을 필요로 할 때 분해해서 사용할 수 있다.
④ 단당류를 가수합성하여 연결시킨 중합체가 다당류이다.

18. 췌장의 amylase효소는 식품의 전분에 붙어서 전분을 이당류로 분해할 수 있지만 cellulose를 왜 분해할 수 없는가?

① cellulose분자는 너무나 크다.
② cellulose는 일종의 지방으로 전분처럼 탄수화물이 아니다.
③ cellulose에 있는 당사이의 결합이 전분보다 훨씬 강하다.
④ 전분은 포도당으로 만들어지고 cellulose는 다른 당으로 만들어진다.

19. 다음 중 수소결합에 대한 설명으로 옳지 않은 것은?

① 수소원자는 양전하를 산소원자는 음전하를 띤다.
② 수소결합은 핵산이나 단백질과 같은 큰 분자들의 3차원적 구조를 결정하는 데 매우 중요하다.
③ 수소결합은 알파나선 단백질에 다량 존재한다.
④ 수소결합은 공유결합보다 결합력이 강하다.

20. glucose 분자가 모여 starch(전분)가 되는 것처럼 다음 설명 중 옳은 것은?

① steroid가 모여 지방산이 된다.
② protein이 모여 아미노산이 된다.
③ nucleic acid가 모여 polypeptide가 된다.
④ nucleotide가 모여 nucleic acid가 된다.

CHAPTER

04 영양과 물질 대사

1. 영양의 섭취

1) 영양소

생물은 외부로부터 각종 물질을 흡수하고 세포성분을 합성하면서 생명을 유지하는데, 이들 활동에는 에너지가 필요하다. 소재 합성과 에너지 획득, 이것이 생물이 영양을 필요로 하는 이유이다.

생물이 대사하여 생존하기 위해 외부로부터 섭취하는 물질을 **영양소**(nutrient)라고 한다. 주요 영양소에는 **당질**, **지질**, **단백질**의 **3대 영양소**가 있는데, 당질과 지질은 주로 에너지를 얻기 위해 이용되고 일부가 세포의 소재(세포막, 뉴클레오티드 등) 합성이나 조절(호르몬, 조절인자 등)에 이용된다. 단백질은 체내의 단백질 합성이나 질소화합물을 만들기 위해 이용된다. **무기염류**(미네랄이라고도 한다)나 **비타민** 등은 소량만 섭취해도 되기 때문에 **미량영양소**라고 불리며, 대사조절이나 세포기능 조절에 효과적이다.

식물은 소화기관이 없기 때문에 영양소는 무기염류에 한정된다. 영양소는 아니지만 물과 산소(식물에서는 이산화탄소나 빛)는 생명유지에 필수이며 충분히 섭취되어야 한다(그림 4-1).

영양소
- 3대 영양소 – 당질, 지질, 단백질
- 미량영양소 – 무기염류(미네랄), 비타민

기타
- 물, 산소, 기타

그림 4-1 사람이 체내로 흡수하는 물질

해설

독립영양생물과 종속영양생물

탄소원으로서의 유기물을 이산화탄소에서 만드는 생물을 **독립영양생물**(autotroph)이라고 하고, 광합성을 하는 식물이나 남조류, 일부 세균이 포함된다. 이에 비해 유기화합물을 음식이나 먹이로 섭취하는 생물을 **종속영양생물**(heterotroph)이라고 하며 동물, 원생동물, 균류, 대부분의 세균이 포함된다(그림 4-2).

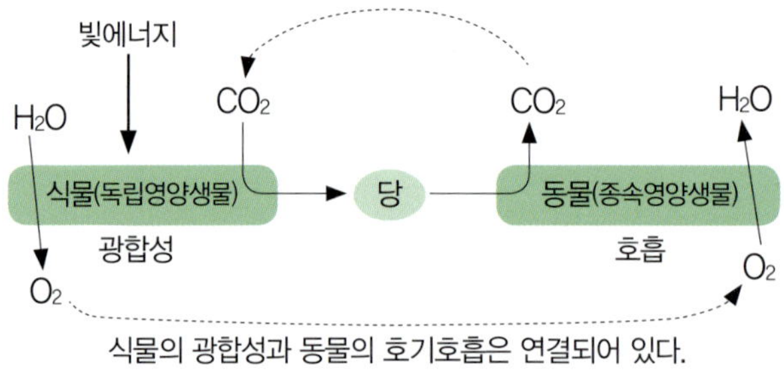

그림 4-2 식물과 동물의 관계

2) 영양소의 소화

음식물로 섭취하는 것은 대부분 고분자이기 때문에 영양소가 흡수되기 쉽도록 소화기관에 있는 효소로 고분자를 분해하여 **소화**(digestion)할 필요가 있다(그림 4-3).

(1) 단백질의 소화

단백질은 **위액**(gastric juice)에 있는 **펩신**(pepsin)에 의해 비교적 긴 펩티드로 분해되며 샘창자(십이지장)에서는 이자액 중의 **트립신**(trypsin)이나 **키모트립신**(chymotrypsin) 등에 의해 짧은 펩티드가 된다. 펩티드는 작은창자의 각종 **펩티드분해효소**(peptidase)에 의해 1~3개의 아미노산으로 분해된다.

(2) 당질의 소화

사람은 당질의 대부분을 전분(starch; 곡류에 많음)이라는 글루코스(glucose)의 고분자로 섭취한다. 이 전분은 입에서 **타액 아밀레이스**(amylase)에 의해 적당한 크기로 절단된다. 샘창자에서는 이자 아밀레이스에 의해 **말토스**(맥아당, maltose)를 생성하고 작은창자에서는 말토스가 **말테이스**(maltase)에 의해 글루코스로 절단된다. 수크로스(설탕, sucrose), 락토스(젖당, lactose)도 각각 특이적인 효소에 의해 단당으로 절단된다.

(3) 지질의 소화

중성지방(neutral fat)은 샘창자 및 작은창자에서 **라이페이스**(lipase)에 의해 지방산이 글리세롤에서 분리되는데, **쓸개즙**(bile)이 지방을 분산시켜 소화를 돕는다. 분해된 중성지방은 작은창자의 세포에서 다시 중성지방으로 조립되어 림프관에 들어간 후 혈중으로 이행한다(세포에서 다시 소화된다). 몇몇 종류의 지방산(리놀산, 리놀레인산, DHA 등)은 체내에서 합성할 수 없기 때문에 영양소로 섭취해야 하는 **필수지방산**(essential fatty acid)이다.

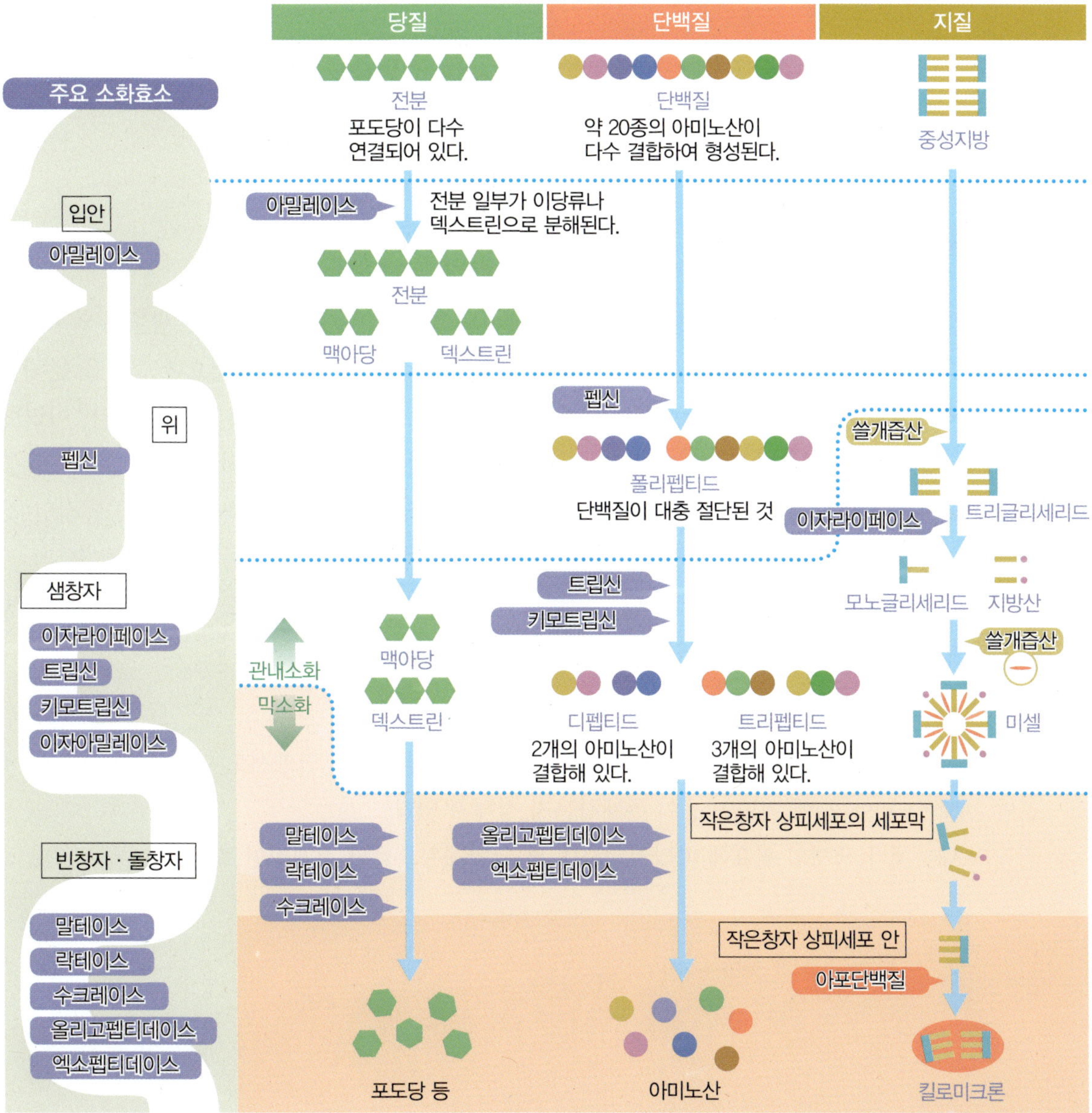

그림 4-3 각종 영양소의 소화

질환노트

- **혈중콜레스테롤**

지질–지질단백질 입자로 비중이 낮은 LDL(저밀도지질단백질, low density lipoprotein)은 간의 콜레스테롤을 조직으로 운반하고, 비중이 높은 HDL(고밀도지질단백질, high density lipoprotein)은 콜레스테롤을 간으로 되돌리는 작용이 있다. 이것이 LDL 콜레스테롤이 '나쁜 콜레스테롤'이라고 불리는 이유이다.

2. 물질대사

1) 물질대사의 특징

생물의 특징인 어떤 질서, 어떤 구조를 유지하기 위해서는 항상 에너지가 필요하다. 생물은 외부로부터 에너지를 얻어 운동 등에 이용함과 동시에 생체에 필요한 물질을 합성하고 불필요한 물질을 분해하는 질서를 이행하고 있다. 이는 생체 내에서 수많은 화학반응이 조직화됨으로써 실현되고 있다. 이러한 생체 내에서의 화학반응 전체를 **대사**(metabolism)라고 한다. 그리고 대사가 진행되어 가는 일련의 반응을 대사경로(metabolic pathway)라고 한다(그림 4–4). 다른 생물에서도 기본적인 대사경로는 공통적인 것이 많다. 이 사실은 생물이 공통의 조상을 갖는다는 사실을 시사한다.

생체 내의 화학반응 또한 실험관 내에서의 화학반응과 마찬가지로 같은 원리로 진행된다. 그러나 생체 내에서의 반응에는 몇 가지 특징이 있다.

① 각각의 반응은 효소라고 하는 단백질로 된 촉매에 의해 진행된다.

② 각 대사계에 의해서 존재하는 기관 등이 결정된다. 또 하나의 세포 안에서도 어떤 구획(세포질, 세포막, 미토콘드리아 등)에 어떤 반응이 존재하는지 정해져 있다.

③ 각각의 대사계가 생체의 필요에 따라서 촉진되거나 억제됨으로써 전체적인 조화를 이루고 있다.

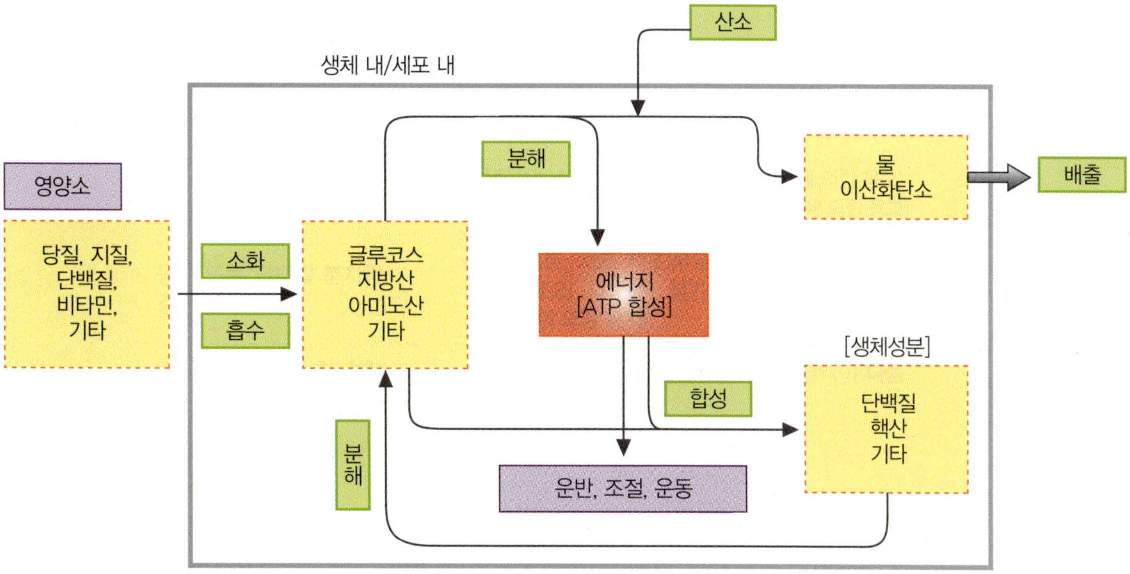

그림 4-4 영양과 물질대사의 전체상

2) 이화작용과 동화작용

동물은 음식물을 분해해서 운동 등에 필요한 에너지를 얻는 동시에 분해로 인해 발생한 작은 분자를 재료로 하여 자신의 몸에 필요한 분자(생체분자)를 합성한다. 음식물 중의 고분자를 저분자로 분해하는 과정을 **이화작용**(catabolism)이라고 하고, 재료가 되는 저분자에서 복잡한 생체분자를 합성하는 과정을 **동화작용**(anabolism)이라고 한다(그림 4-5).

이화작용에는 에너지를 방출하는 과정이 포함되므로 음식물을 분해한다는 것은 에너지를 얻는다는 의미와 생체분자의 합성 재료를 얻는다는 2가지의 의미가 있다.

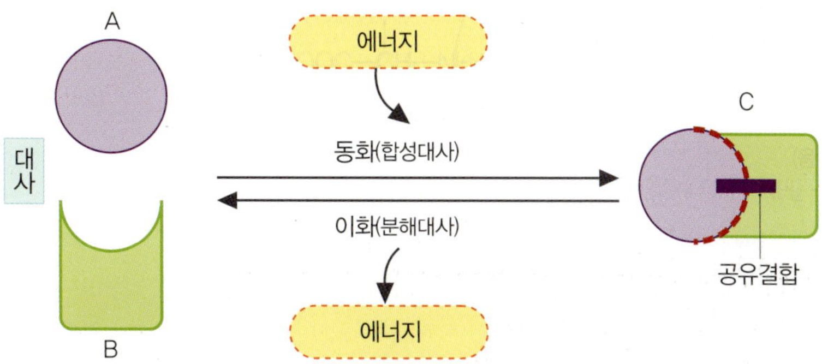

그림 4-5 이화작용과 동화작용

해설

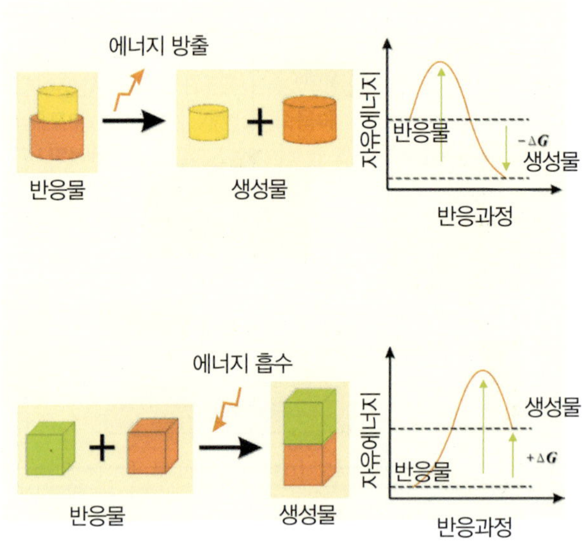

그림 4-6 **발열반응(이화작용)과 흡열반응(동화작용)**

3) 화학반응에서 에너지의 흐름

생체분자의 합성에는 **에너지**가 필요하다. 식물에서는 광합성을 통해 이산화탄소와 물로부터 글루코스가 합성된다. 즉 글루코스에는 빛에너지가 흡수되고 있으며 에너지는 공유결합으로 축적된다.

반대로 이화에 의해 공유결합이 끊기면 에너지는 방출된다. 세포 내에서는 이 에너지가 열이 되어 도망가는 경우도 있는데, 반응에 따라서는 ATP가 합성된다. 중요한 것은 에너지를 추출하기 위한 물질은 수소가 결합되어 있는 것이어야 한다(아래의 '**해설**' 참조).

그림 4-7은 이당류인 수크로스(sucrose)가 가수분해(dydrolysis) 되어 두 개의 단당류인 포도당과 과당(fructose)으로 분해되는 것을 도식화하였다. 수크레이스(sucrase, 설탕분해효소)가 이 반응을 촉매한다

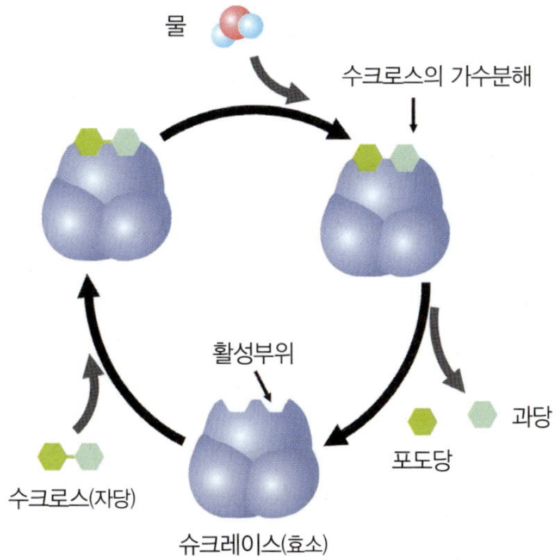

그림 4-7 **효소와 효소반응 동안 생성되는 중간화합물**

해설

산화와 에너지

일반적으로 산소와의 결합을 **산화**(oxidation), 수소와의 결합 혹은 산소의 해리를 **환원**(reduction)이라고 하며, 산화와 환원은 반드시 쌍으로 일어난다(산소와 수소에서 물이 생기는 경우 수소는 산화되고 산소는 환원된다). 화학적으로는 전자를 얻는 것을 환원으로 정의하는데, 전자를 얼마만큼 받기 쉬운가는 물질에 따라 달라지며, 전자는 더 얻기 쉬운 쪽으로 이동한다. 산소는 전자를 받기 쉽고 수소는 분리하기 쉬우므로 수소를 많이 가지는 화합물일수록 많은 에너지를 포함하게 된다. 도선을 전지에 연결하면 전류가 흘러(전자가 이동해서) 램프가 빛나는 등의 형태로 에너지를 방출하는데, 생체에서도 전자가 이동하면 에너지가 발생하며 그 양은 전위차에 비례한다.

4) 에너지의 화폐 : ATP

생명체가 가장 많이 이용하는 에너지 저장 형태는 ATP(아데노신삼인산, adenosine triphosphate)이다. ATP의 **인산-인산결합**에는 큰 에너지가 축적되어 있어서 ATP는 **고에너지물질**로 분류된다. ATP가 가수분해되어 인산을 1개 빼앗겨 ADP(아데노신이인산, adenosine diphosphate), 2개 빼앗겨 AMP(아데노신인산, adenosine monophosphate)가 되면서 에너지가 방출된다.

ATP는 에너지를 필요로 하는 부분으로 운반, 가수분해되어서 에너지를 방출하고 그것이 **물질합성, 운동, 능동수송, 조절, 발광**에 제공된다. 이와 같이 ATP는 생체에너지의 화폐와 같이 작용한다(그림 4-8).

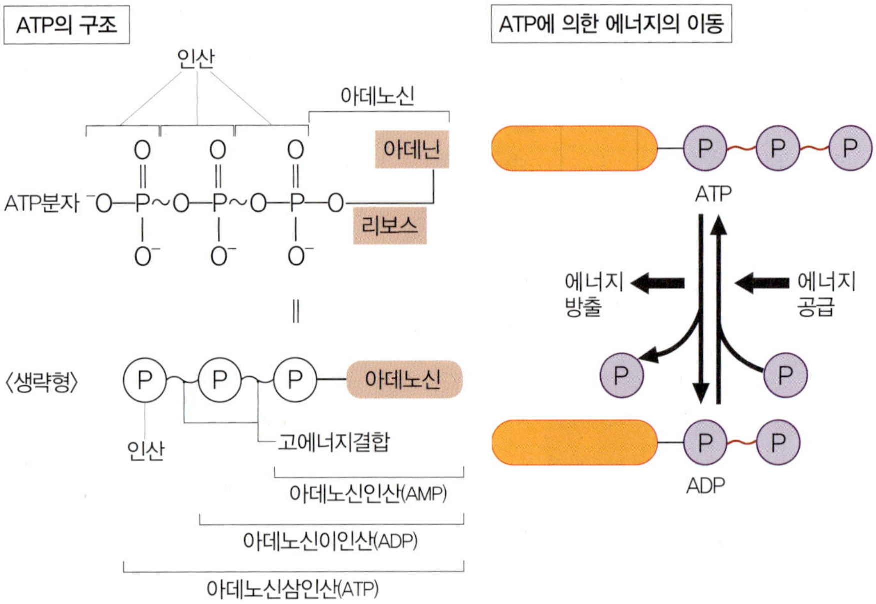

생성 에너지

물질	에너지 (kJ/몰)
크레아틴인산	43.0
ATP(ADP + Pi)	30.5
ATP(AMP + PPi)	45.6
아세틸 CoA	31.4

Pi : 무기인산
J : 줄

그림 4-8 ATP의 구조와 성질

해설

세포호흡은 자동차 엔진에서 휘발유 연료가 연소될 때와 마찬가지로 산소가 필요하다. 세포에서의 연료는 유기화합물(organic compound)이다. 따라서 세포호흡과 휘발유 연소는 모두 다음과 같이 나타낼 수 있다.

$$\text{유기화합물} + O_2 \rightarrow CO_2 + H_2O + \text{에너지}$$

아래와 같이 에너지 전환효율은 세포호흡(40%)이 자동차의 휘발유 연소(약 25%)보다 더 크다.

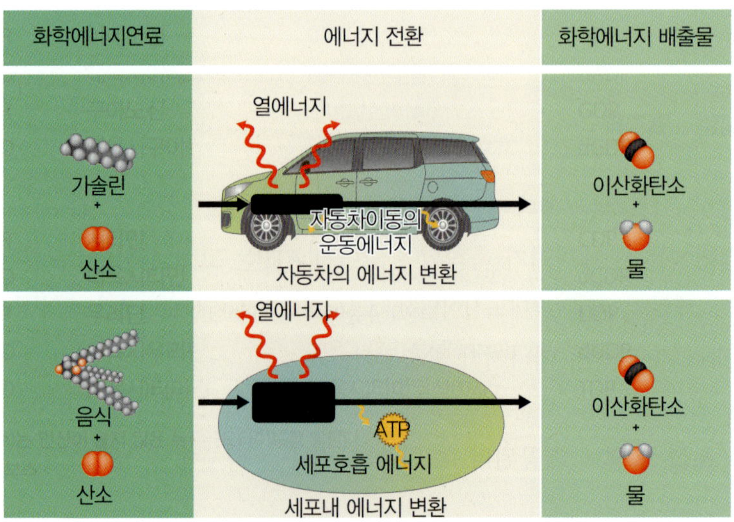

3. 효소

1) 효소의 성질과 종류

생물은 체온이나 실온이라는 온화한 조건에서 대사를 행해야 하며 대부분의 대사에는 **효소**(enzyme)라는 **단백질 촉매**의 존재를 빼놓을 수 없다. 여기서 **촉매**(catalyst)란 반응 시작에 필요한 활성화 에너지를 줄여서 반응을 일으키기 쉽게 하는 것으로, 반응 전후에는 변화시키지 않아 반응의 평형이나 방향에는 영향을 미치지 않는다(그림 4-9, 4-10).

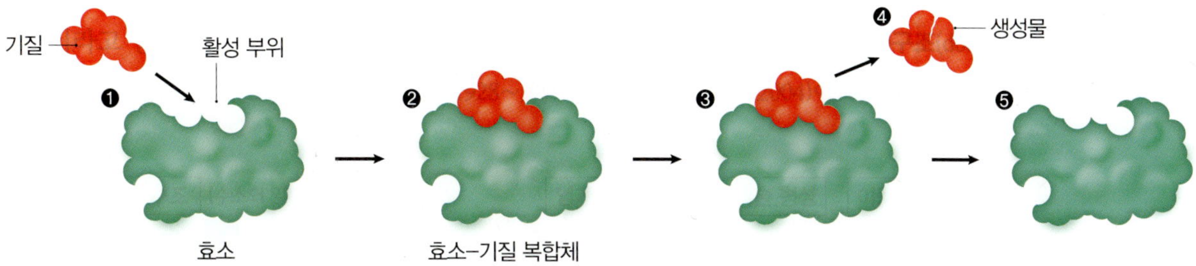

그림 4-9 **효소의 성질**

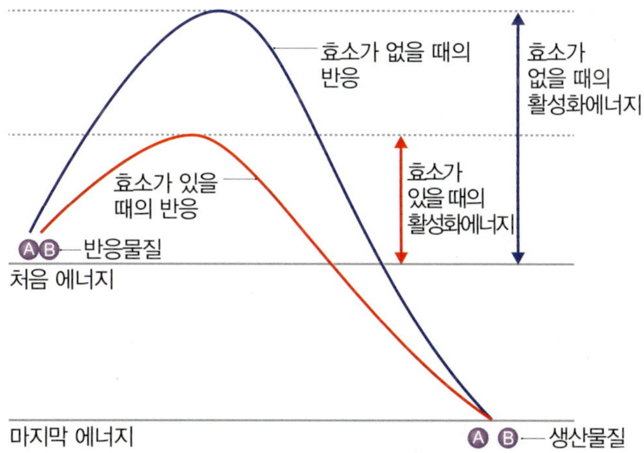

그림 4-10 **효소의 촉매작용**

효소는 금속 촉매와 달리 관여하는 반응이 결정되어 있으며 관여하는 물질(**기질**)도 특이성이 있다(**기질 특이성**, substrate specificity). 이로 인해 효소의 종류는 상당히 다양하다. 화학반응은 고온일수록 잘 진행하지만, 효소단백질은 고온에서 활성을 잃어버리기 때문에 보통은 체온이나 생육온도가 최적온도가 된다.

반응이 진행할 때 우선 기질이 효소의 활성중심(active center)에 결합하고 그 후 구조변화가 일어나서 반응이 진행되어 반응생성물이 생성되고 효소에서 멀어진다.

효소는 촉매하는 반응의 형식에 따라 가수분해효소, 전이효소, 산화환원효소, 이성질화효소, 합성효소, 제거부가효소로 나뉜다(**표 4-1**).

효소의 저해제로는 기질과 유사한 구조로 효소의 활성부위를 두고 기질과 경쟁하는 경쟁적 저해제와 효소의 활성부위와 결합하지 않고 활성부위가 아닌 다른 부위에 결합하여 효소의 구조를 변형시켜 활성부위와 기질이 반응하지 못하게 하는 비경쟁적 저해제가 있다.

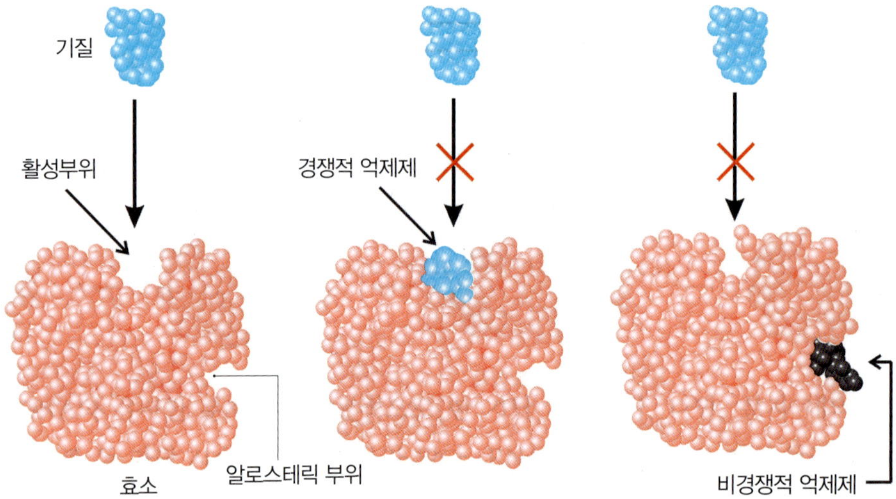

그림 4-11 효소의 경쟁적 억제와 비경쟁적 억제기능

표 4-1 효소의 촉매반응 형식

분류	반응 개요	효소 예
가수분해효소	물을 첨가하여 물질을 분해하는 효소	소화효소, ATPase
전이효소	기질의 작용기를 다른분자에옮겨주는효소	크레아틴키네이즈
산화환원효소	H나 O의 원자 또는 전자를다른 분자에 전달하여 산화환원 반응을 촉진하는 효소	탈수소효소, oxidase
이성질화효소	기질의 원자구조를 바꾸어 성질이 다른 분자로 만드는 효소	6탄당인산 이성질화효소
합성효소	ATP를 소모하여 두개의 분자를연결	DNA ligase
제거부가효소	기질로부터 가수분해에 의하지 않고 어떤 기(-COOH, -OH)를 떼어 내거나 첨가해주는 효소	피루브산 탈탄산효소

2) 효소활성에 영향을 미치는 인자

효소가 촉매로 작용하는 힘을 **효소활성**(enzymic activity)이라고 한다. 효소활성은 온도, pH, 염에 의해 영향을 받는다.

(1) 온도

화학반응의 속도는 온도가 높을수록 커진다. 효소의 활성도 온도가 높아지면 점차 높아지는데, 일정 온도를 넘으면 반대로 활성이 저하되어 간다. 효소는 단백질로 되어 있기 때문에 온도가 높아지면 입체구조가 파괴되어(**변성**) 촉매로써의 기능이 불가능해진다. 효소활성이 가장 높아지는 온도를 **최적 온도**(optimum temperature)라고 한다. 사람 등 항온동물의 효소에서는 체온과 가까운 30℃에서 40℃ 부근이 최적온도인 경우가 많다. 온천 등 고온의 장소에 생식하는 고세균(호열균) 종류에는 90℃ 이상의 온도에서도 활성을 잃지 않는 효소를 가지고 있는 것이 있다(그림 4-12).

(2) pH

각각의 효소에는 최대의 활성을 나타내는 pH가 있으며 이를 **최적 pH**(optimum pH)라고 한다. 보통은 5에서 9 사이에 있는 경우가 많은데 예외도 있으며 강산성인 위액 중에서 작용하는 펩신은 최적 pH가 약 2이다. pH에 따라서 활성이 영향을 받는 것은 효소와 기질의 경우 활성에 관여하는 효소의 아미노산 곁사슬의 전하 상태, 효소의 입체구조 등이 변하기 때문이다(그림 4-13).

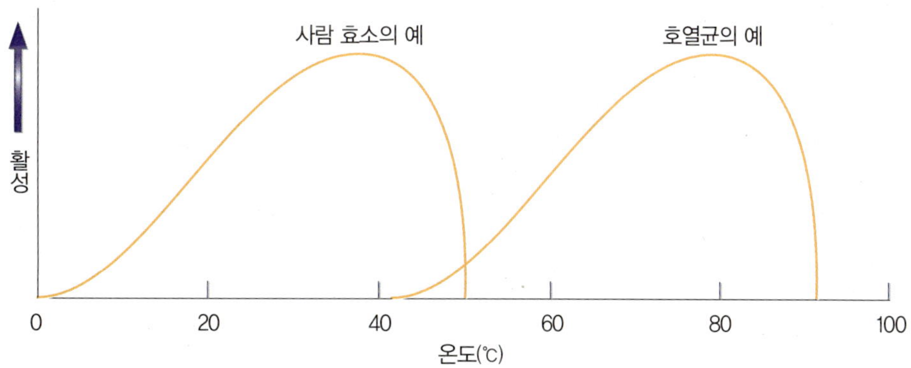

그림 4-12 **온도에 따른 효소활성의 변화**

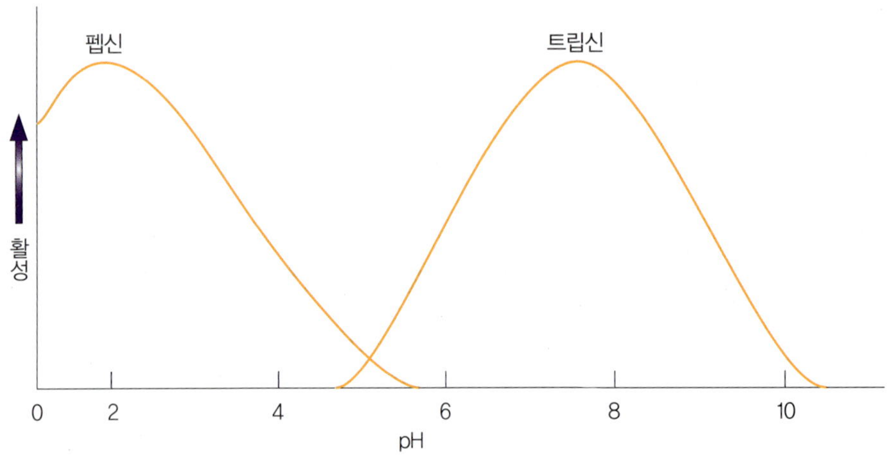

그림 4-13 pH에 따른 효소활성의 변화

(3) 염

염(salt)의 농도도 효소의 활성에 영향을 미친다. 염 이온은 단백질의 구조를 유지하는 화학결합을 방해하므로 염 농도가 높아지면 효소의 활성이 감소한다.

3) 효소의 조절 (그림 4-14)

(1) 반응생성물에 의한 조절

A → B, B → C와 같은 반응에 각각 a와 b라는 효소가 관여하는 반응으로, C가 대사의 맨 처음에 관여하는 효소 a를 억제하는 경우 이를 **되먹임억제**(feedback inhibition)라고 하고 물질 C의 과잉생성을 방지할 수 있다.

어떤 물질이 활성중심 이외의 장소(**알로스테릭부위**, allosteric activator)에 결합하여 활성중심의 구조가 변화하여 효소반응이 조절되는 경우 그 효소를 **알로스테릭효소**(allosteric enzyme)라고 한다. 효소는 아니지만, **헤모글로빈**(hemoglobin)에 산소 1개가 결합하면 산소가 더 결합하기 쉬워지는 현상도 동일한 기전으로 설명할 수 있다.

(2) 한정분해와 부가에 의한 조절

효소 중에는 불활성 상태에서 합성되어 필요할 때 펩티드 고리 일부가 **한정분해**되어 활성형이 되는 것이 있는데, 소화효소(키모트립시노겐에서 키모트립신으로 활성화)나 **혈액응고인자**(프로트롬빈에서 트롬빈으로 활성화) 등의 가수분해효소에서 그 예가 관찰된다.

단백질인산화효소(protein kinase)가 효소를 인산화함으로써 활성화형으로 변화시키는 기전도 있다. 인산 이외에도 각종 활성화 요인이 있는데 이러한 기전에는 활성화 요인의 부가나 제거라는 신속한 반응이 관여하기 때문에 기동적인 활성조절이 가능해진다.

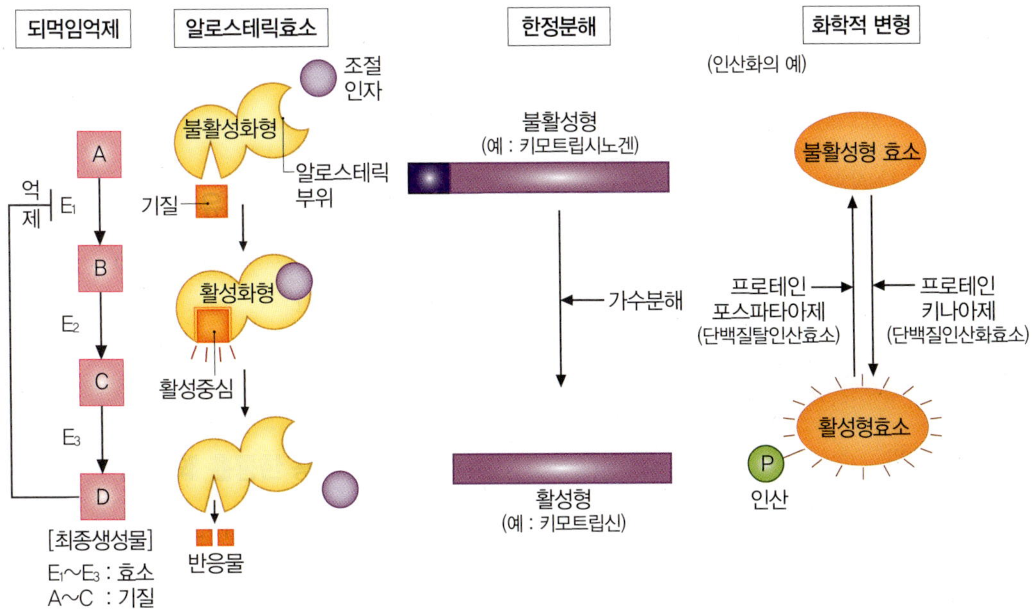

그림 4-14 **효소활성의 조절**

4) 보조효소와 비타민

효소반응에 기질과는 다른 유기물이 필요한 경우 이들을 보조효소(coenzyme)라고 한다. 보조효소는 기질의 원자(단)와 결합하여 운반하는 성질이 있는데, 운반하는 원자단에 따라 몇 가지 종류가 있다.

NAD^+나 NADP(nicotinamide adenine dinucleotide phosphate), FMN(flavin mononucleotide)이나 FAD (flavin adenine dinucleotide)는 산화환원반응에 관여하며 수소를 주고 받는다. 예를 들면 탈수소효소 (dehydrogenase)에 의해 NAD^+는 환원되고, 수소(+전자)를 2개 받아들여 NADH + H^+가 되고 산화되어 원래대로 돌아온다(그림 4-15).

보조효소 A(CoA)는 아세틸기의 전이에 관여한다. 이들 보조효소는 B군의 수용성 비타민이 활성형이 된 것이다(표 4-2).

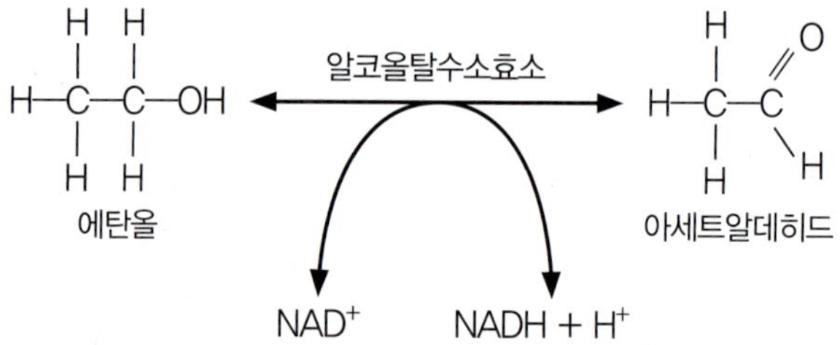

그림 4-15 수소를 운반하는 보조효소(NAD^+ · NADH의 예)

알코올탈수소효소는 양쪽 반응에 관여한다.
NAD : nicotinamide adenine dinucleotide
(NAD는 전자가 부족한 상태이며 NAD^+로 나타낸다. 여기에 전자 2개와 수소 1개가 결합하여 NADH가 되고, 나머지 수소는 전자를 빼앗겨 수소이온이 된다.)

표 4-2 보조효소가 되는 비타민

종류	상당하는 보조효소	효소반응	결핍증
비타민B_1(티아민)	티아민, 피로인산	탈탄소	각기병
비타민 B_2(리보플라빈)	플라빈뉴클레오티드(FHN, FAD)	산화환원, 탈수소	구내염
니코틴산(나이아신)	피리딘뉴클레오티드(NAD, NADP)	산화환원, 탈수소	펠라그라
판토텐산	코엔자임 A	아실 CoA 합성, 지방산 합성	
비타민 B_6(피리독신)	피리독살인산	아미노기 전이, 아미노산의 탈탄산	
엽산	테트라히드로엽산(THF, THFA)	핵산염기 합성	빈혈
비타민 B_{12}	코발라민	카르복시기 전이	악성빈혈
비타민 H	비오틴	탄산기 관련 반응	

4. 에너지대사

1) 에너지대사란?

생체 내의 대사 가운데 ATP의 합성과정에 관여하는 것을 **에너지대사**(energy metabolism)라고 하며 다양한 생체물질의 합성이나 변환 등에 관한 것을 물질대사라고 한다. 다만, 이 2가지는 독립적인 것이 아니며 에너지대사계 일부가 생체물질 합성의 중요한 화합물을 공급한다. 에너지대사의 개략적인 흐름을 그림으로 나타내면 그림 4-16과 같다.

단백질, 당질(탄수화물), 지질은 모두 에너지원이 된다. 당질의 에너지대사는 ①해당경로, ②TCA회로, ③전자전달계 및 ④ATP 합성의 각 단계를 거치고, 지방산이나 단백질은 각각 그림에 나타낸 단계에서 이 계통으로 합류한다.

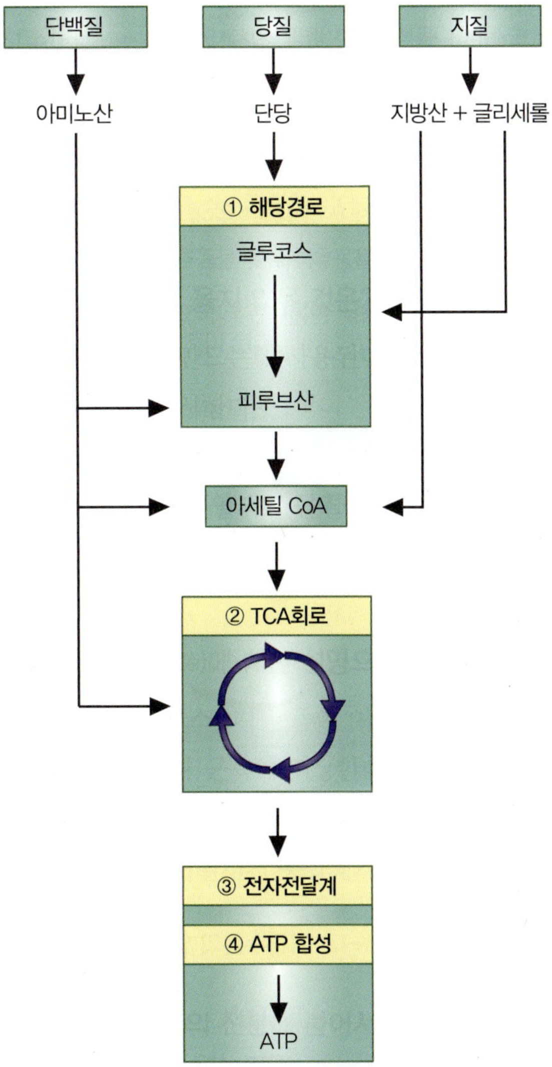

그림 4-16 에너지대사의 개요

2) 해당경로와 TCA회로 (그림 4-18, 4-20)

(1) 해당경로

육탄당인 글루코스(glucose)에 우선 인산이 붙고 이 분자가 여러 단계의 반응 후 분할되어 삼탄당인 글리세르알데히드-3-인산(glyceraldehyde-3-phosphate)이 되며 이후 순차적으로 대사되어 피루브산(pyruvic acid)을 거쳐 젖산(lactic acid)이 된다. 이 경로를 해당경로(glycolytic pathway) 혹은 EMP경로(Embden−Meyerhof−Parnas pathway)라고 한다.

해당과정의 경로는 에너지 투자단계와 에너지 회수단계로 나뉜다. 에너지 투자단계 동안 세포는 실질적으로 ATP를 소비한다. 에너지 회수단계에서는 효소작용에 의하여 인산기가 유기기질에서 ADP로 전달됨으로써 ATP가 만들어지는 즉 기질수준 인산화(substrate−level phosphorylation)라고 하는 기작에 의해서 직접 형성된다(그림 4–17). 동시에 음식의 산화로부터 방출된 전자들에 의해서 NAD^+가 NADH(reduced nicotinamide adenine dinucleotide)로 환원되는 시기이다.

해당과정에서 총 에너지 생성률은 포도당 1분자당 2분자의 ATP와 2분자의 NADH이다.

근육을 격렬하게 움직이면 이 경로가 작용하여 근육에 피로물질인 젖산이 쌓인다(젖산은 간으로 운반되고 당신생경로의 작용으로 글루코스가 되어 다시 근육에 공급된다). 해당경로의 반응은 세포질에서 일어나며 산소는 필요하지 않다.

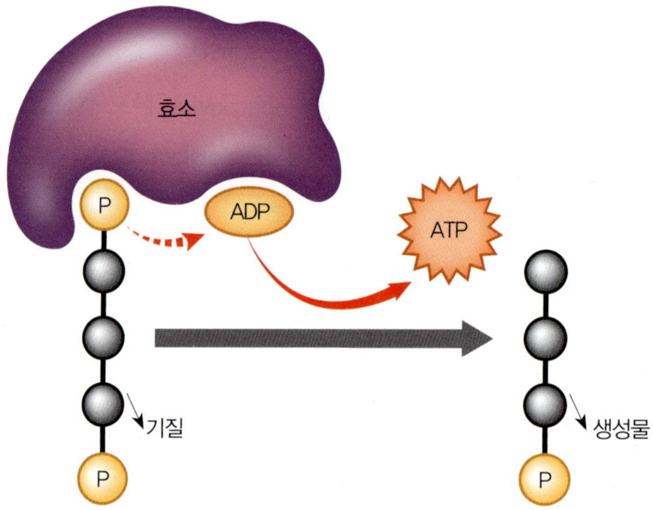

그림 4–17 기질수준의 인산화

(2) TCA회로

피루브산이 미토콘드리아에 들어가 보조효소 A(CoA)와 결합해서 아세틸 CoA(acetyl coenzyme A)가 된다(그림 4–19) 이 반응을 촉매하는 효소들에 의해 해당과정과 크렙스회로가 연결되며, 이 과정에서 CO_2 1분자가 방출된다. 크렙스회로를 시작하기 위해 각각의(해당과정에서 2분자의 피루브산이 생성되므로 2분자의 아세틸 CoA가 각각 크렙스회로를 시작한다)아세틸 CoA분자가 하나의 아세트산(acetate)분자를 옥아세트산(oxaloacetate)에 제공하여 시트르산(citrate)을 생성한다. 시트르산은 여러 반응을 거쳐서 옥살로아세트산이 되어 시트르산으로 되돌아가기 때문에 **시트르산회로**(**TCA회로**)라고도 한다.

이 경로에서는 ATP에 상당하는 GTP와, 기질에서 제거된 수소를 바탕으로 NADH나 FADH2가 만들어진다. 기질에서 제거된 탄소와 산소는 이산화탄소가 된다. 이때 이 산소는 호흡을 통해 세포로 흡수된 산소가 아님에 주의해야 한다.

곧 포도당이 기질로 사용되는 세포호흡과정의 기본은 다음과 같다.

$$C_6H_{12}O_6 + 6O_2 \rightarrow 6CO_2 + 6H_2O + \text{에너지}(ATP + \text{열})$$

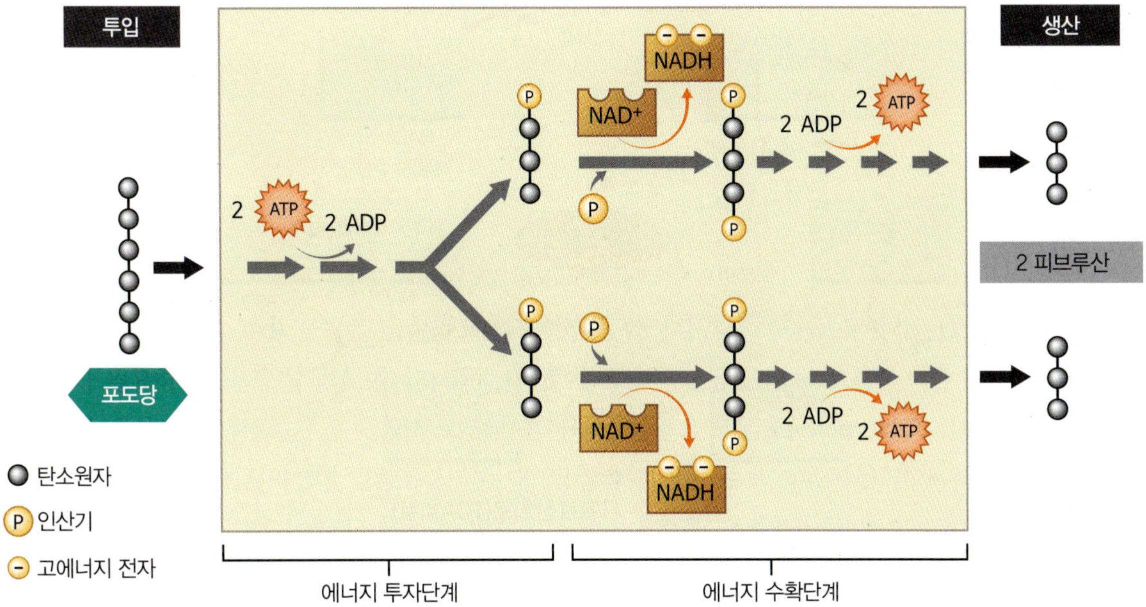

그림 4-18 해당경로

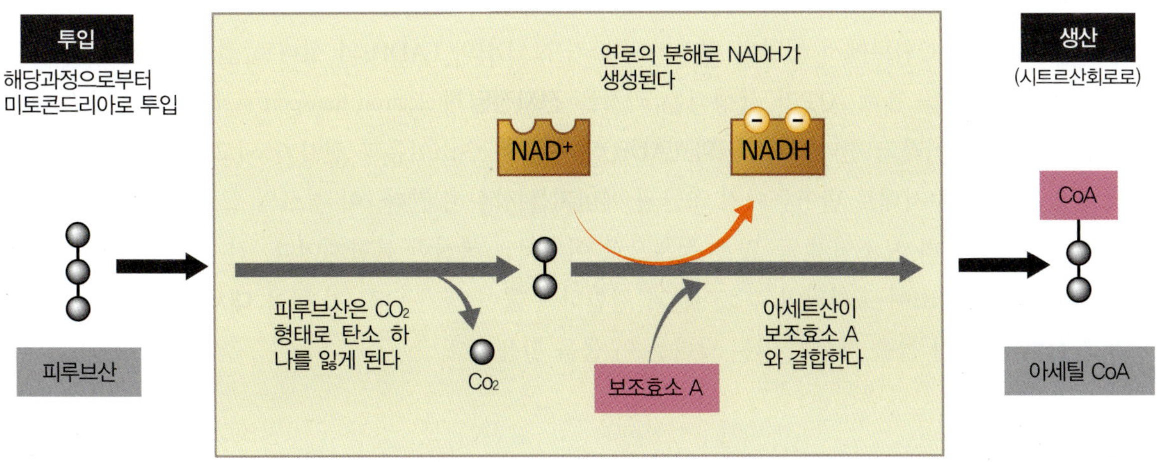

그림 4-19 피루브산이 아세틸 CoA로 전환

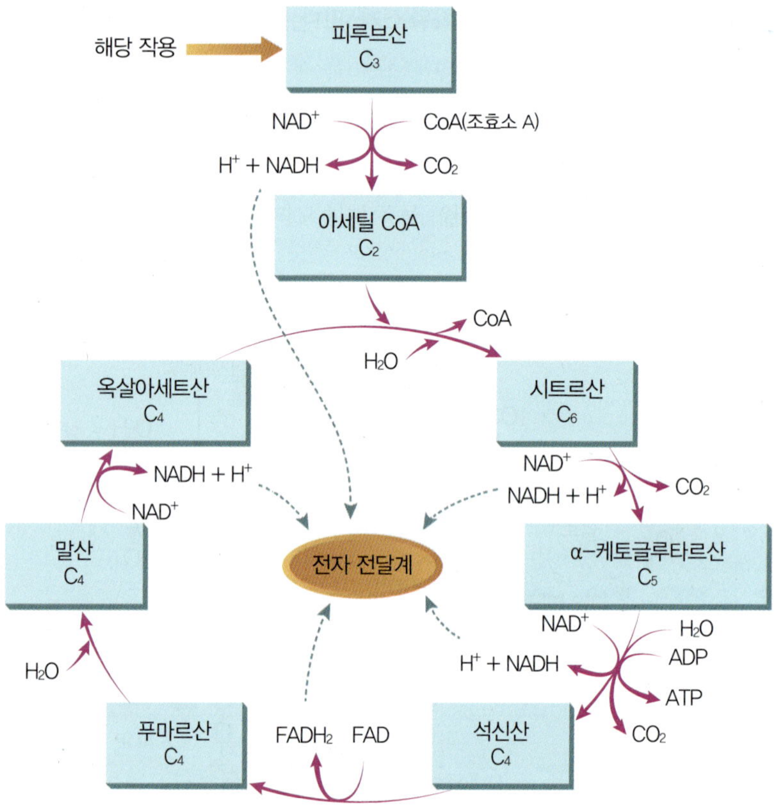

그림 4-20 **시트르산회로(TCA회로)**

3) 산화적 인산화

(1) 전자전달계

해당경로와 TAC회로에서 이탈된 전자와 수소가 NADH와 $FADH_2$의 형태로 전자전달효소를 거치면서 산화 · 환원을 통해 ATP가 생성되는 과정을 **전자전달계**(electron transport system) 혹은 **호흡사슬**(respiratory chain)이라고 한다. NADH와 $FADH_2$의 수소는 수소이온과 전자가 되고, 전자는 산화력이 더 강한 분자에 순서대로 받아들여져 조금씩 에너지를 상실해 간다. 이 경로의 실체는 각종 효소, 시토크롬 b나 c, 기타 보조인자 등 많은 성분으로 이루어진 복잡한 복합체이다. 전자는 가장 마지막에 세포가 흡수한 산소에 포획되어 수소이온과 결합하여 **물**이 생기는데, 이 물을 **대사수**(metabolic water)라고 한다. 장시간 물을 마시지 않는 낙타는 이 물을 활용한다.

(2) 화학삼투에 의한 ATP 합성

전자전달계에서 형성된 에너지는 미토콘드리아의 기질에서 내막과 외막의 막사이 공간으로 수소이온(H^+)을 퍼올리는 양성자펌프(proton pump)의 작동에 사용된다. 따라서 막 사이공간에는 수소이온(H^+) 의 농도가 높아 수소이온(H^+) 농도 경사가 생기며, 수소이온(H^+)의 농도 기울기(양성자 구동력)에 의해 수소이온(H^+)이 막 사이공간에서 미토콘드리아 기질로 ATP합성효소가 포함된 통로를 통해 돌아올 때(확산) ATP 합성효소가 활성화되어 ATP가 합성된다. 이와 같이 막을 사이에 두고 수소이온(H^+)의 농도 기울기에 의해 ATP가 합성되는 과정을 화학삼투라고 한다.

전자전달과 화학삼투가 공역하여 일어나는 이 과정을 산화적 인산화(oxidative phosphorylation)라고 한다(그림 4-21)

1분자의 NADH가 전자전달계에 들어가 산소로 전자전달이 일어나면 3분자의 ATP를 합성할 수 있다. $FADH_2$의 경우에는 자유에너지가 더 낮은 복합체 II로 전자전달계에 들어가므로 방출되는 에너지가 조금 작아서 1분자의 $FADH_2$에서 2분자의 ATP가 합성된다.

여기서 호기호흡(aerobic respiration; 산소를 소비하는 유기물 산화)에서 글루코스 1분자에서 합성되는 ATP양을 구하면 그림 4-22와 같이 총 38분자가 된다.

실제로는 전자전달계에서 형성되는 양성자 기울기에 따른 에너지가 모두 ATP 합성에만 사용되는 것은 아니므로 ATP 합성량은 더 작은 수치가 된다. 1분자의 NADH에서 약 2.5분자, 1분자의 $FADH_2$에서는 약 1.5분자의 ATP가 합성되는 것이 평균적인 수치이므로 이 수치로 계산하면 1분자의 글루코스에서 합성되는 ATP양은 32분자가 된다.

4

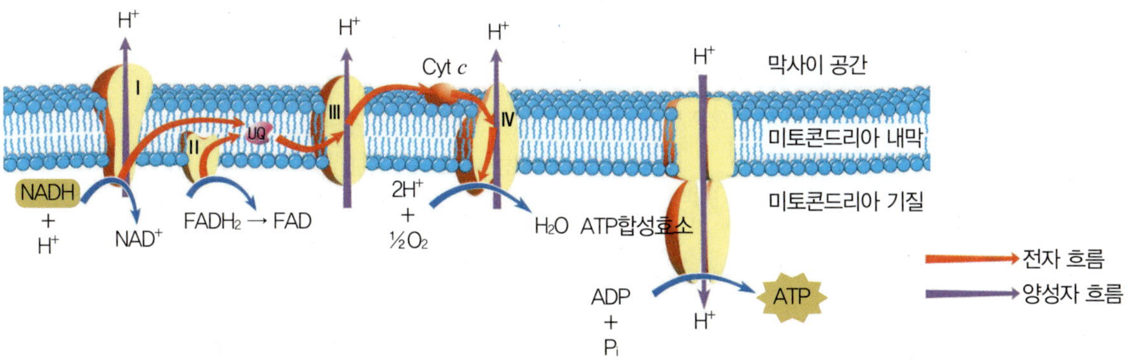

그림 4-21 **전자전달계 : 미토콘드리아 내막을 가로질러 형성된 양성자 기울기 복합체 I : NADH 탈수효소(FMN-철-황화단백질 복합체) ; 복합체 II : 석신산 탈수소효소 ; 복합체 III : 유비퀴논의 다단백질 복합체(UQ), 사이토크롬 b, 철-황화단백질 그리고 사이토크롬 c1 ; 복합체 IV: 사이토크롬산화효소**

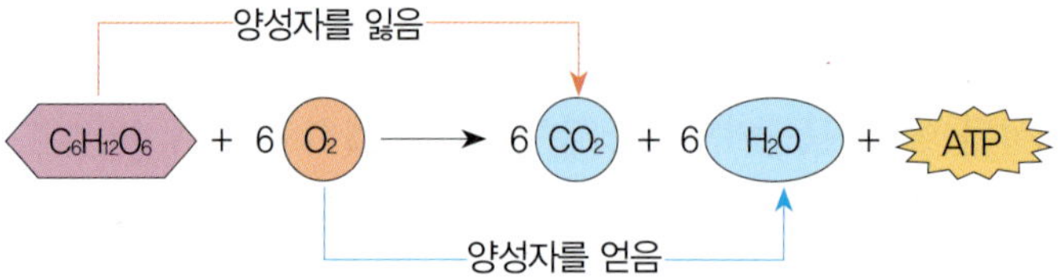

세포호흡은 산화 · 환원 반응이다.

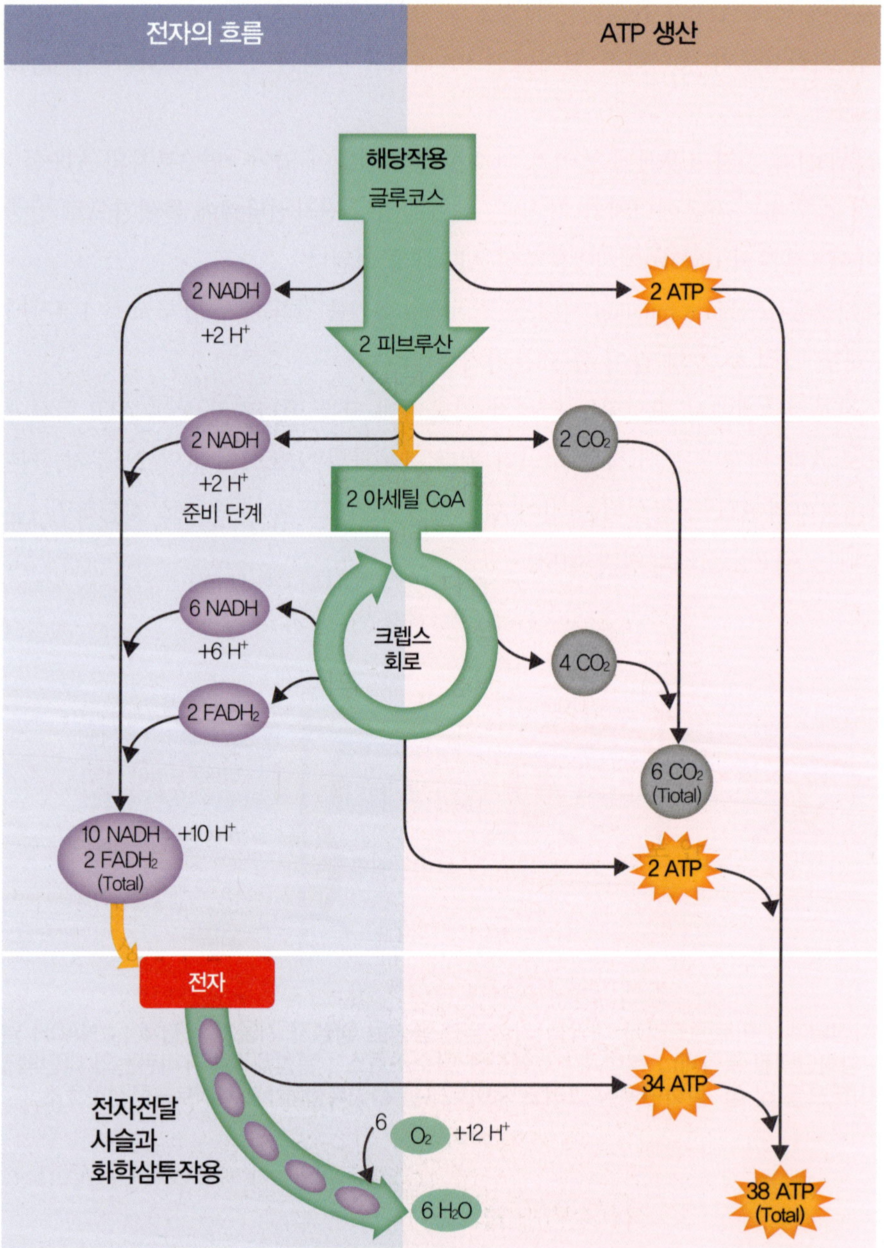

그림 4-22 호기호흡에서 글루코스 1분자에서 합성되는 ATP양

4) 혐기적 조건에서의 ATP 합성

(1) 해당

앞에서 설명한 호기호흡은 산소가 없는 조건(혐기적 조건)에서는 이루어질 수 없다. 그러나 산소가 없는 조건에서도 해당경로만으로 산소를 사용하지 않고 반응을 진행하는 경로가 있는데 이것을 **혐기호흡**(anaerobic respiration)이라고 한다.

혐기적 조건에서는 해당경로에 의해 생성된 피루브산을 젖산으로 환원하고 그때 NADH를 NAD^+로 산화한다. 이렇게 하여 NAD^+가 재생되므로 해당경로의 반응을 연속해서 진행시킬 수 있는데, 이 반응을 **해당**(glucolysis)이라고 한다. 이것은 미토콘드리아를 갖지 않는 적혈구의 중요한 ATP합성계이기도 하다(호기호흡의 경로인 TCA회로나 전자전달계는 미토콘드리아에 있으므로 미토콘드리아를 갖지 않는 적혈구에서는 호기호흡이 일어나지 않는다). 또한 해당(혐기호흡)으로 생성한 젖산은 호기조건 하에서 글루코스로 변환된다.

4

(2) 발효

글루코스 등의 당질이 세균에 의해 혐기적 조건에서 분해되는 것을 **발효**(fermentation)[1)]라고 한다. 젖산균은 피루브산을 젖산으로 대사하는데(**젖산발효**, lactic acid fermentation), 이는 위에서 설명한 혐기적 조건에서 행하는 반응과 동일하다.

한편, 효모에서는 피루브산을 알코올로 대사하는 반응이 일어나는데 이를 **알코올발효**(alcohol fermentation)라고 한다(그림 4-23). 알코올발효에서는 CO_2가 발생하고 에탄올이 생긴다. 효모는 고대부터 와인이나 맥주 등의 술을 양조하는 데 사용되어 왔다. 빵효모가 빵을 부풀리는 것은 발생하는 CO_2 때문이다. 효모는 자신의 에너지대사에서 알코올을 발생시키지만, 환경의 알코올농도가 12% 정도까지 올라가면 죽어버린다. 양조주(맥주, 와인 등)의 알코올농도가 높아도 12% 정도인 것은 그 이상의 농도가 되면 효모가 죽어서 발효가 멈추기 때문이다.

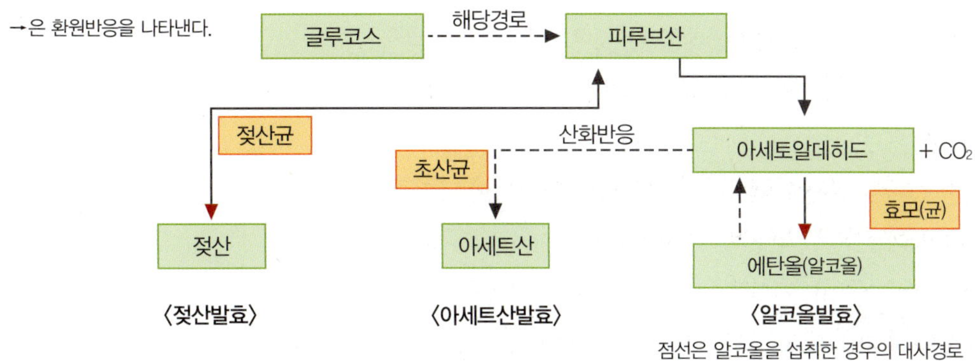

그림 4-23 **발효에 관한 대사계**

1) 발효(fermentation) : 발효 과정 중 기포(CO_2)가 발생하는 것을 보고 라틴어 '끓다(ferver)'라는 의미에서 유래

5) 지질의 분해

중성지방의 가수분해에서 생긴 글리세롤은 해당경로에 들어가지만, 지방산은 **β-산화**(β-oxidation)라는 기전에서 분해된다. 그곳에서는 우선 $FADH_2$와 NADH가 만들어지고 다음으로 탄소 2개를 단위로 하는 절단이 일어나서 **아세틸 CoA**가 생긴다. 이 반응이 연속하여 일어나 지방산의 사슬이 짧아지게 된다.

β-산화에서는 당에 비해 대량의 에너지가 만들어지며 탄소수 16인 팔미틴산(palmitic acid)에서는 분자량의 차이를 고려해도 그 효율은 당의 2.4배나 높다(그림 4-24).

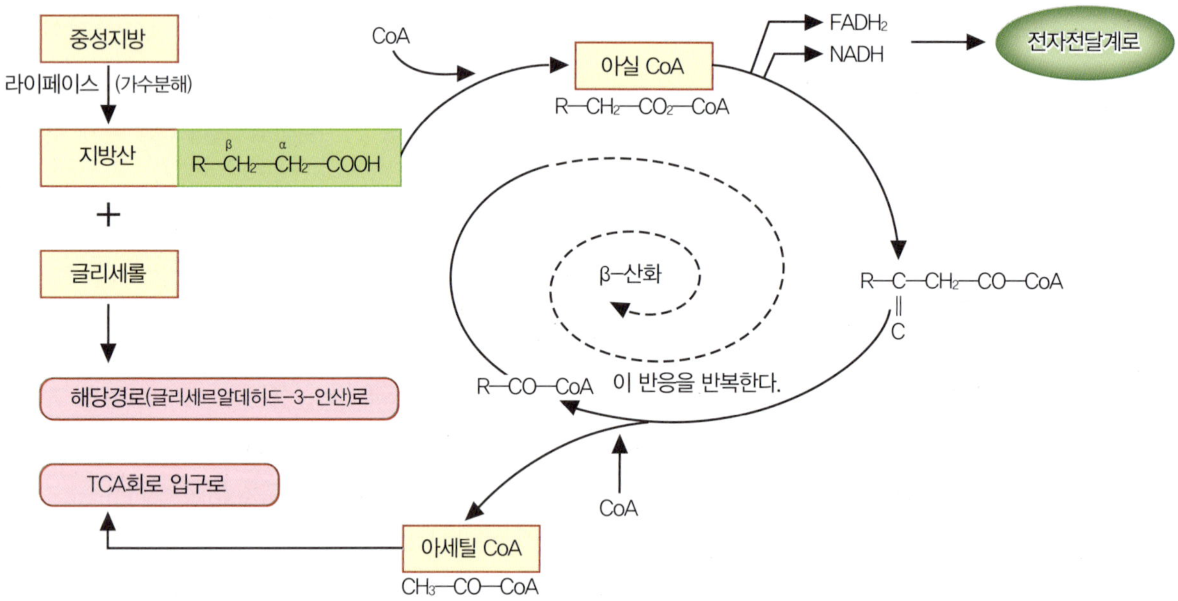

그림 4-24 중성지방의 분해와 β산화

확인학습

01. 생체 내에서 일어나는 산화환원반응의 특징이 아닌 것은?

① 수소 이탈반응에는 탈수소효소가 작용한다.
② 전자 이동반응은 대표적으로 전자전달계에서 볼 수 있다.
③ 수소 이탈반응은 수소기질의 환원에서 볼 수 있다.
④ 전자전달계의 마지막 과정은 수소와 산소가 결합하여 물이 되는 것이다.

02. 생체 내에서 효소의 작용은?

① 기질의 활성화 에너지와는 아무런 관계가 없다.
② 기질의 활성화 에너지를 증가시킨다.
③ 기질의 활성화 에너지를 감소시킨다.
④ 기질 분자 사이의 친화력을 감소시킨다.

03. 효소에 대한 설명 중 틀린 것은?

① 기질과 결합하는 부위를 활성부위라고 한다.
② 효소가 작용하는 물질을 기질이라 한다.
③ 효소의 특이성은 단백질 특유의 3차원적 구조에 의해 결정된다.
④ 보조인자라고 하는 비단백질성 구조물의 도움 없이는 작용할 수 없다.

04. **지방과 단백질은 어떤 이유로 세포의 동력원으로 사용될 수 있는가?**

① 시트르산회로로 들어가기 위해 미토콘드리아막을 통과할 수 있어서
② 효소에 의해 포도당으로 전환될 수 있어서
③ 인산기를 가지고 있어서
④ 해당경로나 시트르산회로의 중간물질로 전환될 수 있어서

05. **해당작용이 오래된 대사과정으로 간주할 수 있는 이유는?**

① 초기지구의 대기에 산소가 풍부해서
② 해당작용은 세포질에서 일어나므로
③ 해당작용은 동물에만 있기때문에
④ 해당작용은 다른 세포호흡의 경로보다 더 많은 ATP를 생산하므로

06. **미토콘드리아에서 전자가 전자전달사슬을 따라 흐를 때는 다음 중 어떤 변화가 발생하는가?**

① ATP합성효소가 능동수송으로 양성자를 펌프한다.
② 기질의 pH가 증가한다.
③ 전자가 자유에너지를 얻는다.
④ NAD^+가 산화된다.

07. **미토콘드리아는 선택적으로 어떤 분자가 내부로 들어오는 것을 허용하는가?**

① 피부르산 ② 젖산
③ ATP ④ 포도당

08. 화학반응 중 흡열반응을 잘못 설명한 것은?

① 위치에너지가 낮은 반응물로 시작한다.
② 에너지는 생성물의 공유결합으로 저장한다.
③ 반응물과 생성물 사이의 위치에너지 차이에 해당되는 만큼의 에너지를 발산한다.
④ 반응이 시작되면 생성물은 주위로부터 에너지를 흡수한다.

09. 시트르산회로에서 아세틸 CoA와 반응하여 시트르산이 되는 분자는?

① 피루브산 ② 말산
③ 숙신산 ④ 옥살아세트산

4

10. 세포호흡과정중에서 유기물의 탄소를 이산화탄소의 형태로 제거하고 NAD+를 NADH로 환원시키는 과정은?

① 해당경로 ② 산화적 인산화
③ 시트르산회로 ④ 해당경로와 시트르산회로

11. 세포호흡 전체 과정에서 (　　　)가(이) 사용되고 (　　　)가(이) 생성된다.

① O_2, 포도당 ② ATP, O_2
③ 포도당, CO_2 ④ CO_2, H_2O

12. 다음 중 해당작용에 대한 설명이 아닌 것은?

① 포도당이 두 분자의 피루브산 형태로 나뉜다.
② NADH는 만들어지지 않는다.
③ 포도당 산화의 시작이다.
④ 적은 양의 ATP를 만든다.

13. 산화될 때 가장 많은 ATP를 생성하는 물질은?

① 아세틸 CoA ② 포도당
③ 피르브산 ④ 과당 2인산

14. 포도당이 CO_2와 물로 산화될 때 약 40% 에너지가 ( )로 전환된다.

① 시트르산회로 ② 열
③ ATP ④ 아세틸 CoA

15. 산화적 인산화 과정에 대한 설명으로 옳지 않은 것은?

① 전자는 친화력이 작은 물질에서 큰 물질로 이동한다.
② 전자가 이동할 때 전자가 가진 에너지 준위는 점점 감소한다.
③ 전자친화력이 가장 큰 물질은 산소이므로 산화적 인산화에서 전자의 최종 수용체는 산소이다.
④ 전자전달계를 거치면서 방출한 에너지는 물의 분해에 쓰인다.

16. 미토콘드리아에서 화학삼투적 인산화 방법으로 ATP를 생성한다. 이에 대한 설명으로 옳지 않은 것은?

① 막을 반드시 필요로 한다.
② 유기분자로부터 인산기를 떼어 ADP로부터 ATP를 생성한다.
③ H^+ 농도기울기를 이용한다.
④ ATP 합성효소가 필요하다.

17. 전자전달계를 거치면서 전자에서 유리된 에너지는 (　　　　　　　)에 사용된다.

① 포도당 분해

② NADH와 $FADH_2$ 생성

③ 물의 산화

④ 막을 통과하는 H+펌프

18. 탈수소효소를 저해하는 약물은 세포의 (　　　　　　　)을 일으킨다.

① NADH 고갈

② 질식

③ 에너지를 얻기 위해 전적으로 전자전달계와 화학삼투에 의존

④ ADP 공급 소진

CHAPTER

05 유전과 분자생물학

1. 유전현상

1) 유전과 유전자 구성 (그림 5-1)

부모의 **형질**(character; 성질과 형태)이 자식에게 전달되는 현상을 **유전**(inheritance)이라고 하고, 형질을 지배하여 유전현상을 일으키는 단위를 **유전자**(gene)라고 하다. 유성생식을 하는 **이배체**(diploid) 생물에서는 체세포에서 **일배체**(**반수체**, haploid)의 **배우자**(난자와 정자)가 만들어지고 이들이 **접합**(**수정**)함으로써 다시 이배체로 되돌아온다.

이배체세포(diploid cell)는 어떤 유전자에 관해 자웅에 유래하는 2개의 유전자를 가지는데, 이 유전자의 각각을 **대립유전자**(allelic gene)라고 한다. 대립유전자가 같은 경우를 **동종접합**(homozygosis), 다른 경우를 **이형접합**(heterozygosis)이라고 한다. 각각의 대립유전자는 멘델 유전학에서 대비되는 2개의 형질에 관여한다('**2) 멘델의 법칙**' 참조).

MEMO

(1) 표현형과 유전자형 : 겉으로 나타나는 형질을 표시한 것을 표현형, 형질을 나타내는 유전자를 기호로 표시한것을 유전자형
  ① 표현형 : 완두의 모양이 둥글다, 주름지다.
  ② 유전자형 : RR, Rr, rr

(2) 우성과 열성 : 대립형질을 가진 순종의 개체끼리 교배했을 때, 잡종1대에서 표현형으로 나타나는 형질이 우성, 잡종1대에서 표현형으로 나타나지 않는 형질이 열성

(3) 대립 유전자 : 하나의 형질을 나타내는 2개의 유전자(R과 r)

(4) 동종(동형)접합(homo) : 대립 유전자가 같은 유전자형(RR, rr)
  이형접합(hetero) : 대립 유전자가 다른 유전자형(Rr)

(5) 자가교배 : 같은 유전자형을 가진 개체간의 교배(RR×RR, Rr×Rr)

(6) 검정교배 : 열성 유전자를 가진 개체와 교배(RR×rr or Rr×rr)

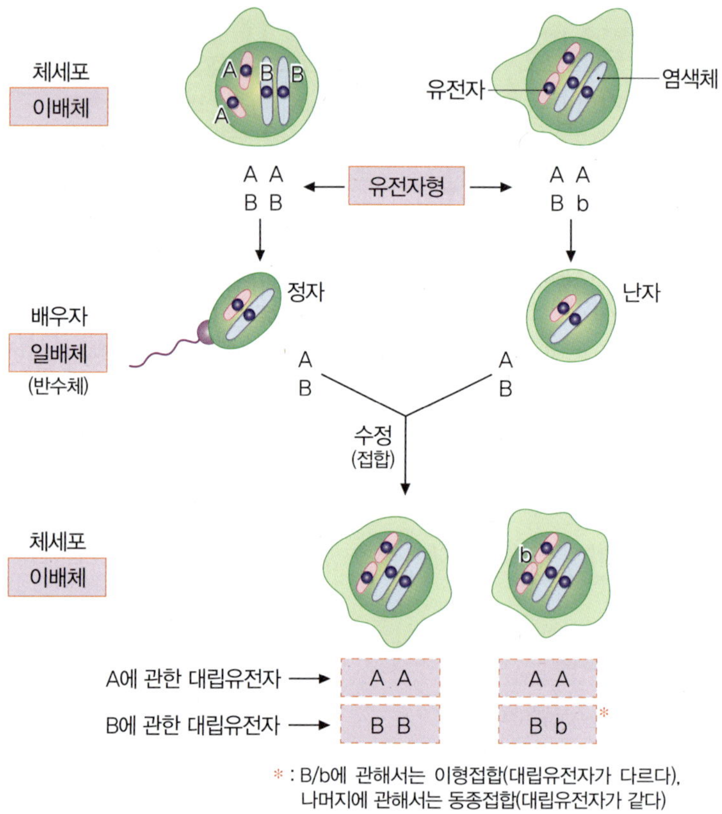

그림 5-1 **이배체세포의 유전자구성**

해설

중간잡종과 유전자의 양적 효과

꽃의 색깔이 빨강(우성 동형)인 것과 하양(열성 동형)인 것의 교잡으로 생긴 잡종 제1대(이형) 꽃의 색깔이 핑크인 중간색이 되는 경우, 이 잡종을 **중간잡종**(intermediate hybrid)이라고 한다. 우성유전자에 관해 **유전자의 양적 효과**가 나오면 이러한 현상이 일어난다(그림 5-2).

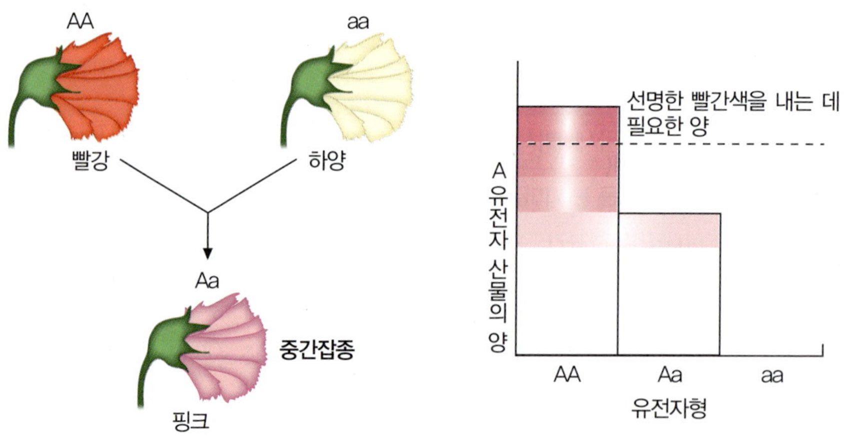

그림 5-2 **유전자의 양적 효과**

column **이배체의 의의**

원핵생물은 일배체이며 진핵생물에서도 균류 등은 조건에 따라서는 일배체로 증식한다. 조류, 이끼식물에서는 일배체 개체가 생활환의 큰 부분을 차지한다. 이배체 생물은 유성생식(sexual reproduction)이라는 에너지를 사용하여 자손을 남기는데, 그 나름대로 의미가 있다. 유전자를 2개 가짐으로써 한쪽에 결함이 생기더라도 다른 한쪽이 건전하면 영향이 겉으로 드러나지 않는다. 또 배우자가 2개 있음으로 해서 접합의 조합이 늘어나 자손의 유전적 다양성이 높아져서 환경적응력이 넓어진다. 열성의 **유전병** 유전자를 가지고 있어도 그것이 이형이라면 그 질병이 개체에 나타나는 일은 없다(그림 5-3).

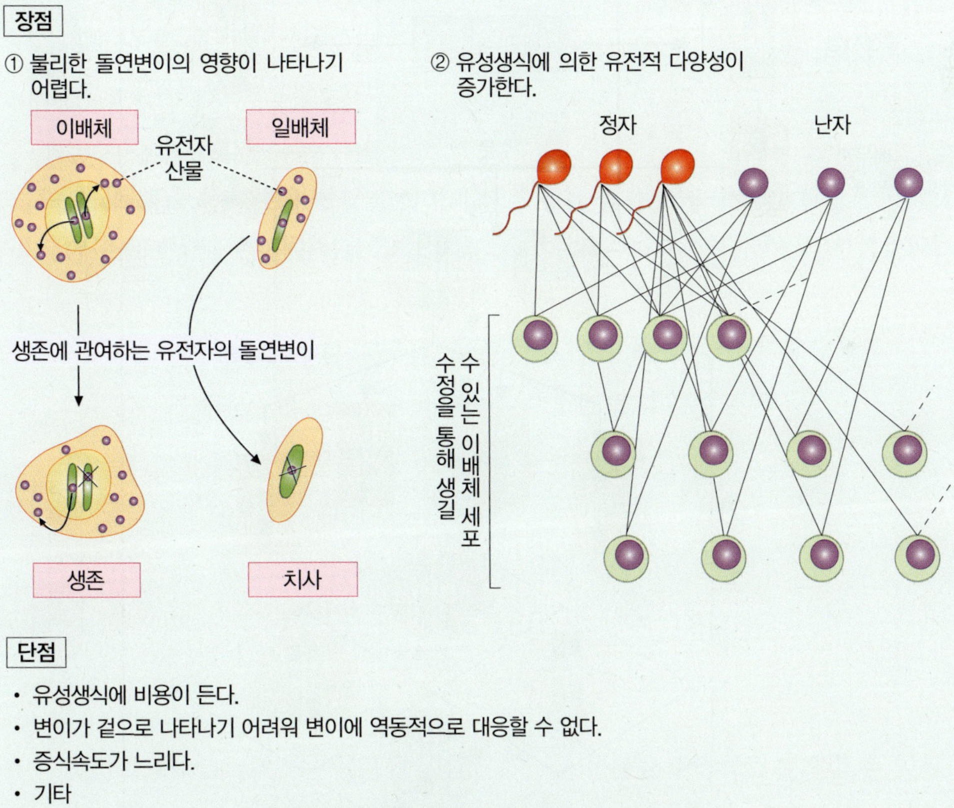

그림 5-3 **이배체 생물의 생존 시 장점과 단점**

2) 멘델의 법칙 (그림 5-4)

(1) 우열의 원리

유전자의 법칙에 관한 연구는 19세기 중반 **멘델**(Mendel)에 의해 이루어졌다. 멘델은 완두콩을 재료로 몇 개의 대립유전자를 정하고(씨가 둥근지 주름졌는지, 크기가 큰지 작은지 등) 교배(**교잡**, hybridization)

시킴으로써 자손[**잡종 제1대**(first filial generation, F1)]으로서 씨를 얻어 그것을 뿌려 다음 자손[잡종 제2대(second filial generation, F2)]을 만드는 실험을 했다. 둥근 씨와 주름진 씨를 만드는 품종의 교잡으로 생긴 잡종 제1대의 씨는 둥근 것이었는데, 여기서 나타나는 쪽의 형질을 **우성**(dominance), 숨겨진 쪽을 **열성**(recessive)이라고 한다. 그리고 잡종 제1대에서 우성의 형질이 나오는 현상을 **우열의 원리**(law of dominance)라고 한다.

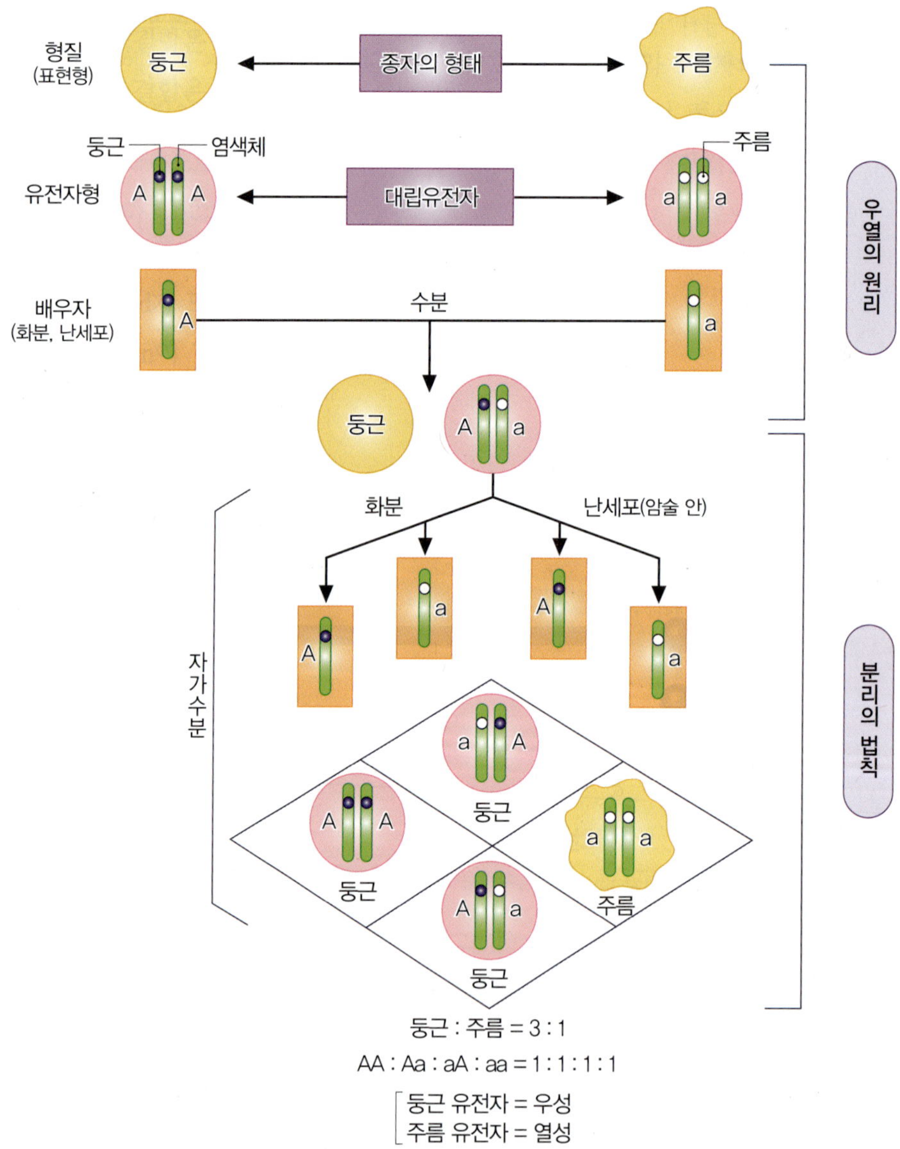

그림 5-4 멘델의 법칙[완두콩 종자(씨)의 경우]

(2) 분리의 법칙과 독립의 법칙

잡종 제1대의 개체에서 자가수분(self-pollination; 한 그루의 식물 안에서 꽃가루를 그 식물의 암술머리에 붙이는 현상) 하게 하여 잡종 제2대의 씨를 만들면 둥근 씨와 주름진 씨를 3:1의 비율로 얻을 수 있다. 이 현상을 **분리의 법칙**(law of segregation)이라고 한다.

주름은 그 후 여러 차례 자가수분시켜도 항상 열성인 주름의 형질을 나타낸다. 둥근 씨의 1/3도 항상 우성의 둥근 형질을 나타내는데, 2/3는 다시 우성과 열성이 3:1로 분리된다. 이 현상은 이배체 개체에는 2개의 대립유전자가 있어 배우자에게는 그 가운데 1개가 들어가고 수정에 의해서 다시 이배체로 되돌아온다고 생각하면 설명이 된다. 우성과 열성을 각 1개씩 가지는 이형 개체에서는 우성형질이 출현하고, 열성 유전자가 동형이 되었을 때만 열성형질이 나타난다고 생각하면 이해할 수 있다.

우성의 동형뿐만 아니라 이형도 우성형질을 나타낼 수 있는 것은 우성유전자가 만드는 산물에는 여유가 있어 그 양이 절반이 되어도 효과를 나타내기 때문이다. 둥근 것과 주름진 것의 조합에 다른 대립유전자도 대입시켜 교잡실험을 해도 각 유전자에서 유전의 법칙은 보통처럼 관찰되는데 이것을 **독립의 법칙**(law of independence)이라고 한다.

MEMO

- **잡종과 교잡**

다른 유전자적 배경을 가진 생물을 교배하여 생긴 자식을 잡종(hybrid), 그 조작을 교잡(hybridization)이라고 한다.

5

3) 다양한 유전양식

(1) 반성유전과 치사유전

유전자가 성염색체에 있으면 **반성유전**(sex-linked inheritance)의 양식을 취한다(그림 5-5). 포유동물의 **성염색체**(sex chromosome)는 수컷이 XY, 암컷이 XX이다. X 위에 있는 유전자의 경우 수컷은 **이형접합**(유전자나 염색체가 1개밖에 없는 것)이기 때문에 우성이나 열성에 관계없이 그 형질이 바로 나타난다. 암컷에서는 열성유전자가 있어도 동형이 되지 않는 한 열성형질은 나타나기 어렵다.

어떤 유전자가 발생에 필수인 경우(심장 형성, 세포 자신의 생존 등) 열성의 대립유전자가 동형이 되면 발생 도중 배아가 죽기 때문에 태어나지 않는다. 이러한 유전자를 **치사유전자**(lethal gene)라고 하며 유산의 원인이 된다.

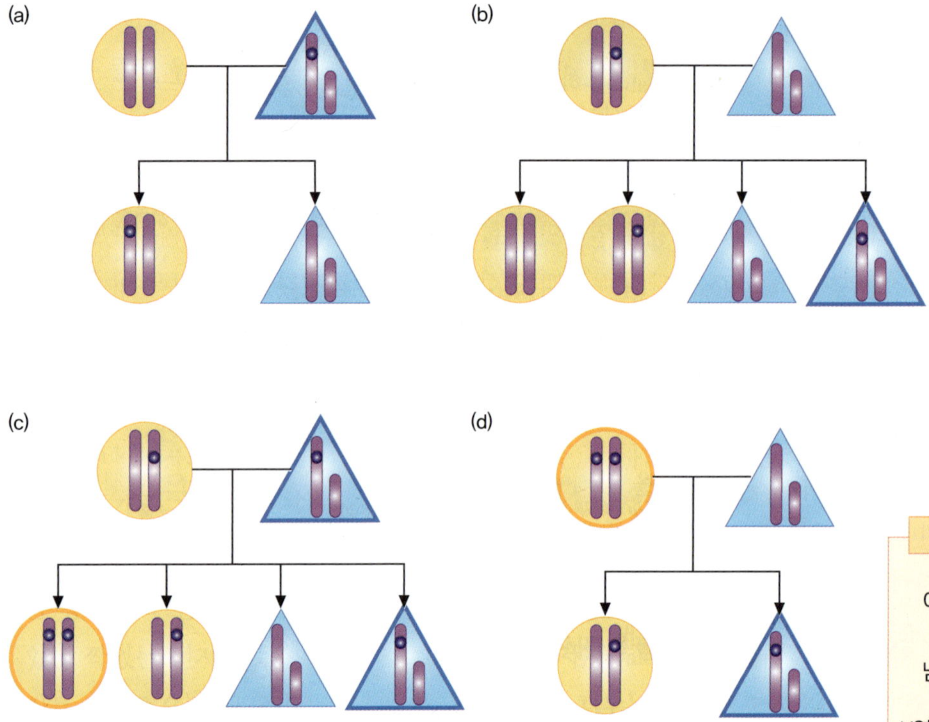

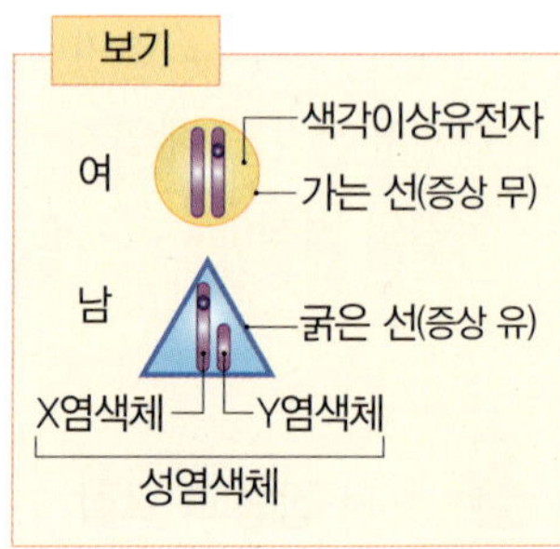

색각이상유전자(X염색체 상에 있다)는 열성이며, 동형일 때 증상이 나타난다(실제로는 정상유전자가 1개라도 있으면 증상이 나타나지 않는다).

(a)~(d) : 각종 결혼의 예를 나타낸다.

그림 5-5 반성유전의 예(사람의 적녹색각이상)

질환노트

- **유전병**

유전병 가운데 페닐케톤뇨증(phenylketonuria)이나 알캅톤뇨증(alcaptonuria), 백색증(albinism) 등의 대사이상증, 아데노신탈아미노화효소결핍증(adenosine deaminase deficiency), 색소성 건피증(xeroderma pigmentosum) 등은 상염색체 열성의 유전형식을 취하는데, 가족성 고콜레스테롤혈증(familial hypercholesterolemia)이나 헌팅톤병(Huntington's disease)과 같은 상염색체 우성의 유전형식을 취하는 것도 있다. 반성유전을 하는 혈우병(hemophilia), 무감마글로불린혈증(agammaglobulinemia), 적녹색각이상(색맹) 등은 유전자가 열성으로 X염색체 상에 있기 때문에 환자는 남성이 많다.

(2) 연쇄와 재조합 (그림 5-6)

2개의 유전자가 동일 염색체 상에 있으면 둘의 형질은 연동하여 자손에게 전달된다. 이를 **연쇄**(linkage)라고 하며, 독립의 법칙에 따르지 않는다. 이 사실은 유전자가 염색체에 있다고 하는 **유전자의 염색체설**(chromosome theory)을 지지하는 결과가 되기도 했다. 감수분열로 배우자가 생길 때에는 일정한 빈도로 염색체 사이에서 **교차**(crossing over)가 일어나 이를 통해 유전자간의 **재조합**(recombination)이 생긴다. 재조합이 있으면 연쇄관계에 있는 유전자도 완전하게 연쇄하지 않게 된다. 재조합은 각각의 염색분체별로 임의적으로 일어나며 염색체 상의 거리가 멀수록 **재조합률**(recombination rate)도 높다. 연쇄하고 있는 형질에 관한 표현형의 출혈빈도를 조사함으로써 유전자간의 상대위치를 구해서 **유전자지도**(genetic map)를 만들 수 있다.

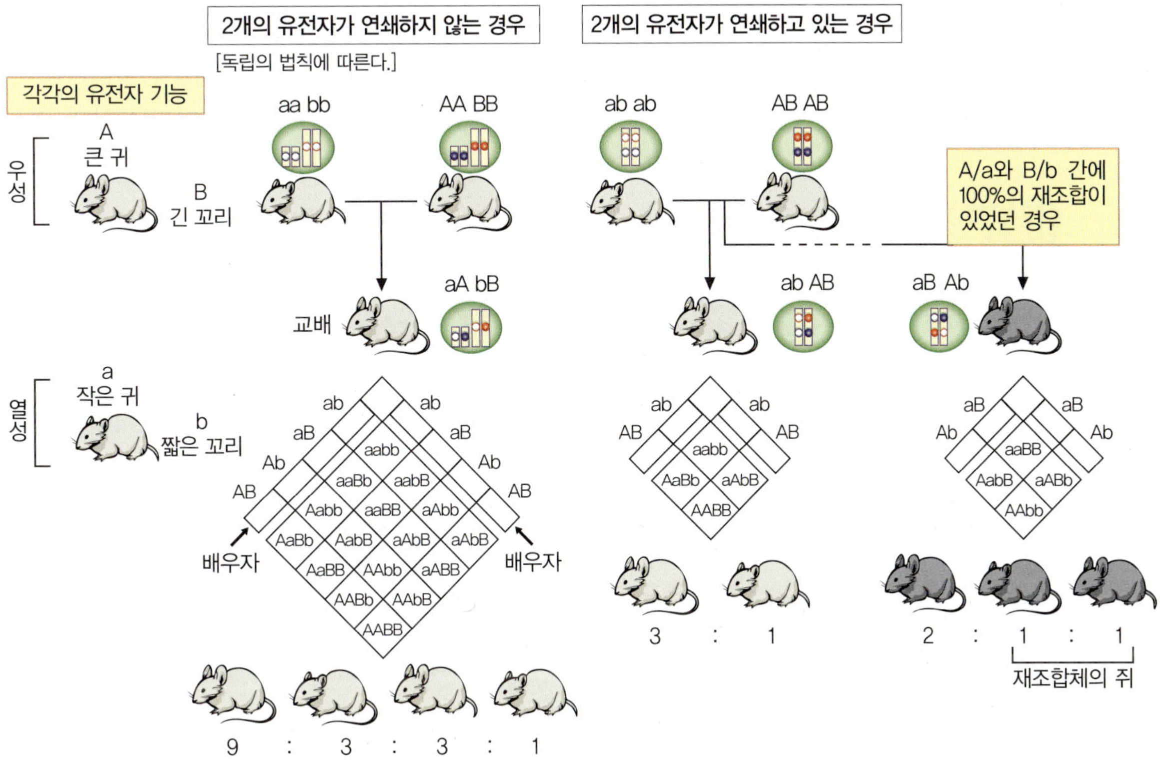

그림 5-6 유전자의 연쇄와 재조합

2. 유전물질의 탐구

1) 유전자의 본체 : DNA

유전자의 물질적 본체를 탐구하는 연구는 20세기에 접어 들면서 급격하게 가속되었다. 염색체수가 생물에서 일정하고, 배우자에게는 그 절반이 들어가는 점에서 염색체에 유전자가 있음을 알게 되었다(**유전자의 염색체설**). 염색체는 핵산과 단백질로 이루어지며 애초에는 단백질이 유전자라고 생각했으나 이 추측은 다음의 2가지 실험을 통해 완전히 부정되었다(그림 5-7).

첫 번째는 쥐의 **폐렴쌍구균**(*Diplococcus pneumoniae*) 감염실험이다. **그리피스**(Griffith)는 죽인 강독성 세균과 살아 있는 약독성 세균을 섞어 쥐에 주사했다. 그러자 쥐는 폐렴으로 죽었고 혈액 중에서 대량의 강독성 균이 관찰된 사실에서 강독성 균에서 약독성 균으로 유전자가 이동했다고 생각했다. **에이버리**(Avery)는 강독성 균의 DNA를 약독성 균과 섞어서 같은 실험을 했는데, 역시 쥐는 강독성 균의 증식으로 죽었고, DNA를 분해하면 죽지 않았다는 사실에서 유전물질을 DNA로 보았다[DNA를 주입시켜 형질을 변화시키는 것을 **형질전환**(transformation)이라고 한다].

또한 DNA가 유전물질이라는 사실은 1952년 박테리아에 감염되는 바이러스를 이용한 알프레드 허쉬(Alfred Hershey)와 마타 체이스(Martha Chase)의 실험으로 다시 한 번 확실히 증명되었다. 바이러스는 박테리아보다 훨씬 단순하다. 바이러스는 단백질 또는 지질단백질(lipoprotein)로 이루어진 외투와 적은 양의 DNA(또는 RNA)로 이루어져 있다. 바이러스는 스스로 증식하지 못하기 때문에, 증식을 위해서는 숙주 세포를 감염시켜 숙주 세포의 세포소기관들을 이용해야만 한다. 박테리아를 감염시키는 바이러스를 박테리오파지(bacteriophage) 또는 간단히 파지(phage)라고 부른다. 허쉬와 체이스는 가장 일반적인 박테리아인 대장균(Escherichia coli)을 감염시킬 수 있는, 단백질과 DNA만으로 이루어진 T2 파지를 이용하였다.

DNA와 단백질은 모두 탄소(C), 수소(H), 산소(O), 그리고 질소(N) 분자를 포함하고 있지만, 인(P)은 단백질에는 없고 오로지 DNA에만 존재하는 분자이다. 반면 몇몇 단백질은 황(S) 분자를 갖지만(메티오닌, 시스테인 아미노산이 황 분자를 갖는다) DNA에는 황 분자가 존재하지 않는다. 그러므로 단백질과 DNA는 각각 황과 인의 방사성 동위원소를 이용하여 다르게 표지할 수 있다. 허쉬와 체이스는 방사성 동위원소인 ^{35}S(일반적인 황은 ^{32}S이다)가 포함된 배지에서 박테리아와 박테리오 파지를 키움으로써 ^{35}S를 포함하는 단백질 외투를 갖는 박테리오파지를 만들었다. 다른 배양 조건에서는 ^{32}P(일반적인 인은 ^{31}P이다)가 함유된 배지를 이용하여 박테리오파지의 DNA를 표지하였다. 이렇게 만들어진 파지는 단백질이 아닌 DNA에만 동위원소 인(^{32}P)이 표지된다. 표지된 각각의 파지를 표지가 되지 않은 대장균에 감염시켰다. 감염이 시작된 바로 직후, 배양액을 믹서에 넣고 돌려서 박테리아에 붙지 않은 파지와 박테리아의 표면에 붙어있는 파지를 제거하였다. 그 후 원심분리를 하여 무거운 박테리아는 가라앉아 침전물을 형성하게 하고, 박테리아에서 떨어진 파지와 파지의 외투는 상층액에 남게 하였다.

허쉬와 체이스는 황 동위원소(^{35}S)로 표지한 파지를 감염시켰을 경우, 방사성 동위원소는 상층액에 존재하고 침전된 대장균에는 방사성 동위원소가 존재하지 않는 것을 확인할 수 있었다. 반면에 인 동위원소(^{32}P)로 표지한 파지를 감염시켰을 경우에는 침전된 대장균에서 방사능이 감지되었다.

또한 그들은 인 동위원소(^{32}P)로 표지된 파지에 의해 감염된 박테리아에서는 인 동위원소가 포함된 새로운 파지가 생성됨을 증명하였다. 그러나 황 동위원소(^{35}S)로 표지된 파지에 의해 감염된 박테리아에서 생성된 파지에는 방사성 동위원소가 존재하지 않았다. 허쉬와 체이스는 파지가 자신의 DNA는 박테리아에 주입하고, 단백질 껍질은 대장균의 바깥에 남겨 놓는다고 결론지었다[박테리오파지의 형질도입로 변경].

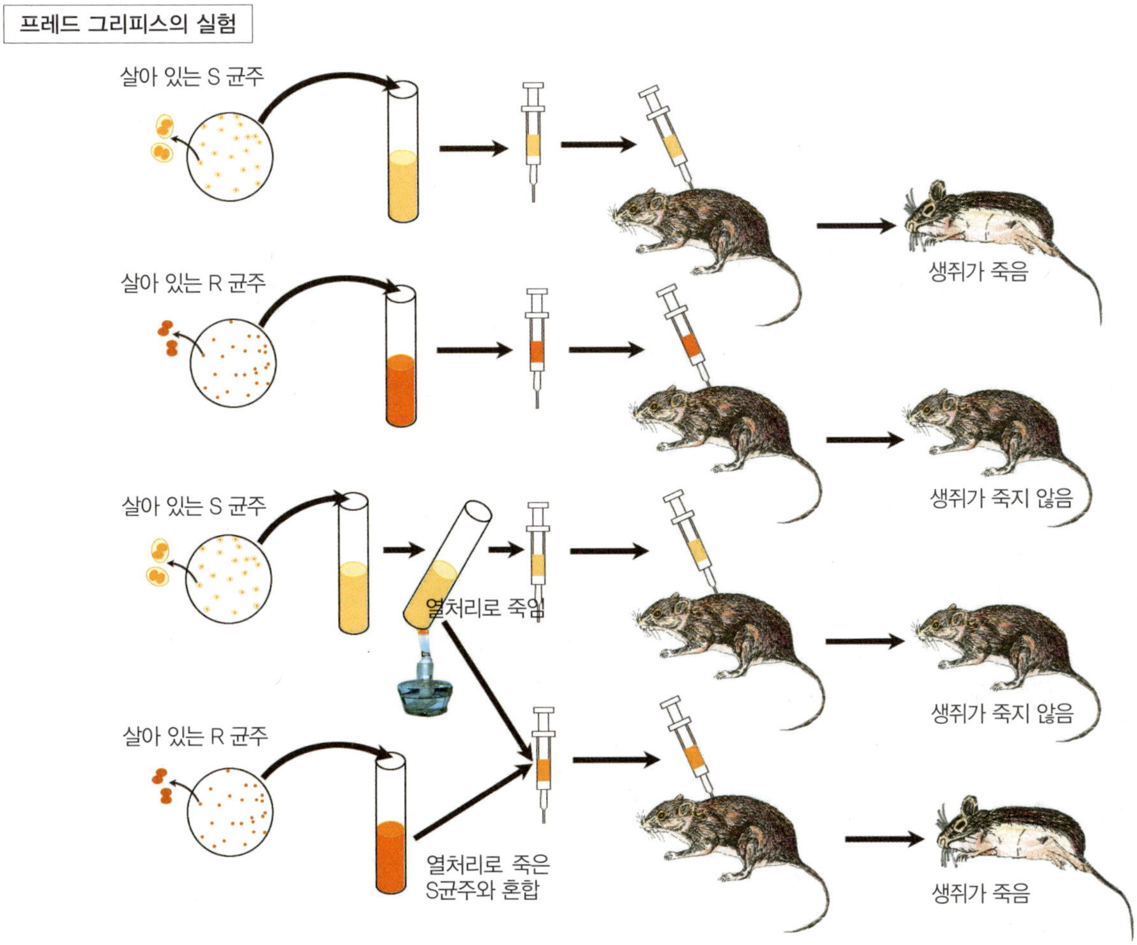

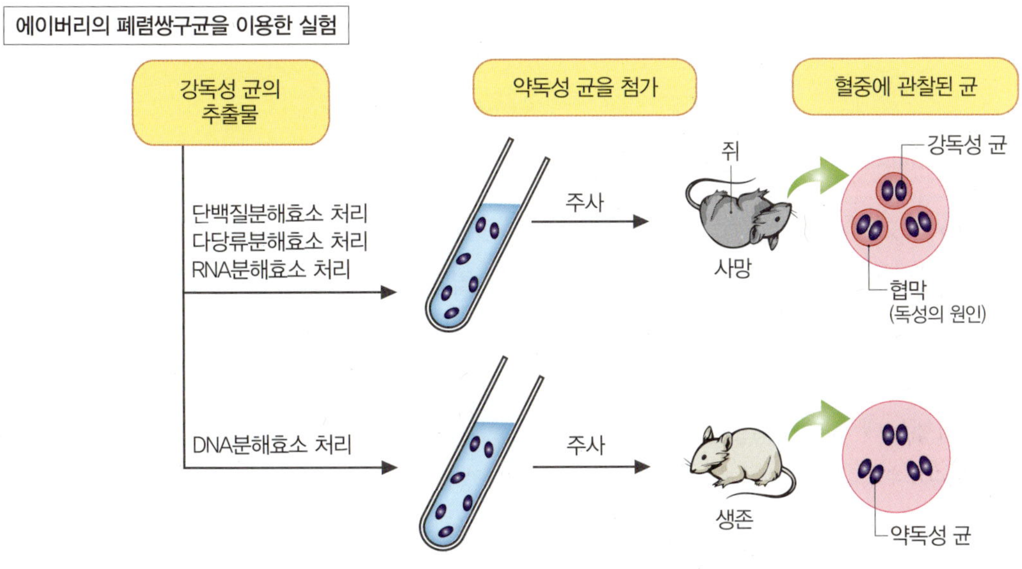

그림 5-7 유전자가 DNA임을 증명한 실험

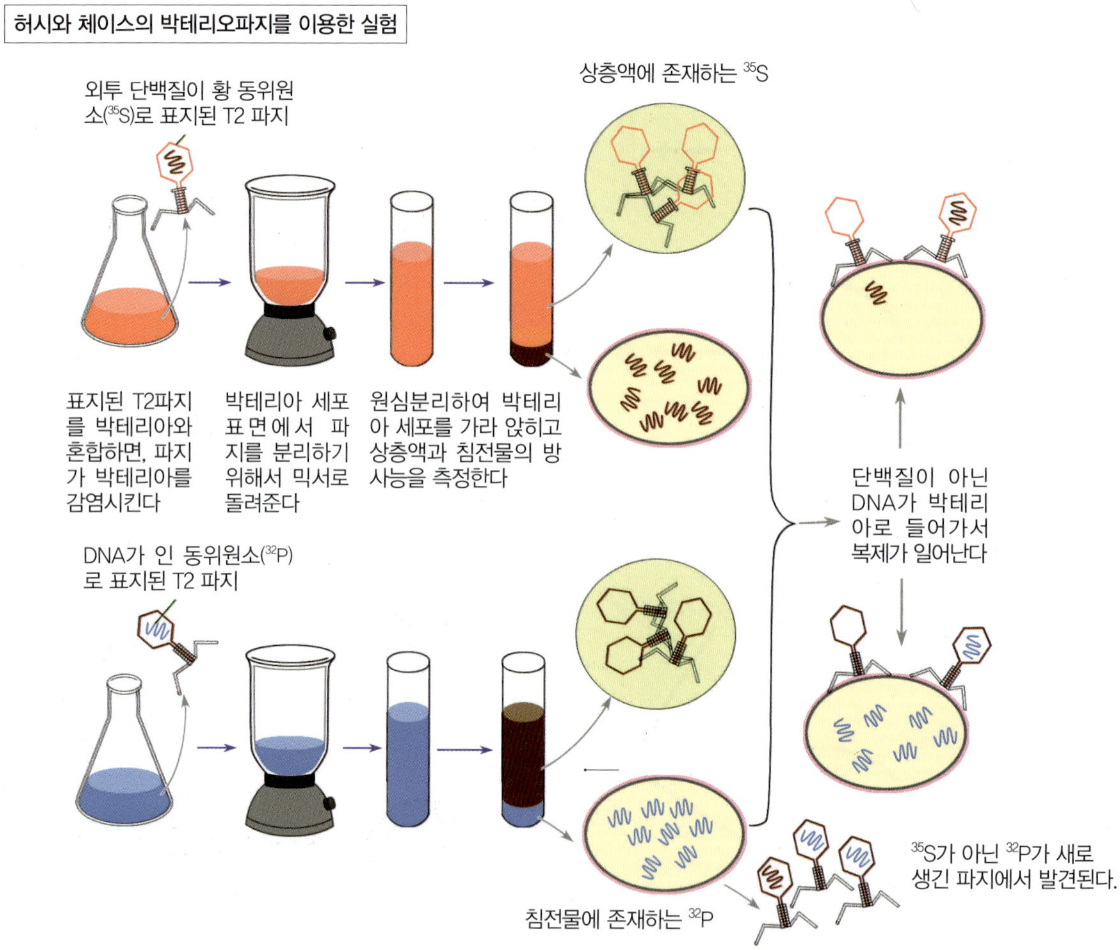

그림 5-7 유전자가 DNA임을 증명한 실험 (계속)

2) DNA 구조의 해명

DNA는 'Chapter 3(p.77)'에서 언급한 것처럼 뉴클레오티드가 중합된 사슬 모양의 고분자이다. 처음 DNA 사슬은 두 가닥인지 세 가닥인지 명확하지 않았지만, **윌킨스**(Wilkins) 등에 의해 두 가닥 사슬임이 밝혀지고 나아가 **왓슨**(Watson)과 **크릭**(Crick)에 의해 두 가닥 사슬 전체가 오른쪽으로 꼬인 **이중나선 구조**(double helix structure)임이 밝혀졌다. 그들은 두 가닥 사슬의 결합에 **염기쌍**(base pair; A:T, G:C)이라는 아이디어를 도입했는데, 여기에는 샤가프(Chargaff)가 DNA의 염기량에 관해 발견한 **샤가프의 법칙**(Chargaff's rule; DNA를 구성하는 염기인 퓨린과 피리미딘 사이의 양적 관계가 어떠한 규칙성을 나타낸다고 하는 이론으로, A와 T, G와 C, [A+G]와 [C+T]의 비는 1이지만 [A+T]:[C+G]의 비율은 생물 고유)이 큰 공헌을 했다(표 5-1).

표 5-1 샤가프의 법칙

시료	DNA의 염기조성(%)				염기 비율	
	G	A	C	T	$\frac{A+C}{G+T}$	$\frac{G+C}{A+T}$
소의 간	21.0	28.3	21.1	29.0	1.00	0.73
소의 정자	22.2	28.7	22.0	27.2	1.03	0.78
사람의 간	19.5	30.3	19.9	30.3	1.01	0.65
닭의 적혈구	20.5	28.8	21.5	29.2	1.01	0.72
대장균	24.9	26.0	25.2	23.9	1.05	1.00

3) 유전자의 단백질 합성

비들(Beadle)과 **테이텀**(Tatum)은 어떤 아미노산을 필요로 하는(해당 아미노산을 합성하지 못한) 붉은빵곰팡이(red bread mold)의 돌연변이주가 그 아미노산을 합성하는 효소를 가지고 있지 않았던 사실에서 **일유전자일효소설**(one-gene-one-enzyme theory; 1개의 유전자는 1개의 효소생성에 관여하고, 생산된 효소의 특이성을 지배한다는 가설)을 제창했다. 현재는 '유전자는 단백질을 만든다'고 일반화되어 있다. **낫적혈구빈혈**(겸상적혈구빈혈, drepanocytic anemia)이라는 유전병에서는 헤모글로빈 단백질의 어떤 아미노산과 그에 해당하는 DNA가 변화되어 있다. 이에 대한 내용은 Chapter 6에서 살펴보기로 한다.

5

해설

유전자의 해석

유전자 중에는 단백질을 생성하지 않는 유전자도 다수 있는데 전이 RNA나 리보솜 RNA의 유전자도 여기에 해당한다. RNA만 생성해도 RNA가 미생물학적 기능을 가진다면 DNA는 유전자로써 작용한다. 분자생물학에서는 RNA를 만드는 영역(전사영역)을 유전자라고 한다. 이를 확대 해석하면 전사나 전사 후의 조절에 관여하는 DNA 상의 조절영역(전사 프로모터)도 유전자처럼 작용하게 된다.

3. 유전체와 염색체

1) 유전체의 구조

유전체(게놈, genome)란 생존에 필요한 염색체의 1세트로, 일반적으로는 염색체 DNA를 가리킨다. 대장균의 유전체 DNA는 45만 염기쌍, 사람은 30억 염기쌍의 크기를 가진다(이배체 생물은 2세트의 유전체, 즉 이 2배의 DNA를 가진다).

2) 염색체의 구성

생물은 그 종에 특유한 수와 형태의 염색체를 가지며, 보통 **상염색체**(autosome)와 성에 따라 구성이 달라지는 **성염색체**(sex chromosome)로 나뉜다. 동물의 성염색체는 수컷이 XY, 암컷이 XX이다(Y염색체는 세포의 생존에 필수는 아니다). 이배체 세포의 염색체는 일배체(반수체)인 암수 배우자에 유래하며, 그 수는 기본적으로 짝수이다(표 5-2). 다만, 생물 중에는 일배체나 삼배체 이상의 염색체 구성을 가지는 것도 있다. 현미경에서 염색체를 관찰할 수 있는 것은 세포가 분열을 일으키는 시기이다. 또한 관찰할 수 있는 염색체는 DNA 복제를 끝냈기 때문에 사배체의 상태에 있다.

표 5-2 생물의 염색체수

생물명(일반명)	염색체수(이배체)
동물	
사람	46
붉은털원숭이	42
개	78
말	64
쥐	40
토끼	44
닭	78±*
개구리	26
잉어	104
노랑초파리	8
식물	
토마토	24
담배	48
완두콩	14

* 이 외에도 다수의 미소염색체가 있다.

질환노트

- **염색체의 수와 구성의 이상**

염색체 분배 단계에서 이상이 발생하여 그대로 수정해버리면 염색체이상(chromosomal abnormality)이 된다. 보통은 태아가 성장하지 못하고 유산되지만, 그 중에는 태어나서 선천이상(congenital abnormality)이 나타나는 경우가 있다. 어떤 염색체만 3개가 되는(부분삼배체) 질환으로는 21번 염색체의 다운증후군(Down syndrome)이 잘 알려졌다. 이와는 별도로 어떤 상염색체가 1개밖에 없는 경우(5번 염색체 등)도 있다. 성염색체이상(sex chromosomal abnormality)에서는 여성의 X, XXY, XXXY나 남성의 XYY, XXYY 등 다양한 예가 있다. 염색체가 상호 재조합을 일으켜(상호전좌, reciprocal translocation) 그것이 질환의 원인이 되는 예는 백혈병에서 많이 알려졌는데[만성 골수성 백혈병의 9번 및 22번 염색체 간의 재조합(필라델피아염색체, Philadelphia chromosome, 그림 5-8), 급성 백혈병의 8번 염색체와 21번 염색체] 이는 백혈병 세포 고유의 체세포 돌연변이로, 유전을 일으키지 않는다. 재조합이 유전자 발현에 이상을 일으켜 백혈병으로 이어지는 경우가 있다.

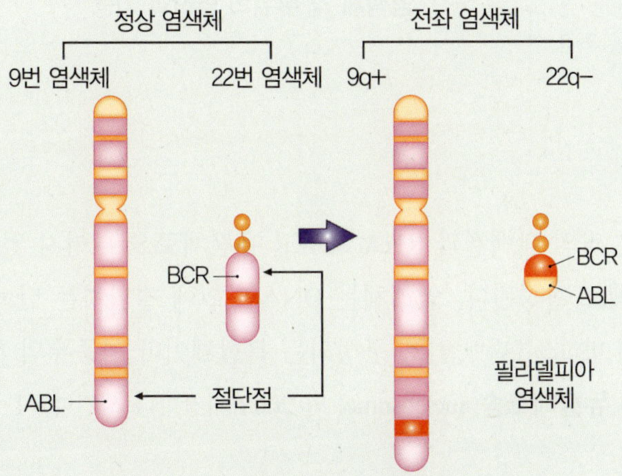

그림 5-8 필라델피아염색체의 구조

3) 염색체의 구조 (그림 5-9)

염색체(chromosome)는 2개의 막대가 중앙에서 부착한 듯한 구조를 가진다. 부착부분에는 **동원체**(centromere)라고 하는 구조가 있고 염색체를 견인하는 미세소관(microtubule)이 결합한다. 동원체에 있는 DNA는 특수한 구조를 가지며 **중심절**이라고 불린다.

한편, 염색체 말단은 **끝분절**(말단소체, telomere)로 반복구조로 이루어진 특수한 DNA 구조를 가지며, 염색체 말단의 보호와 염색체의 안정성에 관여한다. 염색체가 세포 내에서 안정적으로 유지되기 위해서는 복제하기 위한 부분(**복제개시점**, replication origin)과 중심절, 끝분절의 3가지가 필요하다(**염색체의 필수요소**).

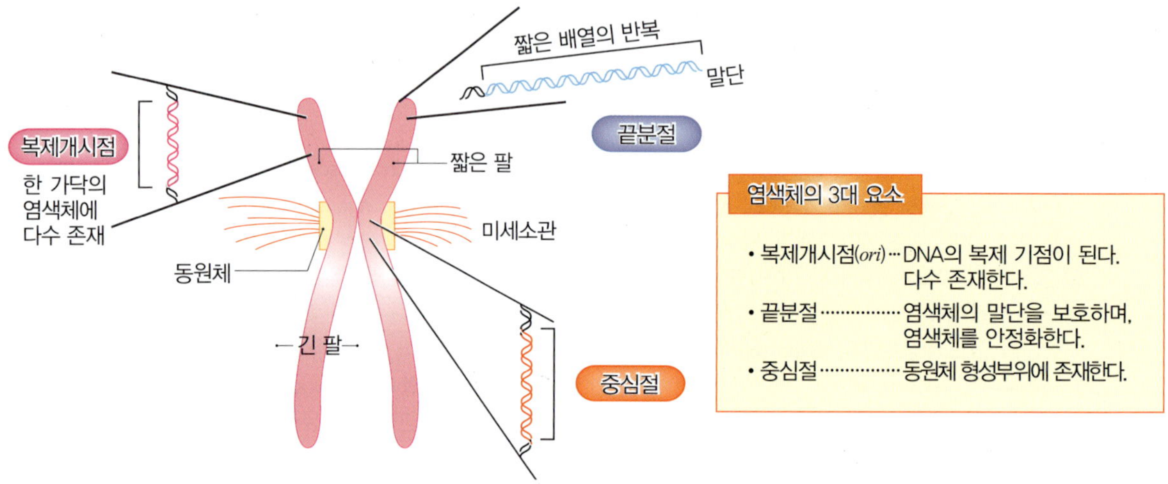

그림 5-9 염색체 각 부위의 명칭과 기능

4) 염색질

염색질(chromatin)은 많은 양의 단백질과 RNA 그리고 유전체로 이루어져 있으며, 유전체는 여러 단계의 응축과정을 거쳐 염색체로 형성된다. 염색체는 DNA와 그에 결합하는 단백질[염기성 단백질인 **히스톤**(histone) 여러 종류와 소량의 비히스톤단백질]로 구성되는 복합체이다. 4종류의 히스톤이 2개씩 모인 것에 146염기쌍의 DNA가 감긴 **뉴클레오솜**(nucleosome; 약 200염기쌍마다 생긴다)이 염색체의 기본구조이다(그림 5-10).

뉴클레오솜은 나선 모양으로 빼곡하게 집합하여 섬유를 만들고 이 섬유가 여러 겹 접혀서 더 굵은 섬유가 형성된다. 사람의 유전체 DNA를 늘리면 2m 가까이 되는데 이것이 지름 10nm 이하의 핵에 들어가는 것은 이러한 구조 때문이다. 세포분열 시 염색질은 더욱 응집해서 광학현미경에서 관찰할 수 있는 상태가 된다.

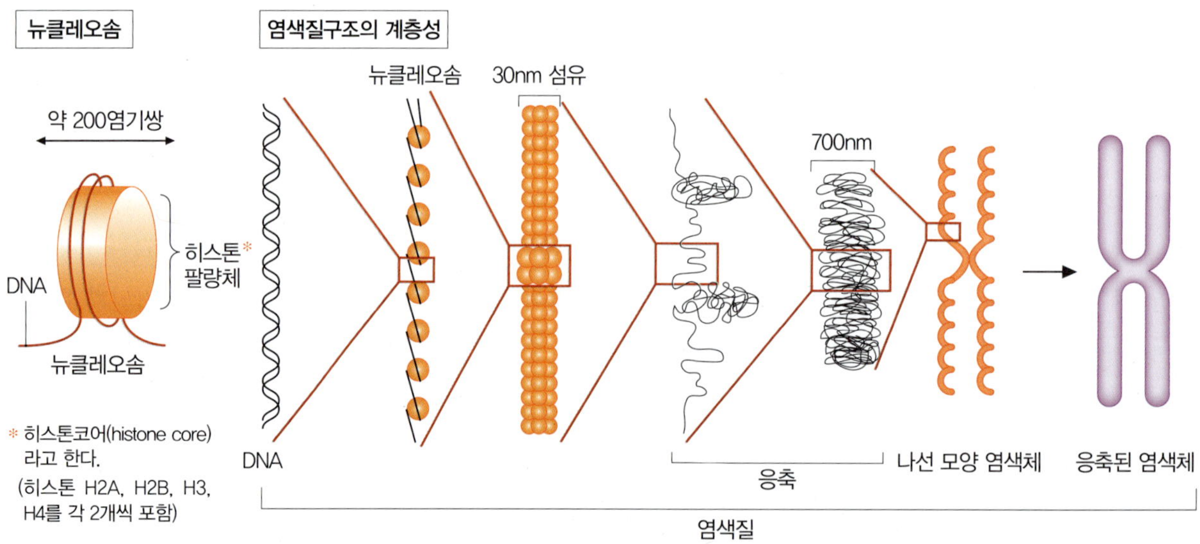

그림 5-10 히스톤, 뉴클레오솜, 염색질, 염색체

4. DNA의 복제

1) DNA 복제의 특징

DNA 복제에서 같은 것이 2개 생기는 경우 우선 부모 DNA가 변성해서 한 가닥 사슬이 되고, 각 한 가닥 사슬 DNA에 대한 상보적 염기(A에는 T, G에는 C가 할당, Chapter 3 참조)를 가진 뉴클레오티드가 DNA 중합효소(DNA polymerase)로 연결되어 최종적으로 원래와 같은 딸 DNA가 2세트 생긴다. 이 원래 DNA 사슬이 절반 남는 복제 기전을 **반보존적 복제**(semiconservative replication)라고 한다.

진핵생물과 같이 거대한 선상 DNA를 유전체에 갖는 경우 DNA 복제는 유전체의 다양한 부위에 있는 **복제개시점**(*ori*)에서 동시에 일어나며, 복제과정은 양쪽으로 진행해서 DNA 전체의 복제가 완료된다. 환상(원형) DNA를 유전체에 갖는 원핵생물에서 복제는 원점에서 시작된다.

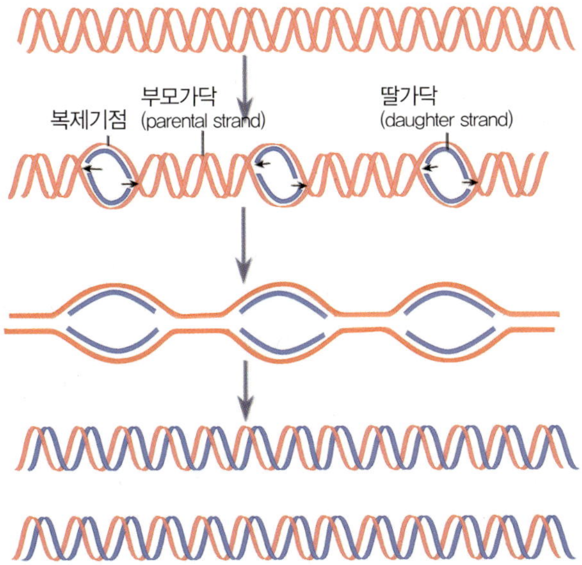

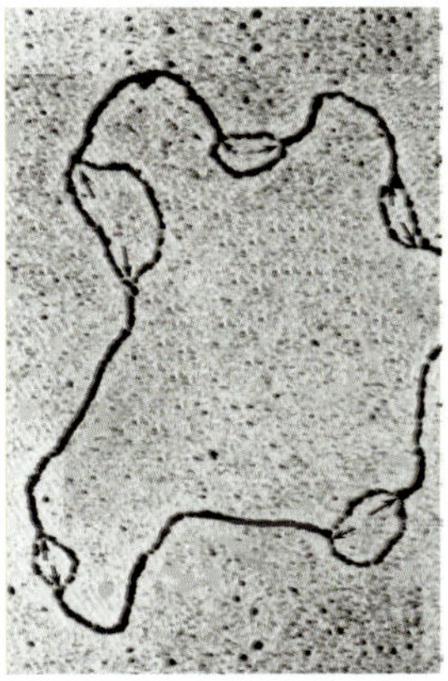

5개의 DNA 복제방울이 관찰되는 현미경 사진. 화살표는 각각의 방울의 끝에서 DNA 복제가 일어나는 방향을 가리킨다.

그림 5-11 DNA 복제방울과 복제분기점

해설

반보존적 복제를 증명한 메셀슨-스탈실험(Meselson-Stahl experiment)

DNA의 염기에는 질소가 포함된다. 질소의 원자량(Chapter 3 참조)은 14달톤으로(^{14}N), ^{15}N을 넣은 배지에서 대장균을 배양하면 그 DNA는 무거워진다. 이 대장균을 보통 배지로 옮겨서 1회 분열시키고 그 DNA의 밀도를 원심분리기로 조사한 결과 DNA는 무거운 DNA와 일반 가벼운 DNA의 중간이 되었다. 이 사실에서 복제 후 DNA는 옛 DNA와 새 DNA의 2가닥임을 알 수 있었다. 다시 한 번 세균을 분열시키면 DNA는 가벼운 분획과 중간 분획으로 나뉘며 그 이후에는 중간 부분이 감소하고 가벼운 부분이 증가한다(그림 5-12).

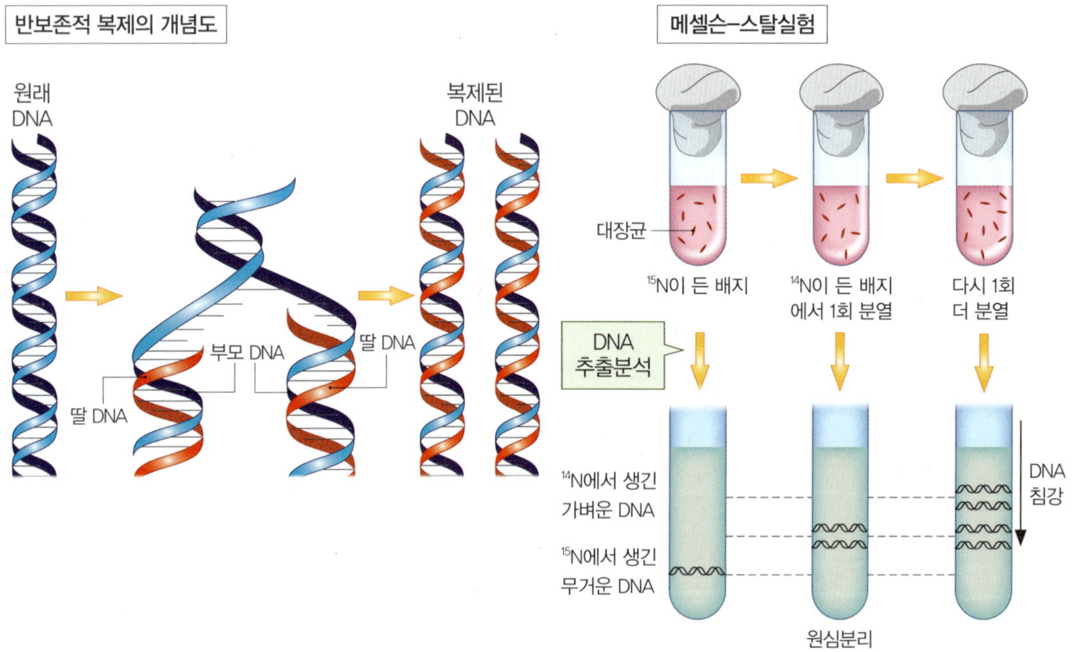

그림 5-12 반보존적 복제와 메셀슨-스탈실험

2) DNA 합성반응의 특징

DNA의 복제는 G1기와 G2기 사이의 S기에서 일어난다. DNA 복제에는 많은 효소가 필요하다. 복제는 복제기점(replication origin)이라는 특정 부위에서 시작된다. 이 부위에 DNA 헬리카제(DNA helicase)와 다른 단백질들이 결합하여 이중나선구조를 풀어주게 된다. 풀린 두 가닥의 DNA는 복제방울(replication bubble)이라는 구조를 형성하게 되는데 복제방울 끝 쪽 부위, 즉 풀리기 시작하는 DNA가 있는 부위를 복제분기점(replication fork)이라고 부른다. DNA 가닥은 인산과 데옥시리보스(deoxyribose)라는 당이 축을 이루고, 질소를 함유하고 있는 염기가 결합된 형태로 이루어져 있다. 복제되는 동안 "DNA 중합효소(DNA polymerase)"라는 효소가 DNA의 주형 가닥에 상보적인 염기를 갖는 뉴클레오티드(nucleotide)

를 첨가하게 된다. 기질로 이용되는 뉴클레오시드 삼인산(nucleoside triphosphate)인 dATP, dCTP, dGTP, dTTP는 많은 에너지를 가지고 있어서 DNA 합성 과정에 필요한 에너지를 공급하게 된다. 뉴클레오티드 삼인산은 두 개의 인산을 잃어버리면서 에너지를 방출하게 되고, 이 에너지를 이용하여 DNA의 새로운 당-염기축이 만들어진다.

이중나선구조인 DNA의 두 가닥의 끝부분은 서로 다른 구조를 갖는다. 한 가닥은 데옥시리보스오탄당 고리의 다섯 번째 탄소에 결합된 인산이 밖으로 노출되어 있기 때문에 5′ 말단(5′ end)이라 불린다. 다른 한쪽 가닥의 끝은 데옥시리보스오탄당의 고리 중 3번째 탄소에 위치한 수산기(hydroxyl group, -OH)가 노출되어 있으므로 3′ 말단(3′ end)이라 불린다. DNA 중합효소는 합성되는 DNA 가닥의 3′ 말단 쪽에만 새로운 뉴클레오티드를 결합시킬 수 있다. 결과적으로 새롭게 합성되는 DNA 가닥은 5′에서 3′ 방향으로 늘어난다. 이중나선구조 DNA의 한쪽 가닥에서는 DNA 복제가 5′ → 3′ 방향으로 연속적으로 일어나게 되고, 이렇게 합성된 DNA 가닥을 선도가닥(leading strand)이라고 한다. 다른 한

쪽 가닥은 지체가닥(lagging strand)이라고 하는데, 이 가닥을 합성하기 위해서는 DNA 중합효소가 반대방향으로 작용해야 한다. 결과적으로 선도 가닥과 달리 후발가닥은 약 100-200개의 뉴클레오티드를 갖는 작은 조각으로 합성되어진다. 일본 과학자가 발견한 이후 오카자키 조각(Okazaki fragment)이라고 불리는 이 조각들은 DNA 연결효소(DNA ligase)에 의해 연결된다. DNA 중합효소는 오직 이미 합성이 시작된 가닥에 뉴클레오티드를 첨가해줄 수 있을 뿐, 새롭게 DNA의 합성을 시작할 수는 없다. RNA 프리마제(RNA primase)가 약 10개의 뉴클레오티드로 이루어진 작은 리보핵산(ribonucleic acid, RNA)조각을 합성하여, DNA 중합효소가 DNA 합성을 시작할 수 있도록 도와준다. DNA 중합효소는 RNA 프리마제에 의해 합성된 RNA 조각을 프라이머(길잡이, 시동체, primer)로 이용하여 DNA 합성을 시작한다 DNA가 합성되는 동안 종종 짝이 맞지 않는 뉴클레오티드가 끼워 들어가는 경우가 있다. 이렇게 짝이 맞지 않는 뉴클레오티드는핵산분해효소(nuclease) 을 가진 DNA중합효소에 의해 제거되고 교정된다.

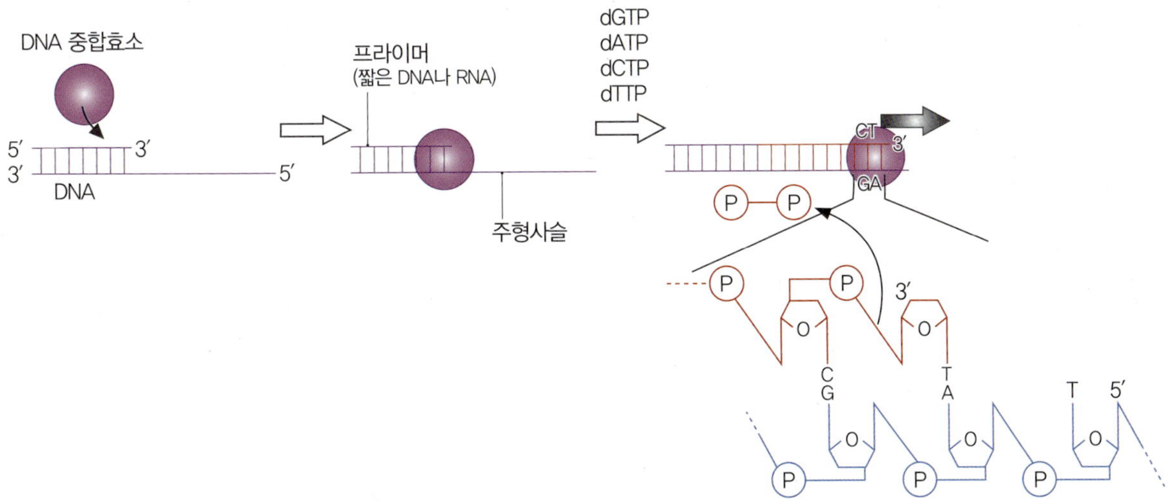

그림 5-13 DNA 중합효소의 작용

3) DNA 합성 단백질과 기능 (표 5-3, 그림 5-14)

표 5-3 DNA 합성 단백질의 종류와 기능

DNA 합성 단백질	기능
헬리케이스(helicase)	DNA 이중나선을 풀어준다.
단일가닥 결합단백질 (single strand binding protein, ssb)	단일가닥의 DNA와 결합하여 모가닥끼리 다시 결합하지 못하도록 한다.
프라이메이스(primase)	DNA 중합효소가 DNA 합성 개시하기 위해서는 프라이머(primer)를 요구, 프라이메이스는 단일가닥 DNA를 따라 RNA primer를 합성하는 효소이다. ※ 프라이머(primer) : 5~10개 정도의 뉴클레오타이드로 구성
DNA **회전효소**(topoisomerase)	DNA 가닥을 절단하거나 회전함으로써 과도하게 꼬이는 것을 교정한다.
DNA **중합효소**(DNA polymerase) Ⅲ	① 5′→3′ 중합기능 : RNA 프라이머의 3′ OH 말단에 뉴클레오타이드를 첨가시켜 DNA 가닥을 5′→3′으로 합성한다. ② 3′→5′ 제거기능 : 잘못 첨가된 뉴클레오타이드를 3′→5′ 방향으로 제거한다.
DNA **중합효소**(DNA polymerase) Ⅰ	① 프라이머 5′→3′ 제거기능 : 프라이머 RNA를 DNA로 교체한다. ② 5′→3′ 중합기능 ③ 3′→5′ 제거기능
DNA **연결효소**(DNA ligase)	오카자키 절편들을 연결한다.

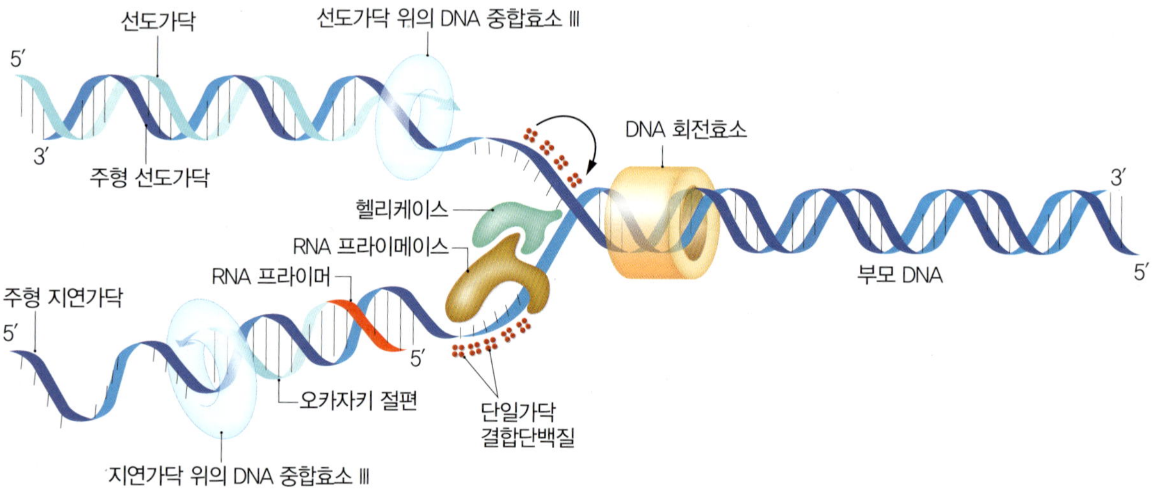

그림 5-14 DNA 합성 단백질과 기능

해설

불연속 복제 : 오카자키 절편

DNA 합성은 한 가닥이 된 주형 DNA의 양 가닥에서 각각 일어나는데, DNA 중합효소는 3′ 방향으로만 DNA를 합성할 수 있다. 한쪽 가닥에서는 5′ → 3′ 방향으로 연속적으로 복제가 진행되는 선도 가닥이 형성되지만, 다른 쪽 가닥에서는 어느 정도 DNA가 풀어진 다음에 5′ → 3′ 방향으로 조금씩 복제되기 때문에 연속적이 아닌 불연속 복제로 작은 조각(오카자키 절편)으로 나누어져 복제가 진행되는 지연 가닥이 형성된다. 오카자키 절편은 DNA 연결효소(DNA ligase)에 의해 하나의 사슬로 연결된다(그림 5-15).

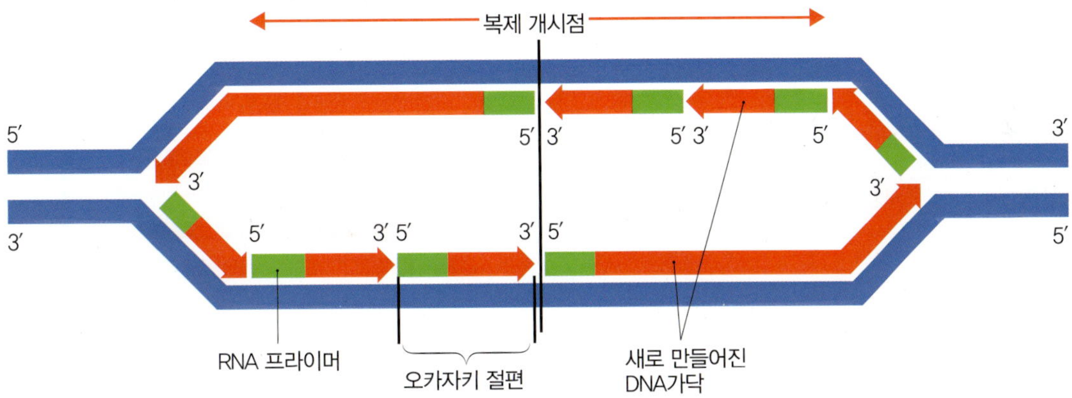

그림 5-15 **복제갈래**

4) PCR (그림 5-16)

DNA는 시험관 내 반응으로 복제시킬 수 있다. 보통의 DNA 중합효소는 열에 불안정하지만, 내열성 DNA 중합효소를 사용하면 다음의 반응이 가능해진다. 먼저 시험관에 DNA, 효소, 기질, 프라이머를 넣고 95℃에서 DNA를 한 가닥 사슬로 변성시킨다. 온도를 50℃로 낮추면 프라이머가 주형 DNA에 결합한다. 그때 효소가 작용하는 70℃ 부근으로 온도를 높이면 DNA 합성반응이 진행한다. 이렇게 온도를 주기적으로 변화시키면 DNA 합성반응이 연속적으로 일어나 20~30회의 반응으로 DNA를 대량 증폭시킬 수 있는데, 이 기술을 **PCR**(중합효소연쇄반응, polymerase chain reaction)이라고 한다. 증폭시키고자 하는 DNA의 희망 영역을 좌우에서 끼우듯이 한 프라이머 세트를 이용하면 되는데, 이 방법은 특정 DNA 배열 여부를 확인하는 DNA 감정(혈연감정이나 범죄조사)에도 이용된다. 의료 현장에서는 유전자 진단(유전병이나 암의 진단, 유전적 배경 조사)이나 감염 병원체의 특정(병원체 종류 결정)에 이용되고 있다.

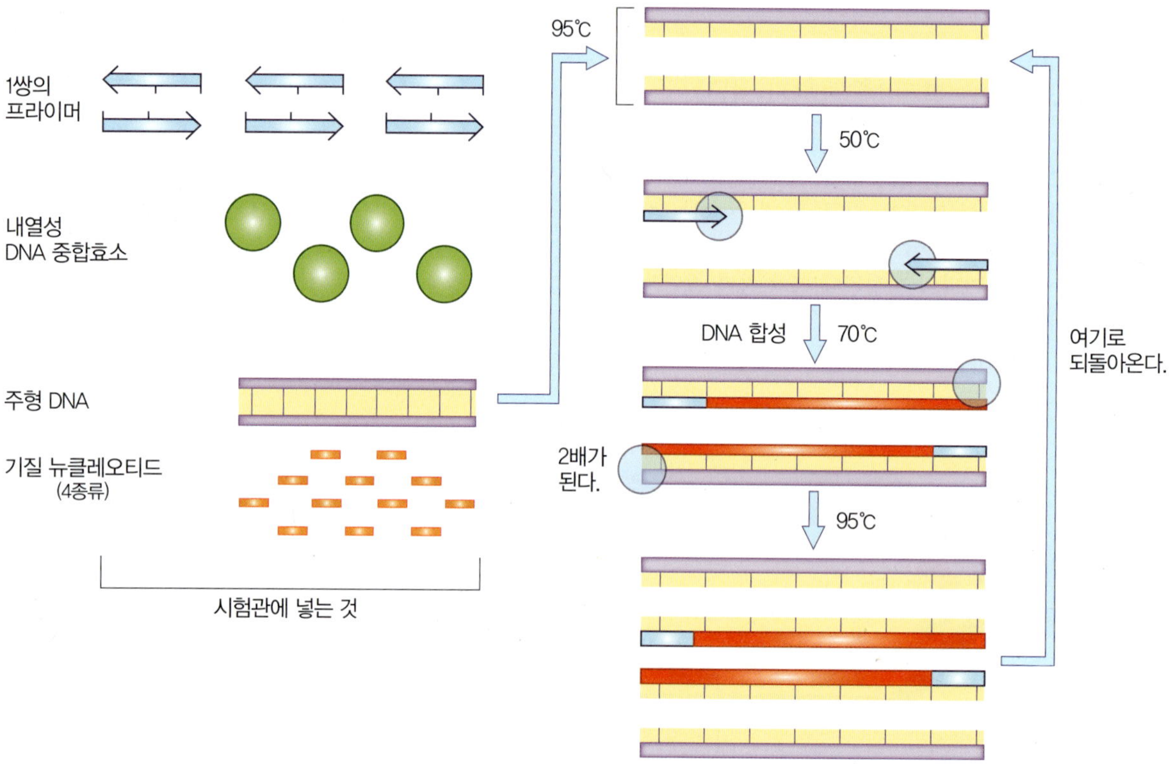

그림 5-16 PCR의 원리

해설

복제의 말단 문제와 세포수명

DNA 합성반응의 특징 때문에 선상 DNA의 각 주형 3′ 말단은 복제되지 않은 채 남게 되는데, 이를 **복제의 말단 문제**라고 한다. 이로 인해 염색체가 복제할 때마다 그 끝(의미가 없는 반복배열로 이루어진 끝분절)은 짧아지게 되는데 **끝분절**(telomere)*을 넘어서 단축이 진행되면 염색체는 기능을 잃고 세포는 죽게 된다. 정상세포를 배양해도 결국 증식하지 않는 한 원인은 이 말단 문제에 있다. 생식세포에는 끝분절을 복제하는 **끝분절효소**(telomerase)가 존재하는데, 보통 세포에는 거의 없으며, 무한증식이 가능한 암세포에는 끝분절효소가 풍부하게 존재한다. 보통 세포에 미량 존재하는 끝분절효소는 절단된 염색체의 복구에 관여한다(그림 5-17).

* 끝분절(텔로미어, 말단소체, telomere) = telo(끝) + mere(부분)

해설

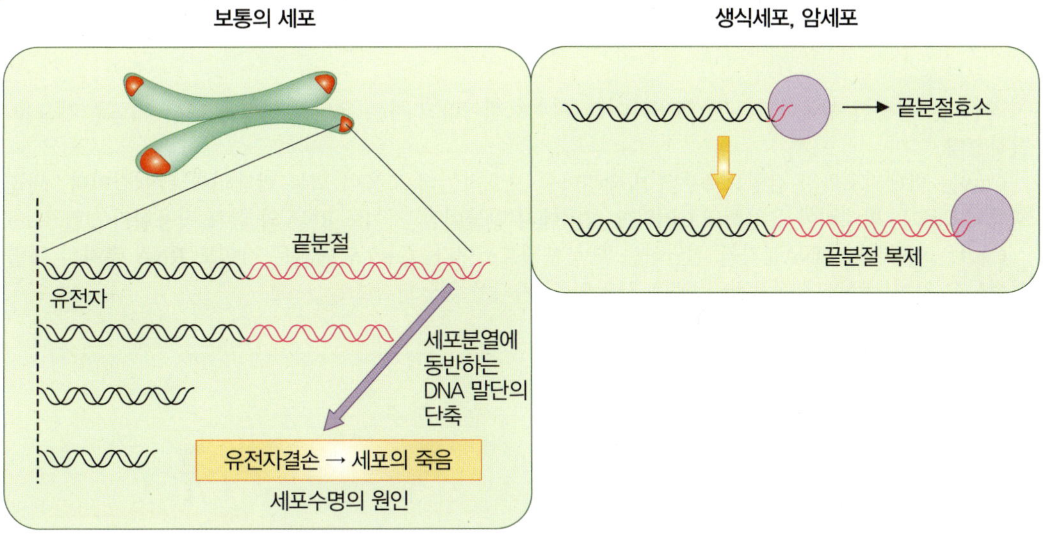

그림 5-17 끝분절을 복제하는 끝분절효소

질환노트

- **끝분절효소와 질환**

끝분절효소에 결함이 있으면 선천성 각화이상증이나 선천성 재생불량빈혈이 발병한다. 이 효소가 암에 많다는 점에서 끝분절효소억제제를 항암제로 이용하려는 시도가 있다.

5

column 유전자와 유전체 편집

최근 몇 년 동안 생물학자들은 CRISPR-Cas9 시스템이라고 하는 유전자 편집을 위한 새로운 기술을 개발하였다.

Cas9는 박테리오파지 감염으로부터 박테리아를 보호하는데 도움이 되는 박테리아 단백질이다. 세균세포에서 Cas9는 박테리아 유전체의 CRISPR 영역에서 만들어진 '가이드 RNA'와 함께 작용한다(그림 5-18).

Cas9은 이중가닥 DNA분자를 절단하는 핵산분해효소이다. Cas9 단백질은 가이드 RNA 분자의 명령을 실행하고 가이드RNA에 상보적인 DNA 서열의 두 가닥을 절단한다(그림 5-19).

① 파지에 의한 감염은 세균 유전체 DNA에 존재하는 CRISPR 영역의 전사를 촉진한다. CRISPR 영역에서는 과거에 그 세포를 감염시킨 적이 있는 파지의 DNA가 반복 서열 사이에 삽입되어 있다.

② 전사된 RNA는 작은 가닥으로 잘리는 가공과정을 거친다. 여기서는 이 RNA에서 침입하는 파지의 DNA에 상보적인 부분에 초점을 맞추어 살펴보기로 한다.

③ 각각의 짧은 RNA 가닥은 Cas 단백질과 결합하여 복합체를 형성한다(여러 개의 복합체들이 형성된다).

④ 상보적인 RNA가 침입한 파지의 DNA에 결합한다. Cas 단백질이 파지 DNA를 자른다.

⑤ 파지 DNA가 잘리고 나면 전체 DNA 분자는 분해되어 더 이상 증식하지 못한다.

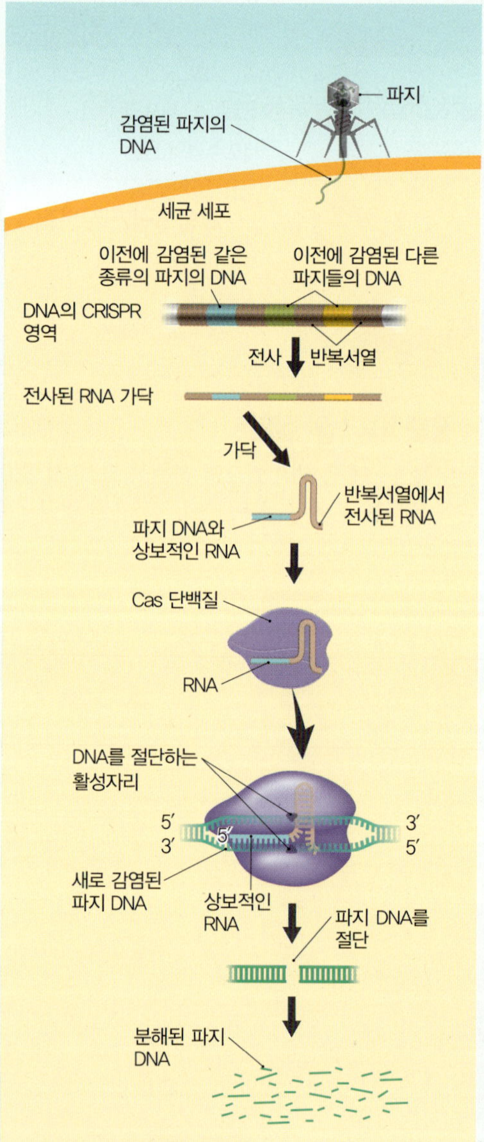

그림 5-18 CRISPR체계, 일종의 세균 면역체계

column

① Cas9 단백질과 가이드 RNA가 서로 결합되어 세포 내로 도입될 수 있는 복합체가 형성된다.

② 핵 내에서 가이드 RNA의 상보적 염기서열은 표적유전자 부분에 결합한다. Cas9 단백질의 활성자리는 두 가닥 DNA를 자른다.

③ 파괴된 DNA 가닥은 세포 내에서 두 가지 방식 중 하나로 복구된다.

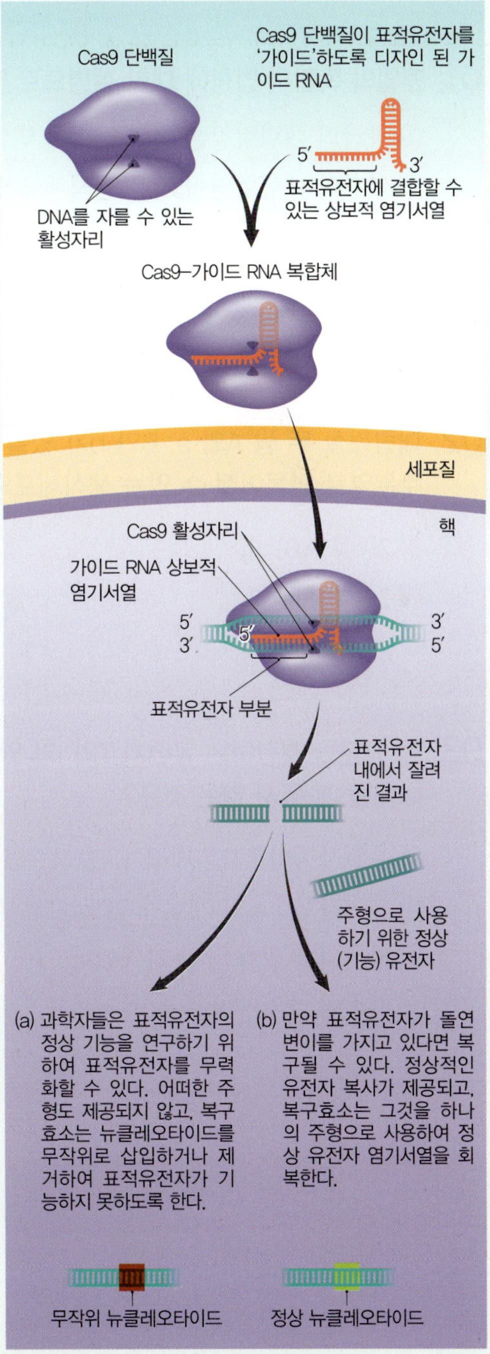

그림 5-19 CRISPR–Cas9 시스템을 사용한 유전자 편집

확인학습

01. 멘델의 독립의 법칙에 대한 설명으로 맞지 않은 것은?

① 각각의 대립형질은 서로 간섭하지 않는다.
② 각각의 대립형질이 같은 염색체에 있을 때도 성립된다.
③ 두 쌍 이상의 대립형질을 대상으로 한 유전 법칙이다.
④ 각각의 대립형질이 서로 다른 염색체 상에 있을 때만 성립된다.

02. 대립형질 두 쌍 A와 a, B와 b가 있을 때 A와 B, a와 b가 연관되어 있다면 감수분열로 만들어질 수 있는 생식세포의 종류는? (단, 교차는 발생하지 않았다.)

① 2종류 AB, ab
② 4종류 A, a, B, b
③ 2종류 Aa, Bb
④ 4종류 AB, Ab, aB, ab

03. 한 형질을 결정하는 유전자 T와 t가 있다. 유전자형이 TT인 개체와 tt인 개체를 교배할 때 옳지 않은 것은?

① 유전자형이 TT인 개체가 만드는 생식세포는 한 가지이다.
② 유전자형이 tt인 개체가 만드는 생식세포는 한 가지이다.
③ 자손의 표현형은 한 가지이다.
④ 자손의 유전자형은 두 가지이다.

04. 90쌍의 뉴클레오타이드를 갖는 이중나선 DNA의 (A + T) : (G + C) = 3 : 2일 때 G의 수는?

① 18　② 72
③ 36　④ 54

05. RNA 또는 DNA 분자는 무엇이라 불리는 하부 단위의 중합체인가?

① 염기　② 아미노산
③ 뉴클레오타이드　④ 핵산

06. 어떤 개체의 DNA에서 염기 중 티민의 함유도가 20%라면 구아닌은 몇 %일까?

① 20%　② 60%
③ 80%　④ 30%

07. DNA 이중 가닥의 상보적 염기결합은?

① 이온결합　② 수소결합
③ 공유결합　④ 에스테르결합

08. 다음 중 염색체를 구성하는 기본단위는?

① 뉴클레오타이드　② 뉴클레오솜
③ 뉴클레오사이드　④ 텔로미어

09. 다음 중 DNA 자기복제에 필요하지 않은 것은?

① 리보솜 ② DNA
③ 뉴클레오타이드 ④ 효소

10. 우리 몸의 유전자가 암호화되어 있는 곳은?

① 리보솜 ② 인산의 개수
③ 염기서열 ④ 당

11. 박테리오파지는 한 세균에서 다른 세균으로 유전자를 운반한다. 이 과정을 무엇이라 하는가?

① 형질전환 ② DNA 스플라이싱
③ 클로닝 ④ 형질도입

12. 박테리오파지가 세균을 감염시키도록 하였다. 첫 번째 실험에서는 방사성 DNA를 포함하였고 방사능은 세균에서 검출되었다. 방사성 단백질을 포함하는 다른 파지로 세균을 감염시켰을 때 세균에서는 방사능이 검출되지 않았다. 이들 두 가지 실험 결과를 비교하여 얻은 결론은?

① 박테리오파지는 세균을 감염시킬 수 있다.
② 유전자는 DNA로 구성된다.
③ DNA는 뉴클레오타이드로 구성된다.
④ 유전자는 단백질을 만드는 정보를 지닌다.

13. 대장균을 동위원소 ^{15}N를 가진 배지에서 수백 세대를 키운 후 ^{14}N를 함유하는 배지로 옮겨 배양하다가 두 번 복제가 일어난 후 DNA를 분리하였을 때 분리된 DNA 중 14N만 함유하는 이중나선의 DNA는 ?

① 0%　　② 25%
③ 50%　　④ 75%

14. 다음 중 DNA 한 가닥을 따라 연속적인 DNA 가닥을 형성해가는 과정에 대해 옳게 서술한 것은?

① DNA ligase와 중합효소의 작용이 모두 필요하다.
② DNA ligase 때문에 5′ → 3′ 방향으로만 연장이 가능하다.
③ 선도가닥(leading strand)에서만 일어난다.
④ 지연가닥(lagging strand)에서만 일어난다.

5

15. DNA 중합반응 시 뉴클레오티드를 결합시키는 데 필요한 에너지는 어디에서 오는가?

① DNA 중합효소
② ATP의 마지막 인산기의 가수분해
③ 당-인산 골격에 있는 뉴클레오타이드
④ 뉴클레오시드 삼인산으로부터 피로인산(pyrophosphate)을 가수분해로 제거함으로써

16. A바이러스의 단백질과 B바이러스의 DNA를 침투시킨 박테리오파지를 대장균에 주입했을 때 대장균에서 증식한 박테리오파지에서 볼 수 있는 것은?

① A바이러스의 DNA와 B바이러스의 단백질
② B바이러스의 DNA와 A바이러스의 단백질
③ B바이러스의 DNA와 B바이러스의 단백질
④ A바이러스의 DNA와 A바이러스의 단백질

17. DNA 복제과정의 단백질과 기능은?

CHAPTER

06 유전자의 발현과 조절

1. 유전정보의 발현

DNA의 유전정보가 이용되려면 RNA나 단백질로 변환되어야 한다. RNA나 단백질이 합성되어 DNA의 유전정보가 나타나는 것을 유전자발현(gene expression)이라고 하고, 유전정보를 가진 DNA, RNA, 단백질을 **정보고분자**(informational macromolecule)라고 한다. 정보가 흐르는 방향은 DNA → RNA → 단백질인데, 이 원칙을 분자생물학에서는 **중심원리**(central dogma)라고 한다(그림 6-1).

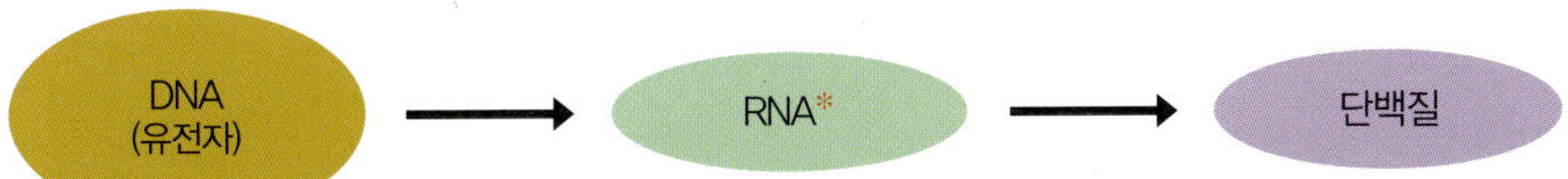

※ RNA에서 끝나는 것도 있다.

그림 6-1 중심원리에 제시된 유전정보의 흐름

MEMO

- **유전정보의 흐름에서 전사와 번역**

(1) 세균세포. 핵이 없는 세균세포에서 전사에 의해 생성된 mRNA는 추가적인 가공없이 즉시 번역된다.

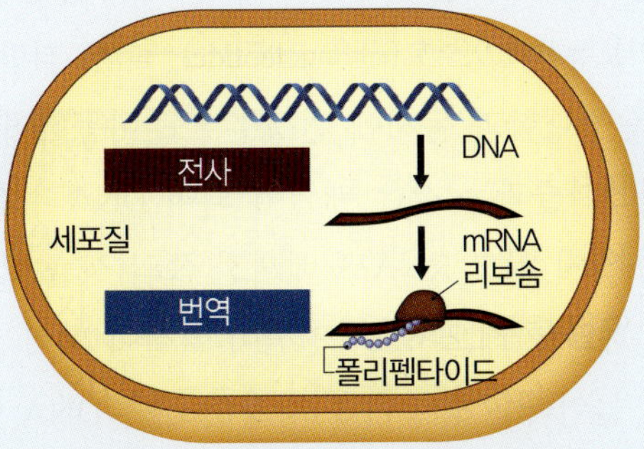

MEMO

• **유전정보의 흐름에서 전사와 번역 (계속)**

(2) 진핵세포. 핵은 전사를 위한 별도의 구획을 제공한다. mRNA 전구체라고 불리는 처음 만들어진 RNA 전사체는 여러 방법으로 가공된 다음 mRNA가 되어 핵을 떠난다.

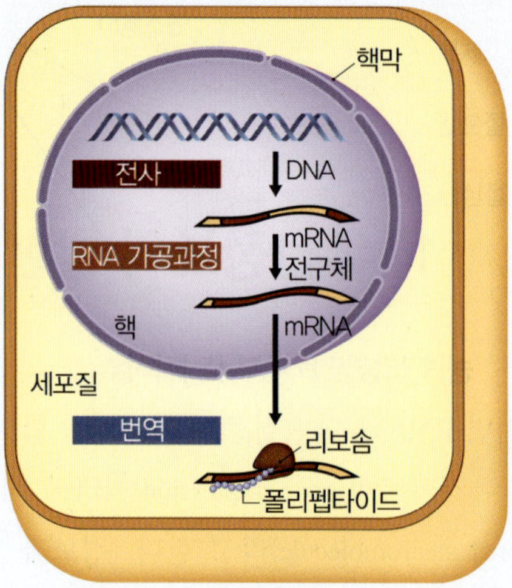

1) 전사와 RNA

(1) 전사 : RNA의 합성기전 (그림 6-2)

RNA 합성을 **전사**(transcription)라고 하며 유전자발현의 첫걸음이다. 유전자에 따라서는 RNA가 최종산물인 경우도 있고 또 전사가 이후 과정을 진행하는 결정요인이 되기 때문에 전사는 종종 **유전자발현**과 같은 의미로도 사용된다. 두 가닥 사슬 DNA를 바탕으로 한 가닥 사슬 RNA를 만드는 효소를 **RNA 중합효소**(RNA polymerase)라고 한다. 진핵생물에서 전사는 핵에서 일어난다. 전사가 시작될 때에는 우선 전사 개시점 부근에 RNA 중합효소가 결합하여 DNA가 부분적으로 변성한다. 그러면 DNA사슬의 한쪽이 **주형가닥**(template strand)이 되고 RNA 중합효소는 주형의 염기에 상보적인 뉴클레오티드[당이 리보스인 리보뉴클레오티드(ribonucleotide). 다만, 티민 대신 우라실이 사용된다]를 잇달아 연결하고 효소가 DNA 위를 진행함과 동시에 변성부분도 이동하여 RNA사슬이 만들어진다. RNA는 주형과는 상보적이지만, 반대사슬과는 같은 배열이 되어 DNA의 한쪽 사슬이 베껴지게(전사되게) 된다. 주형가닥은 유전정보를 갖지 않고 RNA로 베껴진 쪽의 사슬(**비주형가닥**)이 유전자정보를 가진다. RNA 중합효소의 성질 가운데 뉴클레오시드삼인산이 기질이 되며 그것이 RNA에 흡수될 때에는 2개의 인산이 제거되고 사슬이 늘어나는 방향이 3′ 방향인 것은 DNA 중합효소와 공통이다. 다만, DNA 중합효소와 달리 RNA 중합효소는 사슬의 신생이 가능하다(프라이머는 불필요).

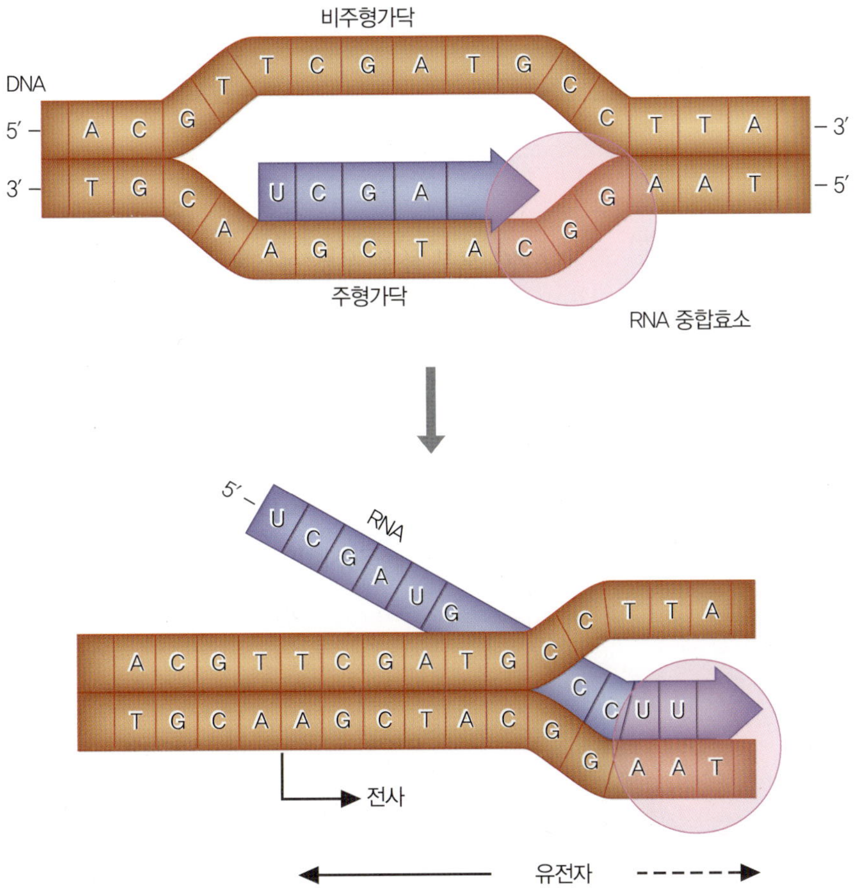

그림 6-2 전사기전

RNA에서는 T(티민)가 U(우라실)로 바뀐다. 유전정보는 비주형가닥에 포함된다.

(2) RNA의 종류와 역할 (표 6-1)

핵에서 합성된 RNA는 주로 세포질로 이동하여 그곳에서 작용하는데, 그 중에는 핵에서 작용하는 것도 있다. RNA는 단백질 합성에 관여하는 것과 그 외의 작용을 하는 것으로 나뉘는데, 양적으로는 대부분의 RNA가 단백질 합성에 관여하며, 세포질에서 기능한다.

단백질 합성에 관여하는 RNA는 **rRNA**(리보솜RNA, ribosomal RNA), **tRNA**(전이RNA, transfer RNA), **mRNA**(전령RNA, messenger RNA)의 3종류이다. 이중 단백질을 코드하는 것은 mRNA로 유전자의 수에 상당하는 종류가 있다. rRNA는 리보솜에 포함되며 여러 종류가 존재한다. 그리고 tRNA는 소형의 RNA로 아미노산의 수만큼 존재하며 아미노산을 리보솜으로 운반한다.

RNA의 단백질 합성 이외의 역할로는 **리보자임**(ribozyme; 효소활성이 있는 RNA분자), 스플라이싱(잘라이음, splicing) 조절*, 유전자발현 조절*, RNA 간섭 등의 유전자발현 억제가 있다(*는 핵에서 작용한다).

표 6-1 RNA의 종류와 역할

역할	RNA의 종류	기능 및 특징
단백질 합성	mRNA	전령RNA, 아미노산배열을 코드한다, 여러 종류가 존재
	rRNA	리보솜RNA, 리보솜의 성분, 4종류
	tRNA	전이RNA, 아미노산과 결합한다, 20종류
그 밖의 기능	snRNA	핵에 있다, 스플라이싱의 조절, 여러 종류
	miRNA siRNA	RNA 간섭, mRNA의 분해, 유전자발현 억제(그림 6-8)
	기타(ncRNA)	비코드RNA, 여러 종류 존재, 어떤 것은 유전자발현 억제

진핵세포는 여러 단계에서 유전자발현을 조절할 수 있다.

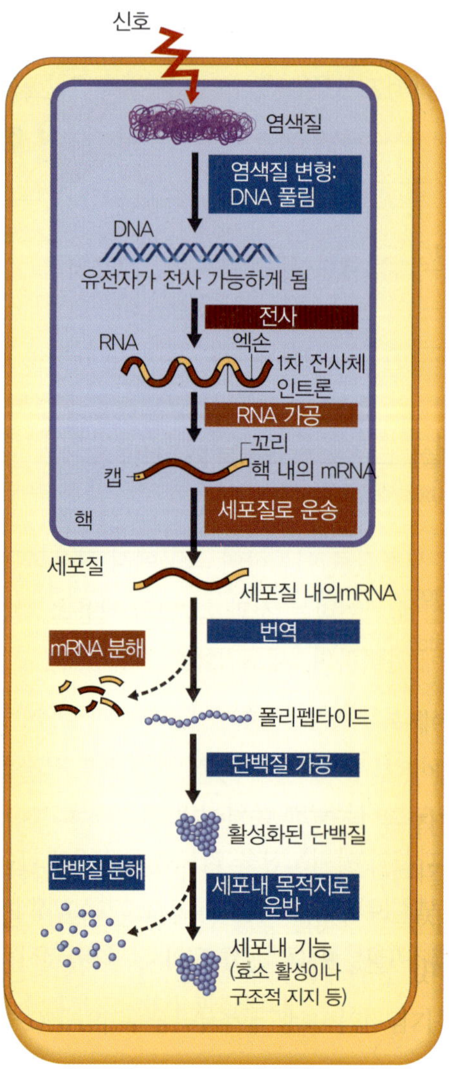

2) 전사조절

(1) 프로모터와 전사의 기본기전 (그림 6-3)

복제와 달리 전사과정은 세포가 놓인 상황에 따라 유전자별로 다른 수준에서 조절된다. 전사를 조절하기 위한 DNA 배열(**시스**)이 유전자별로 유전자 주변(경우에 따라서는 유전자 내부)에 배치되어 있다. 전사 개시부위 부근에 있어 RNA 중합효소가 결합하는 주변의 DNA 영역을 **프로모터**(촉진자, promoter)라고 한다. 특히 정해진 배열은 없지만, 약 30염기쌍 상류에 있는 AT에 풍부한 배열(**TATA 박스**) 혹은 GC에 풍부한 배열(**GC 박스**), 전사 개시부위 부근의 피리미딘에 풍부한 배열(**개시자**) 등이 관찰된다.

원핵생물 유전자의 프로모터는 비교적 유사한 구조를 가지며, 전사 개시부위 상류의 10염기쌍 부분과 35염기쌍 부분에 공통배열을 가진다. 진핵생물의 RNA 중합효소는 자신은 프로모터에 결합할 수 없어 복수의 **기본전사인자**(basal transcription factor)의 도움이 필요하다. 기본전사인자는 어느 유전자에나 필요한 단백질로, RNA 중합효소의 프로모터 결합을 도울 뿐만 아니라 효소를 활성화 상태로 하거나 DNA를 전사되기 쉬운 상태로 하는 등의 기능을 가진다.

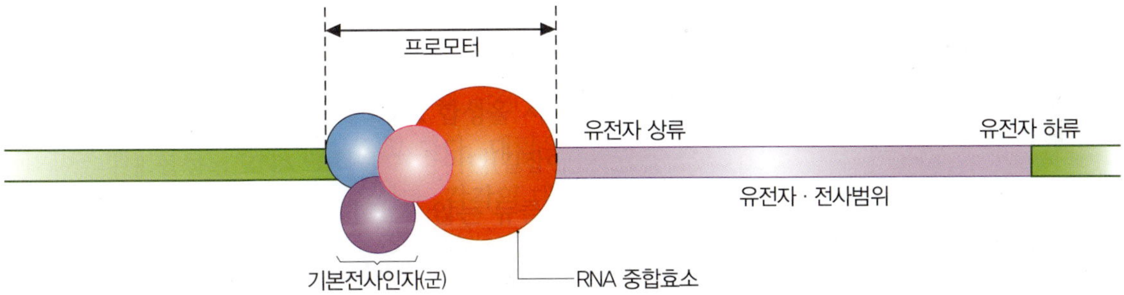

그림 6-3 프로모터와 기본전사인자

(2) 전사조절 배열과 전사조절 단백질

유전자에는 프로모터 외에도 **유전자 특이적 전사조절**을 행하는 다른 분류의 시스배열, 즉 **전사조절 배열**[전사를 높이는 것을 **증강인자**(enhancer), 약하게 하는 것을 촉진유전자억제유전자(silencer)라고 한다]이 있다. 전사조절 배열에는 **전사조절 단백질**(**전사조절인자** 혹은 **배열 특이적 전사조절인자**라고도 한다)이 결합하고 프로모터에 결합해 있는 단백질군(기본전사인자와 RNA 중합효소)에 영향을 미친다. 전사조절 배열의 위치나 종류는 유전자에 따라 다르며 전사조절 단백질도 유전자에 특이적이기 때문에 유전자 독자의 전사조절이 가능해진다. 전사조절 단백질은 전사 개시부위의 상류에 결합하는 경우가 많으며 상류 수천 염기쌍의 장소에 있는 것도 있다(그림 6-4).

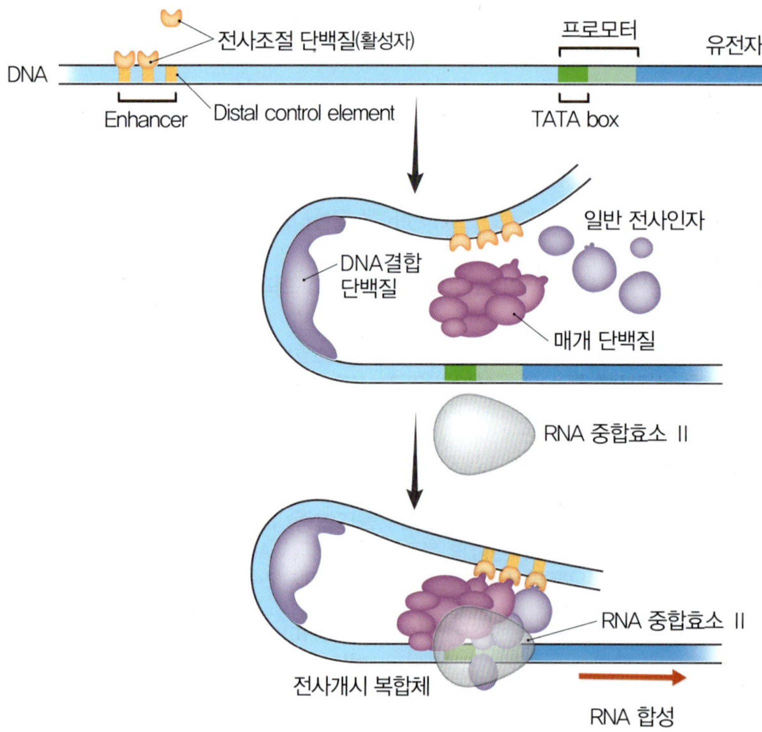

그림 6-4 **유전자 특이적 전사조절 단백질**

MEMO

- **전사조절 단백질**

전사조절 단백질인 활성자가 인핸서(증강인자)에 결합하면 DNA 결합 단백질의 결합으로 DNA가 꺾이는 현상이 생기고, 이들이 다시 매개 단백질에 결합하여 일반 전사인자와 결합할 수 있게 되며 일반 전사인자는 전사개시 복합체를 조합하게 된다. 이러한 여러 가지 단백질의 결합 현상으로 전사개시 복합체가 프로모터에 위치하도록 해준다.

질환노트

- **전사조절 단백질과 질환**

질환 중에는 전사조절 단백질(인자)의 기능부전으로 발생하는 것이 몇 가지 있다(예 : Pit-1 인자의 변이에 의한 뇌하수체기능저하나 소인증, p53 인자의 변이에 의한 발암). 바이러스에 의한 발암 중에는 바이러스의 전사조절 단백질이 관여하는 것이 있다. 염증, 세포증식, 면역에는 NFkB 인자가 관여하는데, 항염증제 아스피린은 이 인자의 기능을 저하시킨다.

해설

히스톤에 있는 유전암호

뉴클레오솜 구성 단백질인 **히스톤**(histone)은 다양하게 화학적 변형(아세틸화 등)이 일어난다. 이 변형이 전사조절인자의 기능에 영향을 미쳐서 유전자발현을 조절하기 때문에 히스톤은 숨겨진 유전암호를 갖는다고 한다.

3) RNA 가공과정

진핵세포의 핵 안에서는 Pre-mRNA(mRNA 전구체)를 세포질로 내보내기 전에 특별한 방법으로 변형시킨다. 이러한 RNA 가공(RNA processing) 동안에 mRNA 전구체의 각 말단은 특별한 방법으로 변형된다. 가장 먼저 구아닌(G) 뉴클레오타이드가 전사된 5′ 말단에 결합되어 5′ 캡(5′ cap)을 형성한다(그림 6-5). 3′ 말단에 50~200개의 아데닌(A)뉴클레오타이드를 붙여 폴리 A 꼬리(poly-A-tail)를 형성한다. 5′ 캡과 3′ 폴리 A 꼬리는 여러 중요한 기능을 공통으로 가진다('MEMO' 참조).

5′ 캡과 3′ 폴리 A 꼬리를 가진 pre-mRNA는 핵에서 한정적으로 절단된 다음 성숙하는데, 이 중 가장 특징적인 것은 스플라이싱(잘라이음, splicing)이다(그림 6-6). 스플라이싱은 RNA 일부가 1개 또는 그 이상 제거되고 남은 부분을 이어 붙이는 것이다. 제거되는 부분은 암호화 영역 사이에 있는 핵산의 비암호화 단편인 인트론(intron, intervening sequence)이라고 하며, 나머지 영역은 보통 아미노산 서열로 번역됨으로써 발현되기 때문에 엑손(exon, expressed sequence)이라고 한다.

엑손의 5′ 말단과 3′ 말단에 있는 UTR(비번역 부위, untranslated region)은 인트론이 제거된 후에도 mRNA의 일부분을 구성하지만 단백질로 해독되지 않는다.

엑손과 인트론의 수는 유전자에 따라 다르지만 그 중에는 여러 개의 엑손이 다양하게 선택되어 1개의 유전자에서 여러 개의 성숙 RNA가 만들어지는 기전도 있다(주로 mRNA). 이러한 선택적 스플라이싱(alternative splicing)은 1개의 유전자에서 여러 개의 단백질을 만드는 기전 중 하나이다.

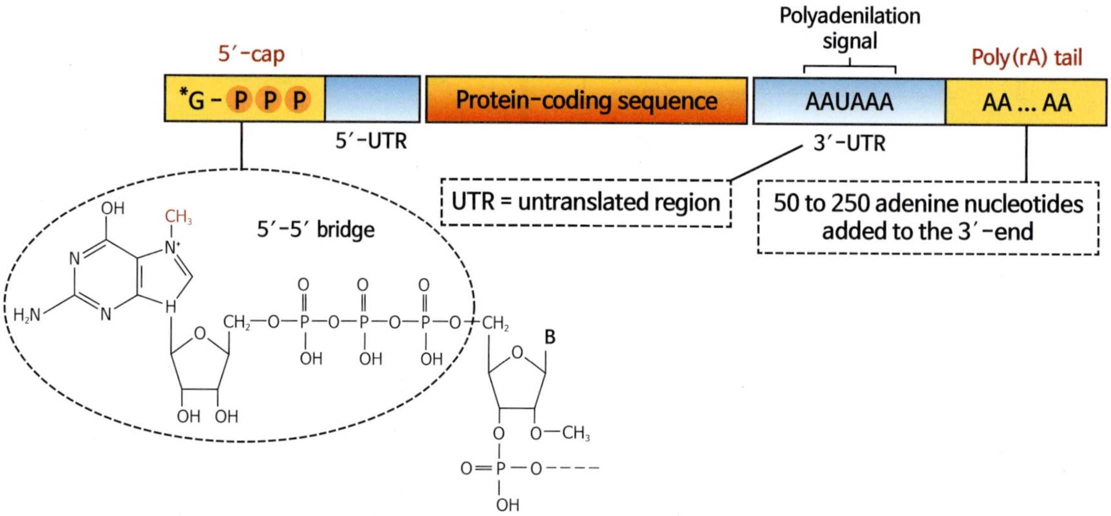

그림 6-5 진핵생물의 mRNA 가공 : 5′ 캡과 폴리 A 꼬리의 추가

MEMO

• **5′ 캡과 3′ 폴리 A 꼬리의 기능**

① 성숙한 mRNA가 핵 밖으로 빠져나가는 것을 도우며, ② mRNA가 가수분해효소에 의해 분해되지 않도록 보호해 주고, ③ mRNA가 세포질에 도달하면 리보솜이 mRNA의 5′ 말단에 부착하는 것을 도와준다.

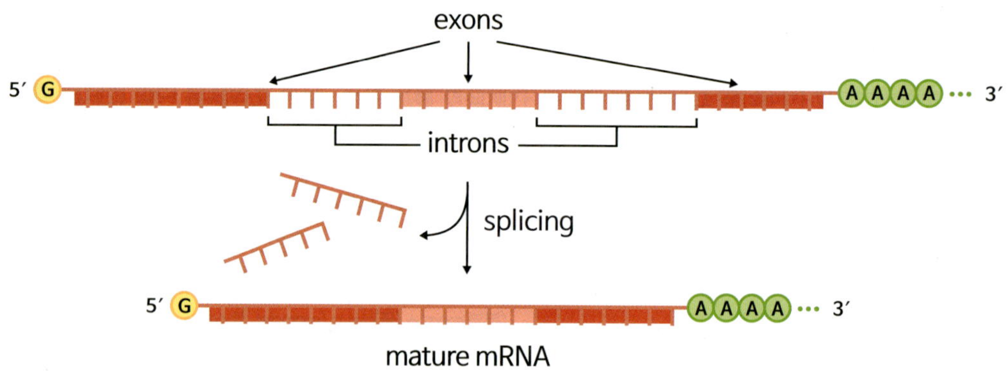

그림 6-6 진핵생물의 mRNA 가공 : mRNA 스플라이싱(이어맞추기)

해설

mRNA 전구체 스플라이싱은 어떻게 수행되는가?

인트론의 제거는 단백질과 소형 RNA들의 거대 집합체인 스플라이싱복합체(spliceosome)에 의해 수행된다. 스플라이싱복합체에 있는 소형 RNA는 인트론에 있는 특정 뉴클레오타이드 서열과 염기쌍을 이룬다. 그런 다음 스플라이싱 복합체는 RNA 전구체를 잘라 엑손을 서로 이어붙인다. 인트론은 방출되어 재빨리 분해된다(그림 6-7).

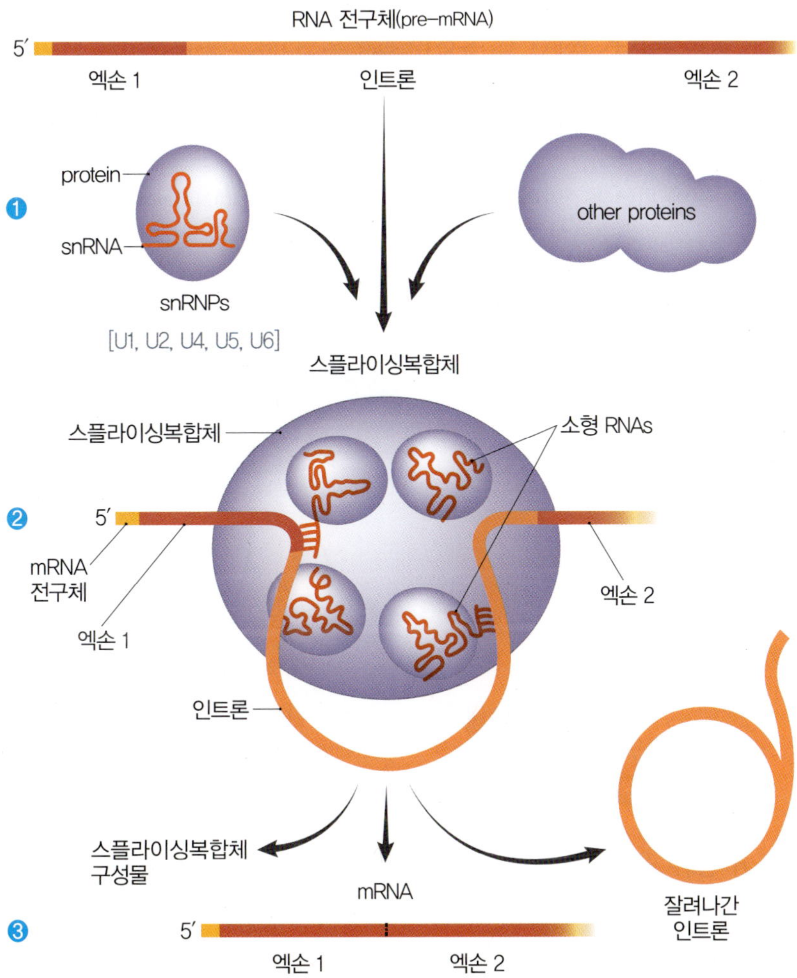

그림 6-7 mRAN 전구체를 스플라이싱하는 스플라이싱복합체

해설

mRNA에 미치는 마이크로 RNA와 소형 간섭 RNA의 영향

유전자 발현조절은 mRNA 번역 및 염색질 변형을 포함한 여러 단계에서 일어나는 것으로 알려졌다. 핵 밖으로 빠져나온 세포질 내의 mRNA에 상보적인 염기서열로 결합할 수 있는 소형 단일가닥 RNA 분자인 마이크로 RNA(microRNA, miRNA)는 긴 RNA 전구체로부터 가공된 22 뉴클레오타이드 길이의 작은 단일가닥 RNA로 가공되며, 하나 이상의 단백질과 결합하여 RNA-단백질 복합체를 형성한다.

miRNA-단백질 복합체는 표적 mRNA의 분해를 유도하거나 번역을 방해한다(그림 6-8).

인간 유전체에서 발현되는 유전자의 최소한 절반은 miRNA에 의해 조절될 것으로 추정하고 있다.

다른 종류의 작은 RNA로는 소형 간섭 RNA(small interfering RNA, siRNA)가 있다. 소형 간섭 RNA는 miRNA와 기원은 다르지만 동일한 단백질들과 결합하여 유사한 효과를 나타낸다는 사실이 확인되었다.

만일 세포에 siRNA 전구체를 주입하면 세포 내 기구가 siRNA를 가공하여 상보적 서열을 지닌 유전자의 발현을 억제하게 된다.

miRNA와 siRNA에 의한 유전자의 발현 억제 현상을 RNA 간섭(RNA interference, RNAi)이라 한다.

주로 실험실에서 특정 유전자의 기능을 억제하여 기능을 분석하는 연구에 사용된다.

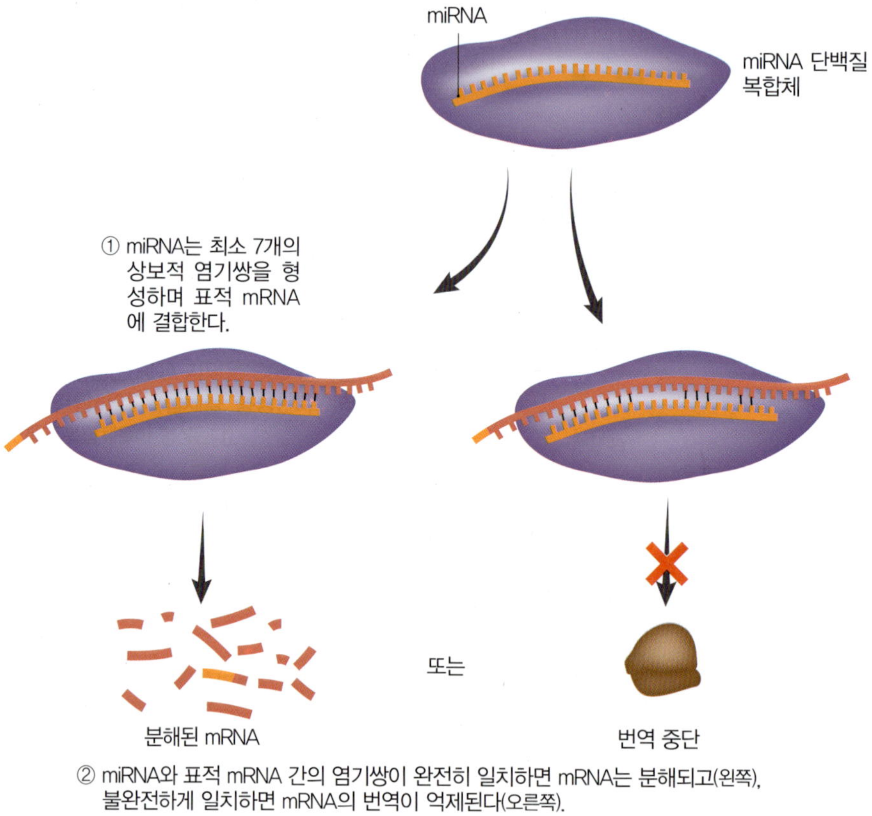

그림 6-8 miRNA에 의한 유전자 발현 조절

4) 번역 : 단백질 합성

mRNA가 세포질로 이동하여 리보솜과 결합하고 그곳에 아미노산을 결합한 tRNA가 불러들여져 리보솜 위에서 아미노산이 연결되어 단백질이 만들어진다. 이처럼 염기배열을 아미노산배열로 바꾸는 기전이 작용하기 때문에 단백질 합성을 **번역**(유전암호해독, translation)이라고 한다(그림 6-9).

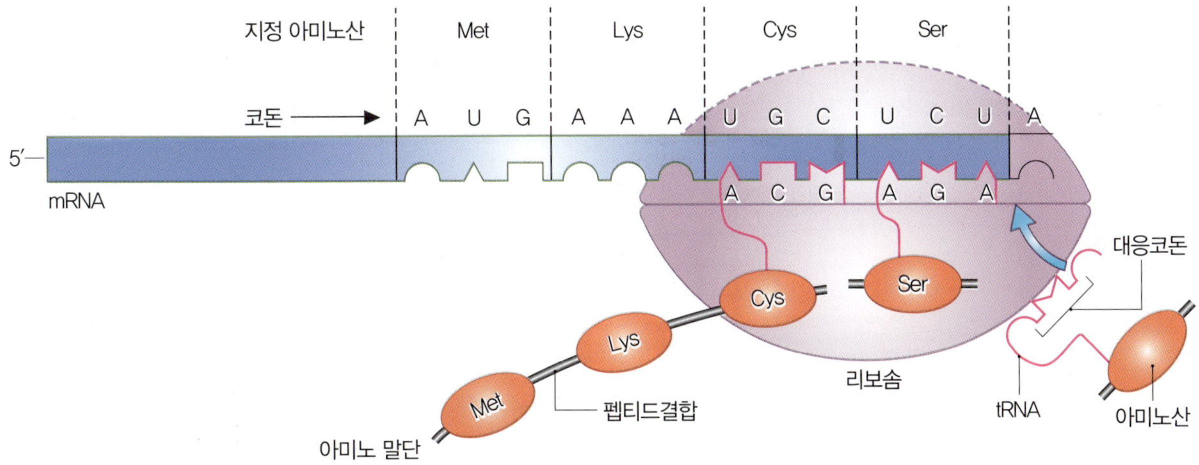

그림 6-9 mRNA, 리보솜, tRNA가 관여하는 번역기전의 개요

(1) 유전암호

염기배열이 아미노산배열로 바뀔 때 어떤 법칙이 적용되는지를 결정하는 것이 염기배열을 아미노산으로 변환하는 암호(코드), 즉 **유전암호**(genetic code)이다(표 6-2). 암호는 연속한 3개의 염기배열인 **코돈**(유전자부호, codon)으로 조합되며, 이 코돈이 1개의 아미노산을 결정한다. 코돈은 전부 64가지로 이것으로 20종류의 아미노산을 지정한다. 이 사실은 1개의 아미노산에 여러 개의 코돈이 할당되어 있음을 의미한다. 메티오닌(methionine)과 트립토판(tryptophan) 이외의 아미노산은 여러 개의 코돈을 가진다. 1개의 아미노산을 코드하는 여러 개의 코돈을 **동의코돈**(synonymous codon)이라고 하는데, 동의코돈 대부분은 3번째 문자의 염기가 바뀌어 있다. 코드영역에 점돌연변이가 생겨도 아미노산배열이 변화하지 않는 현상은 동의코돈으로의 돌연변이로 설명할 수 있다. 메티오닌의 코돈 AUG는 번역의 **시작코돈**(initiation codon)으로도 기능한다. UAG, UGA, UAA는 지정하는 아미노산을 갖지 않으며 번역의 종료를 지시하는 **종결코돈**(termination codon)으로 기능한다.

6

해설

아미노산과 tRNA의 결합

tRNA도 아미노산의 종류와 마찬가지로 20종류가 있으며 각각의 tRNA는 정해진 아미노산과 결합한다(예 : 알라닌 tRNA는 알라닌하고만 결합한다). tRNA의 중앙부에는 mRNA 위의 코돈과 상보적으로 결합하는 배열[**대응코돈**(대응유전자부호, anticodon)]이 있다(그림 6–10).

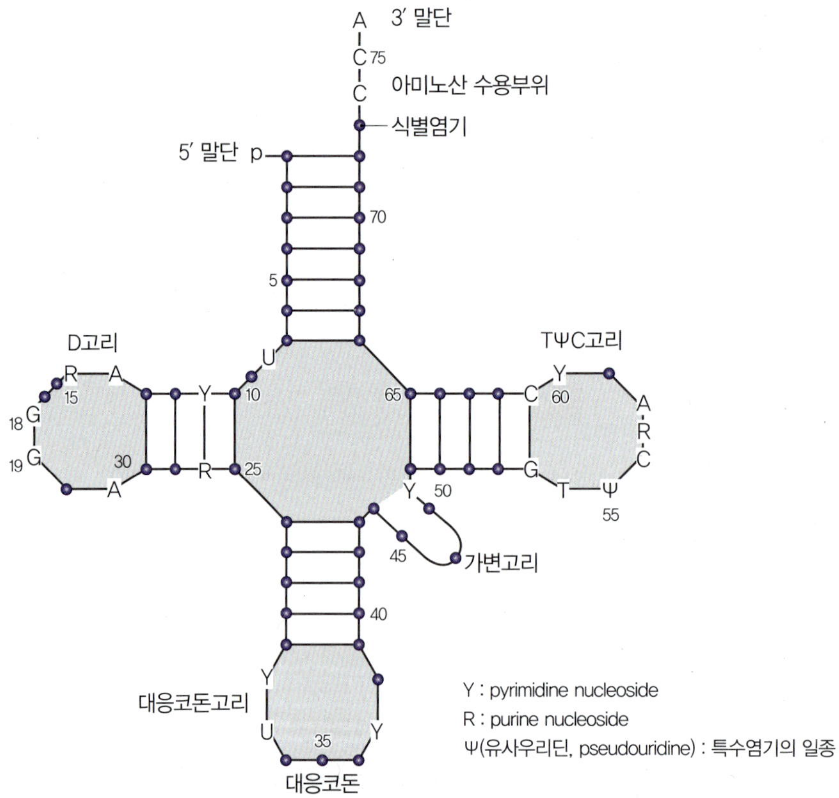

그림 6–10 tRNA의 구조

tRNA를 클로버잎 모양으로 표현했다. 분자 내에 많은 이중결합이 생겨 있다.

표 6-2 유전암호표

1번째	2번째 U		2번째 C		2번째 A		2번째 G		3번째
U	UUU	Phe	UCU	Ser	UAU	Tyr	UGU	Cys	U
U	UUC	Phe	UCC	Ser	UAC	Tyr	UGC	Cys	C
U	UUA	Leu	UCA	Ser	UAA	종결	UGA	종결	A
U	UUG	Leu	UCG	Ser	UAG	종결	UGG	Trp	G
C	CUU	Leu	CCU	Pro	CAU	His	CGU	Arg	U
C	CUC	Leu	CCC	Pro	CAC	His	CGC	Arg	C
C	CUA	Leu	CCA	Pro	CAA	Gln	CGA	Arg	A
C	CUG	Leu	CCG	Pro	CAG	Gln	CGG	Arg	G
A	AUU	Ile	ACU	Thr	AAU	Asn	AGU	Ser	U
A	AUC	Ile	ACC	Thr	AAC	Asn	AGC	Ser	C
A	AUA	Ile	ACA	Thr	AAA	Lys	AGA	Arg	A
A	AUG	Met*	ACG	Thr	AAG	Lys	AGG	Arg	G
G	GUU	Val	GCU	Ala	GAU	Asp	GGU	Gly	U
G	GUC	Val	GCC	Ala	GAC	Asp	GGC	Gly	C
G	GUA	Val	GCA	Ala	GAA	Glu	GGA	Gly	A
G	GUG	Val	GCG	Ala	GAG	Glu	GGG	Gly	G

* 시작코돈으로도 이용된다. 대장균에서는 포르밀메티오닌(formylmethionine) 아미노산의 3문자 표기에 대해서는 표 3-5(p.63)를 참조.

(2) 리보솜 상에서의 단백질 합성 (그림 6-11)

리보솜은 두 개의 소단위(subunit)로 되어 있는데 각각의 소단위는 단백질과 rRNA로 구성되어 있다. 리보솜의 작은 소단위는 mRNA 결합부위를, 큰 소단위는 tRNA 결합부위를 갖고 있다. tRNA 결합부위 중 하나인 P자리(P site)는 신장되는 폴리펩타이드 사슬을 운반하는 tRNA를 수용하고, A자리(A site)는 폴리펩타이드 사슬에 새로 첨가될 아미노산을 운반하는 tRNA를 수용한다. 각 tRNA에 있는 안티코돈은 mRNA의 코돈과 상보적인 염기결합을 한다.

P자리의 tRNA에 결합하고 있던 아미노산과 tRNA에서 분리되어 A자리의 tRNA에 의해 운반된 아미노산이 펩타이드 결합을 한다. 이러한 펩타이드 결합은 리보솜에 의해 촉매된다. P자리에 있는 tRNA는 재활용을 위해 리보솜에서 떨어져 나오고, 신장 중인 폴리펩타이드에 연결되어 있는 tRNA가 A자리에서 P자리로 이동한다. 코돈과 안티코돈은 여전히 결합한 상태로 있으며 mRNA와 tRNA

가 하나의 단위로 이동한다. 종결코돈에 이를 때까지 이 과정이 반복된다.

종결코돈인 UAA, UAG, UGA가 A자리에 위치하면 종결코돈과 상보적인 결합을 할 수 있는 tRNA가 없기 때문에 방출인자가 종결코돈과 결합하고 완성된 단백질이 tRNA에서 방출된 후 P자리에 있던 tRNA가 리보솜에서 떨어져 나오고 리보솜은 두 개의 소단위로 분리된다.

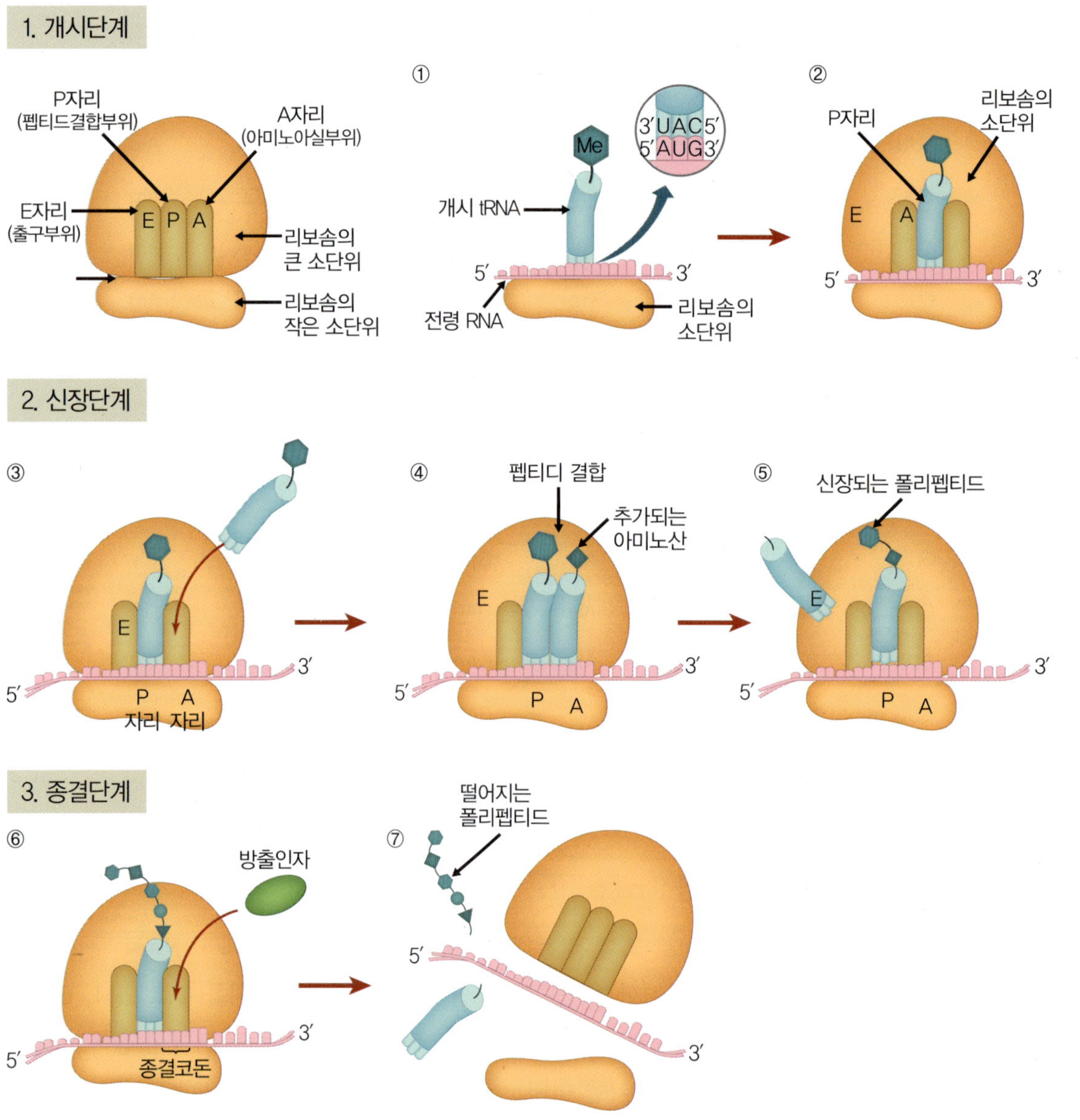

그림 6-11 **번역과정**

질환노트

• **세균의 번역을 저해하는 항생물질**

항생물질은 세균류(주로 방선균류)나 균류의 생산물에 유래하는 물질로 세균의 증식을 멈추게 하는데, 그 중에는 진핵세포의 증식을 멈추게 하여 암세포 치료에 이용되는 것[블레오마이신(bleomycin) 등]도 있다. 페니실린(penicillin)은 세균의 세포벽 형성을 저해하는데, 기타 대부분의 항생물질[스트렙토마이신(streptomycin), 카나마이신(kanamycin), 테트라사이클린(tetracycline), 클로람페니콜(chloramphenicol), 에리트로마이신(erythromycin) 등]은 세균의 리보솜에 결합하여 번역을 저해함으로써 약리작용을 나타낸다.

2. 복구과 재조합

1) DNA 손상과 복구

DNA에 화학물질이 작용해서 그 구조가 비정상적(두 가닥 사슬 간의 공유결합, 염기구조의 변화, 제거, 절단 등)으로 바뀌어 기능을 발휘할 수 없게 되는 경우가 있다. 또 자외선은 염기구조를 바꾸고 방사선 등은 DNA 사슬을 절단한다. 이러한 **DNA 손상**이 일어나면 세포는 죽거나 돌연변이가 되는 경우가 있다. 자외선에 의한 손상은 일상에서 높은 빈도로 일어나고 있다. 이처럼 생물은 항상 생존 위기에 노출되어 있는데, 세포에는 이러한 손상을 복구하는 효소가 있어 생존을 확보하고 있다. DNA가 잘못 복제되어 비정상적인 염기가 들어가더라도 손상으로 인식되어 효소에 의해 복구된다.

질환노트

• **DNA 손상복구에 결함을 가지는 유전병**

색소성 건피증(xeroderma pigmentosum, XP)이나 코케인증후군(Cockayne syndrome, CS)은 열성의 선천성 이상으로, 손상을 받은 부분을 복구하는 효소가 결핍되어 있다. XP는 자외선(햇빛)에 의해 색소침착을 일으키며 피부암을 발병하기 쉬우며 CS는 발육부전, 조기노화, 신경증상 등을 나타낸다.

2) 재조합 (그림 6-12)

세포 내 배열이 동일한 DNA가 존재하면 두 가닥 사슬 사이에서 절단과 재결합이 일어나 DNA 사슬이 재조합된다. 이 기전을 **상동재조합**(homologous recombination)이라고 하며, 진핵생물에서는 감수분열 시에 관찰된다. 대부분은 ABC와 XBZ 사이에서 일어나 ABZ와 XBC가 되는 상호재조합(reciprocal recombination)인데, 결실을 동반하는 경우도 있다. 재조합에는 비상동재조합(nonhomologous recombination)이라는 기전도 존재한다.

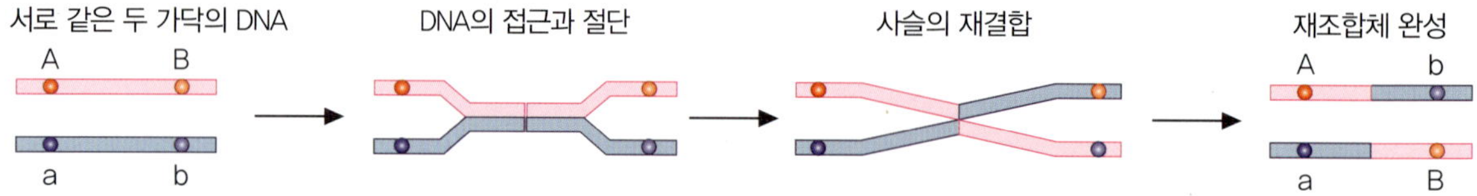

그림 6-12 DNA 재조합기전(상동재조합의 예)

3. 돌연변이 (그림 6-13)

1) 돌연변이란?

유전적으로 균일한 순수 계통의 쥐라도 각각의 개체 체중은 평균치를 중심으로 불규칙하여 조금 무거운 개체나 가벼운 개체도 관찰된다. 이러한 평균치에서 벗어난 개체는 발육조건의 차이에 따라 발생한 **환경변이체**(variation)로 유전되지 않는다. 그러나 검은 쥐에서 흰 쥐가 예기치 않게 태어나 그것이 자손에게 유전되는 경우 이것을 일반적으로 **돌연변이**(mutation)라고 한다. 보통보다 체중이 무거운/가벼운 쥐의 자손이 항상 무거운/가벼운 자손이 되는 경우 이들 형질은 유전적으로 결정되어 있다고 판단할 수 있으며, 역시 돌연변이체라고 할 수 있다.

생물학에서는 부모와 조금 달라지는 변이든 크게 달라지는 변이든 자손에게 전달되는 것이라면 모두 돌연변이라고 한다. 한편, 분자생물학에서는 DNA 염기배열의 변화를 돌연변이로 정의하기 때문에 형질로 나타나지 않는 DNA만의 변이나 자손에게 전달되지 않는 체세포 돌연변이도 모두 돌연변이로 간주한다.

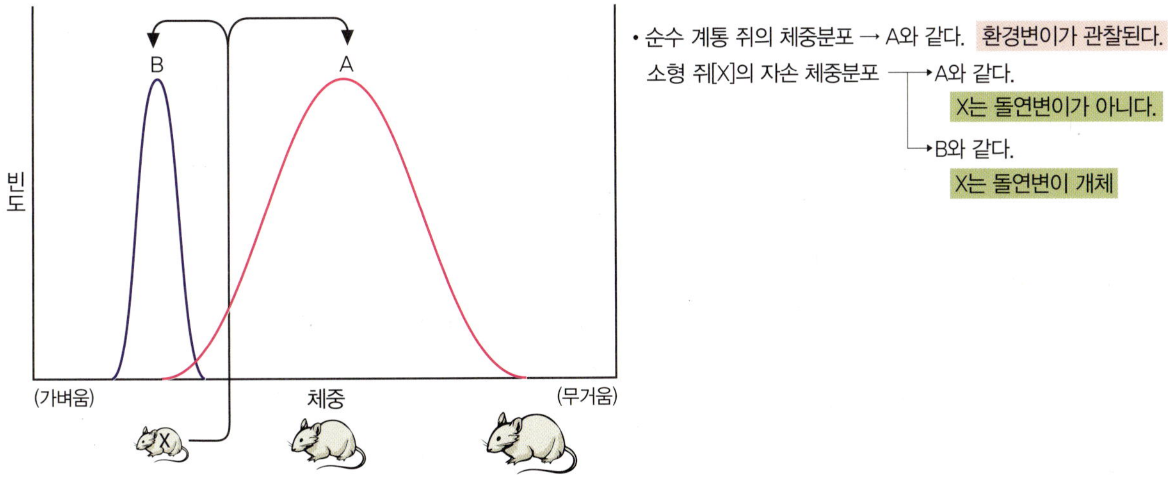

그림 6-13 돌연변이

환경변이는 라마르크(Lamarck)의 용불용설(theory of use and disuse; 자주 사용하는 기관은 발달하고 그 형질이 자손에게 유전된다)이 부정되는 것과 같이 유전되지 않는다.

MEMO

- **체세포 돌연변이**

생식세포에 일어나는 변이에 대해 보통 조직에 국소적으로 출현하는 체세포변이(somatic variation; 암세포, 떫은 감나무의 특정 가지에 생긴 단감 등)는 유전되지 않지만 관례적으로 돌연변이라는 용어를 사용한다.

6

2) 돌연변이 발생기전

(1) 돌연변이의 구조에 따른 분류

DNA 염기배열의 변화는 다음의 3가지 유형으로 나뉜다. 첫 번째는 **점돌연변이**(point mutation)로, 단독 혹은 복수의 염기가 다른 염기로 변화한다. 두 번째는 **결실변이**(deletion mutation) · **삽입돌연변이**(insertion mutation)로, 1개 또는 그 이상의 염기가 결실 · 삽입되며, 여러 유전자를 포함하는 광범위한 영역이 관여하는 경우도 있다. 세 번째는 **재조합**(recombination)으로, DNA가 다른 부분과 연결되어 새로운 구성의 DNA가 생긴다(그림 6-14).

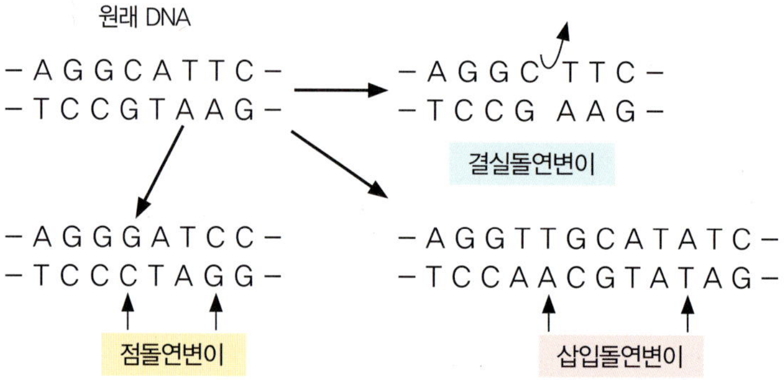

그림 6-14 DNA 배열 수준에서 본 돌연변이의 예

(2) 돌연변이 유발요인

돌연변이는 DNA 중합효소나 그 밖의 효소가 부적절하게 사용되어 일어나는 경우와 돌연변이를 일으키는 요인, 즉 **돌연변이원**(mutagen)이 외부에서 DNA에 작용하여 일어나는 경우가 있다.

돌연변이원은 크게 전자파(**자외선**, X선이나 γ선 등의 **전리방사선** 등)와 화학물질(DNA 결합성 물질, 염기의 구조를 변화시키는 물질, DNA를 자르는 물질 등)이 있으며 반응성이 높은 라디칼(radical)이나 활성 산소가 DNA를 공격해서 변이시키는 경우도 있다. DNA(바이러스 등)가 염색체에 들어가도 돌연변이를 유발한다.

해설

돌연변이원과 발암물질

암은 유전자의 돌연변이가 직접적인 원인이며, 돌연변이원과 같은 DNA에 작용하는 물질이 있는 것은 발암유발제로서도 작용할 수 있다. 그 예로 자외선이나 X선, 벤즈피렌(benzpyrene; 담배의 연기나 타르에 함유되는 성분) 등이 있다(표 6-3).

표 6-3 돌연변이원 · DNA 손상제와 그 작용

종류	작용형식
아질산염	염기의 탈아미노화(C → U의 변화)
마스타드가스* 니트로소구아니딘 고온, 산	염기의 제거
자외선	염기구조의 변화
중금속 X선, γ선 브레오마이신	DNA사슬 절단

* 독가스의 일종

3) 돌연변이가 단백질 합성에 미치는 영향

돌연변이가 단백질을 지정하는 DNA 내부에서 일어나면 단백질에 영향이 나타나는 경우가 있다. 아미노산을 지정하는 코돈(유전자부호, codon)이 점돌연변이에 의해 변화하면 아미노산의 종류가 변하는 경우가 있으며, 그에 따라 단백질의 기능이 변하거나 없어지거나 한다(**과오돌연변이**, missense mutation). 코돈이 변화해도 아미노산이 변하지 않는 경우는 돌연변이가 있어도 단백질에 미치는 영향은 없다(**잠재돌연변이**, silent mutation). 코돈이 종결코돈으로 변화하면 번역이 저지되어 단백질은 생기지 않는다(**무의미돌연변이**, nonsense mutation). 결실돌연변이나 삽입돌연변이가 있는 경우에도 변동하는 염기의 길이와 배열의 종류에 따라 다른 단백질이 만들어지거나 단백질이 만들어지지 않는 등의 다양한 경우가 있다(그림 6-15).

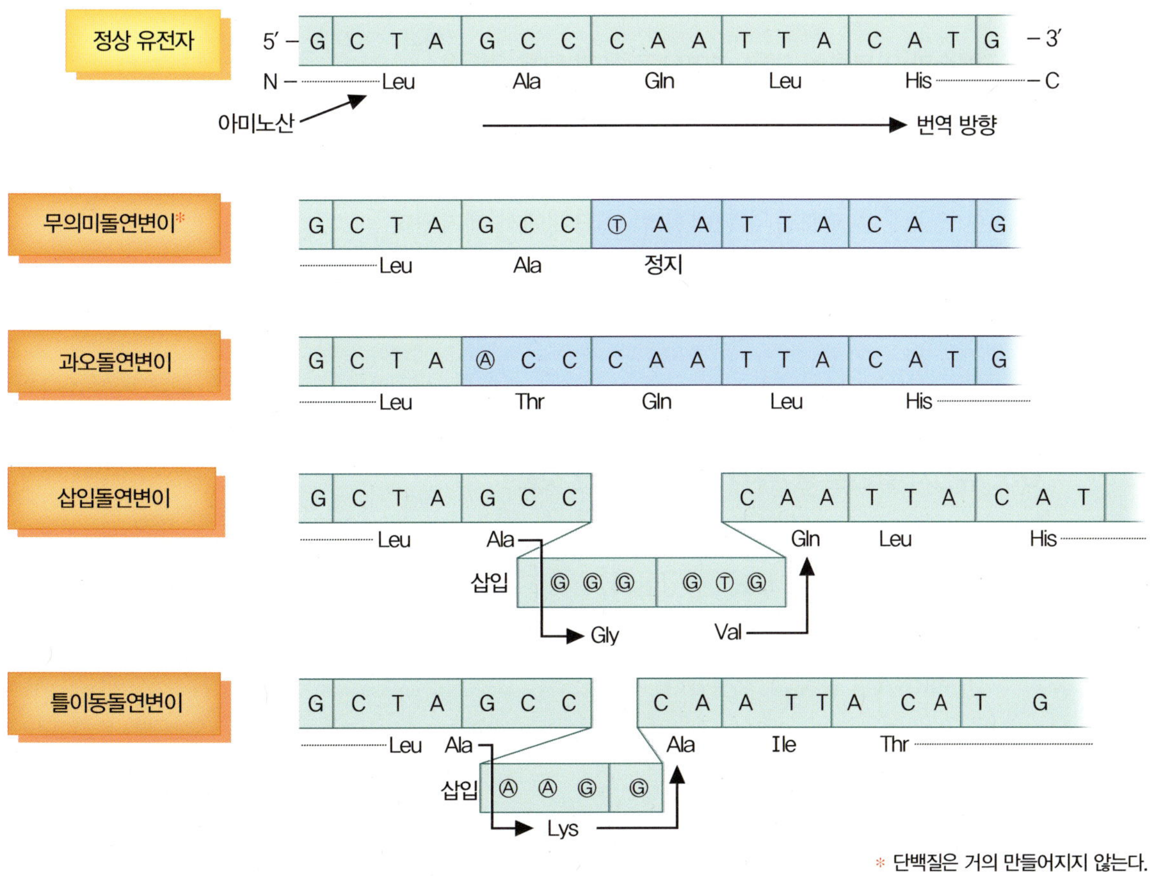

그림 6-15 돌연변이가 번역에 미치는 영향

코돈을 구분하여 아미노산은 3문자로 표시했다. 염기배열은 DNA의 코드사슬만 나타내었다. 해독틀(open reading frame)은 코돈을 취하는 방법을 의미한다. 3의 배수로 염기에 결실이 생기면 결실돌연변이가 된다. 틀이동돌연변이(frameshift mutation)에서는 모두 종결코돈이 나타난다.

확인학습

01. 유전자의 전사 시작점 부근에 존재하는 특정한 염기서열 부위로 RNA 중합효소가 결합하여 전사를 시작하는 곳은?

① 인트론 ② 프로모터
③ 프라이머 ④ 엑손

02. 엑손과 인트론에 대한 설명으로 옳지 않은 것은?

① 단백질로 번역되는 암호화 영역을 엑손, 단백질로 번역되지 않는 비 암호화 영역을 인트론이라 한다.
② 인트론은 리보솜의 단백질 합성 단계에서 제거된다.
③ 진핵생물의 1차 전사체는 인트론을 포함한다.
④ 진핵생물의 유전자에는 많은 인트론이 있다.

03. 유전자 발현을 증가시키는 것이 아닌 것은?

① 응축된 DNA가 느슨하게 풀어진다.
② 5' cap과 poly A tail을 형성한다.
③ miRNA 또는 siRNA가 작용한다.
④ mRNA의 분해를 억제한다.

04. 단백질 합성에 대한 설명 중 옳은 것은?

① 코돈 3개씩 하나의 아미노산을 지정한다.
② 리보솜에서 단백질 합성에 주형으로 쓰이는 RNA는 tRNA이다.
③ 종결코돈과 상보적인 염기서열을 갖는 tRNA가 결합하면 단백질 합성이 종결된다.
④ 개시코돈과 종결코돈은 특정 염기서열로 구성되어 있다.

05. mRNA 코돈과 아미노산에 관한 설명으로 옳지 <u>않은</u> 것은?

① 하나의 아미노산은 하나 이상의 코돈에 의해 지정받을 수 있다.
② 아미노산을 지정하지 않는 코돈도 있다.
③ 하나의 코돈은 2개 이상의 아미노산을 지정할 수 있다.
④ mRNA의 유전정보인 코돈은 64개가 있다.

06. 진핵세포의 단백질 합성과정에 필요한 다음 과정 중 세포질에서 일어나는 것은?

① mRNA 와 리보솜의 결합
② snRNA의 스플라이싱
③ mRNA의 가공
④ rRNA 합성

6

07. RNA중합효소란?

① 엑손만 전사하고 인트론은 전사하지 않도록 하는 효소
② snRNP로 이루어진 효소
③ DNA 주형상의 뉴클레오타이드와 그에 상보적인 RNA 뉴클레오타이드 간의 수소결합을 형성하는 효소
④ DNA 주형사슬을 따라 움직이면서 RNA 분자를 5'→3' 방향으로 연장시키는 효소

08. 생물체의 RNA 종류 중 그 양이 특정 단백질의 생산량에 영향을 줄 수 있는 것으로 맞게 짝지은 것은?

① mRNA – rRNA
② rRNA – tRNA
③ tRNA – miRNA(마이크로RNA)
④ mRNA – miRNA(마이크로RNA)

09. 진핵생물에서 히스톤이 아세틸화가 되면 어떤 현상이 나타나는가?

① 염색질이 더 응축된다.
② 염색질이 덜 응축된다.
③ 뉴클레오솜이 증가한다.
④ 히스톤꼬리에 염색질이 잘 붙게 한다.

10. 코돈의 3개 염기 중 하나의 염기에 이상이 생기면 일어날 수 있는 현상으로 옳은 것은?

① 정상 단백질이 만들어질 수 있다.
② 합성이 멈추는 경우도 있다.
③ 다른 단백질이 만들어질 수 있다.
④ 모두 정답이다.

11. 사실상 코돈을 아미노산으로 번역하는 일을 수행하는 것은?

① mRNA ② miRNA
③ rRNA ④ tRNA

12. 번역 초기 단계에서 일어나는 과정은?

① 폴리뉴클레오타이드를 형성할 때처럼 결합할 아미노산이 동시에 운반된다.
② rRNA와 단백질이 결합되어 리보솜의 소단위를 구성한다.
③ mRNA의 머리와 꼬리가 제거됨을 시작하며 mRNA가 좀 더 편집된다.
④ 리보솜이 mRNA와 첫 번째 아미노산을 운반하는 개시tRNA와 결합하는 과정이다.

13. RNA 중합효소는 유전자를 mRNA로 전사하는 과정을 어디에서 시작해야 하는지 어떻게 인식하는가?

① tRNA 가 RNA 중합효소에게 정보를 번역하여 준다.
② 리보솜이 DNA 분자의 정확한 부위를 알려준다.
③ 프로모터라 불리는 특정 염기서열에서 시작한다.
④ 염색체의 한쪽 끝에서 시작한다.

14. 돌연변이원이란?

① 돌연변이에 의하여 변형된 유전자
② 돌연변이에 의하여 변형된 염색체의 부위
③ 돌연변이에 의하여 변화된 생명체
④ 돌연변이를 일으키는 원인

15. 진핵생물의 유전자가 발현하는데 관여하는 요소가 아닌 것은?

① RNA 중합효소 ② DNA 중합효소
③ 프로모터 ④ 인핸서

6

16. mRNA 전사 후, 단백질로의 번역이 일어나기 전에 작용하는 유전자 조절 메커니즘은?

① DNA 포장 ② 억제자와 활성자
③ 단백질 분해 ④ mRNA 스플라이싱

17. DNA 염기배열이 3'–TAC– –CCT– –AAG– –ATA–5'일 때 tRNA의 염기배열은?

CHAPTER

07 세포의 주기와 죽음

1. 세포주기와 그 조절

1) 세포증식의 주기성

진핵생물의 세포증식은 DNA 합성기(**S기**, synthetic phase; 합성)와 세포분열기(**M기**, mitoic phase; 유사분열)를 반복하여 진행한다. M기와 S기의 중간 시기를 **G_1기**, S기와 M기의 중간을 **G_2기**라고 하는데, 세포증식이 G_1기 → S기 → G_2기 → M기[1]를 거쳐 G_1기로 되돌아오는 이 주기성을 **세포주기**(cell cycle)라고 하며, 역행하는 일은 없다. 그림 7-1에 나타낸 세포주기의 각 소요시간은 세포가 달라도 G_1기 이외에는 거의 일정하다. 증식을 멈추고 있는 G_1기 어딘가에 정지된 상태를 **G_0기**라고 한다.

G_1기 · G_0기에서 S기로 진입하려면 일정 이상의 세포 크기와 증식인자가 필요하다. S기에 들어가기 전의 어떤 시기(**제한점**)를 넘으면 DNA 합성이 시작되고 그 후 G_1기로 되돌아올 때까지 세포주기가 멈추는 일은 없다.

S기에서는 DNA 합성이 일어난다. M기에서는 응집해서 굵어진 염색체가 방추체미세관(spindle microtubule)에 당겨져 세포질분열이 일어나고 염색체가 절반씩 딸세포로 분배된다.

1) G_1기, S기, G_2기, M기
- G_1기 : 분열하지 않는 세포는 보통 G_1기에 의해 억제, 분열단백질 생성
- S기 : DNA는 S기에서 복제, DNA와 결합하는 히스톤 생성
- G_2기 : DNA 복제 후 세포가 분열을 준비하는 시기, 방추체의 구성인 튜불린 생성
- M기 : 핵 분열시기와 세포질 분열시기로 나누며, 최종 딸세포로 나뉜다.

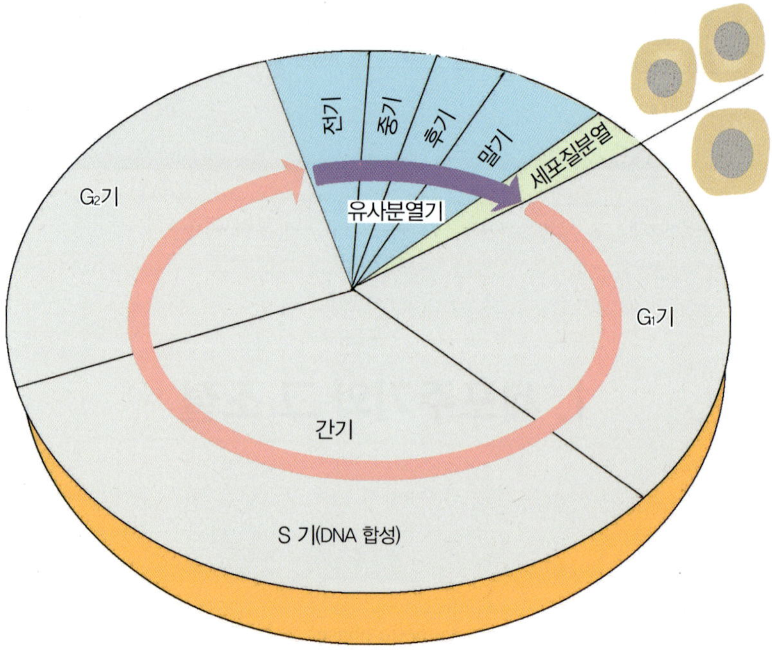

그림 7-1 **세포주기**

G_1, S, G_2기가 세포주기의 70~90%를 차지하며, 미생물인 경우에는 더 짧다.

- 동물 : 수축환(contractile ring)이 액틴과 미오신의 미세섬유로 구성, 원형질막의 세포질쪽 표면에 고리를 형성
- 식물 : 식물세포는 세포벽 때문에 다른 방식으로 나뉨, 골지체에서 형성된 소낭이 세포판(cell plate) 내용물을 제공

2) 세포주기 조절인자 : 세포주기의 엔진과 브레이크

세포에는 세포주기를 돌리는 엔진 역할의 분자와 그것을 억제하는 브레이크 역할의 분자가 다수 있으며 적정한 세포증식은 이 둘의 적절한 균형 위에서 실행된다.

엔진은 **CDK**(사이클린 의존성 인산화효소, cyclin-dependent kinase)라고 하는 단백질키나아제(protein kinase)로, 여러 종류가 있는데 **사이클린**(cyclin)이라는 단백질과 결합해서 활성을 발휘한다(그림 7-3, 표 7-1). 사이클린도 여러 개가 있는데, 특정 세포주기에 존재하기 때문에 CDK는 특정 시기에 작용을 발휘할 수 있다. 세포주기는 그림 7-2와 같은 종류의 사이클린 · CDK의 작용을 받아 진행한다. 또한 CDK가 작용하려면 인산화(*)되어야 한다.

브레이크를 담당하는 분자에는 CDK에 결합해서 활성을 억제하는 **CDK 억제인자**(CDK inhibitor; p21 등), 사이클린 · CDK를 분해로 향하게 하는 **유비퀴틴 연결효소**(APC/C, SCF 등), CDK의 특정 부위를 인산화하는 효소 등이 있다[(*)와 다른 부위이다. 이 부위의 인산제거는 CDK 활성화로 이어진다].

해설

난성숙 촉진인자의 발견

암컷 개구리에 성호르몬인 프로게스테론(progesterone)을 주사하면 감수분열 중의 난모세포가 성숙하는데, 이 현상의 원인물질로 발견된 것이 **난성숙 촉진인자**(maturation-promoting factor, MPF)이다. MPF는 보통 세포에도 있기 때문에 **M기 촉진인자**(M-phase promoting factor)라고 불린다. MPF는 M기 진입과 M기 진행에 필수인데, 그 실체는 사이클린 B와 CDK1의 복합체이다.

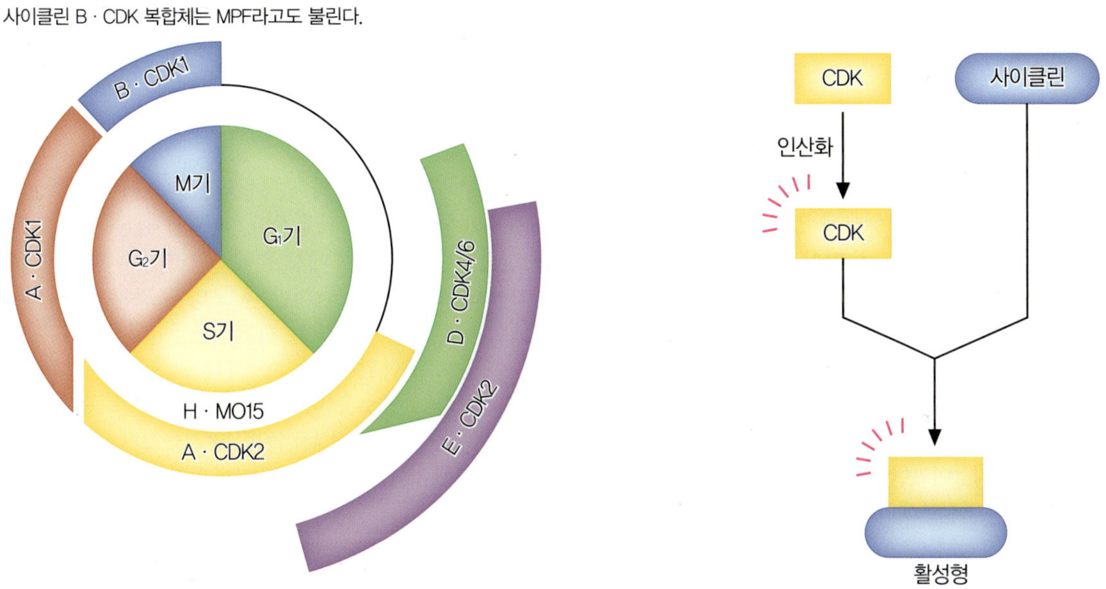

그림 7-2 세포주기의 각 단계에서 작용하는 사이클린 · CDK 복합체

표 7-1 사이클린과 CDK

사이클린의 종류	복합체를 형성하는 CDK
사이클린 A	CDK1, CDK2
사이클린 B	CDK1
사이클린 C	CDK8
사이클린 D	CDK4, CDK6
사이클린 E	CDK2
사이클린 F	–
사이클린 G	CDK5
사이클린 H	CDK7(MO15)

CDK1은 cdc2라고도 한다.

7

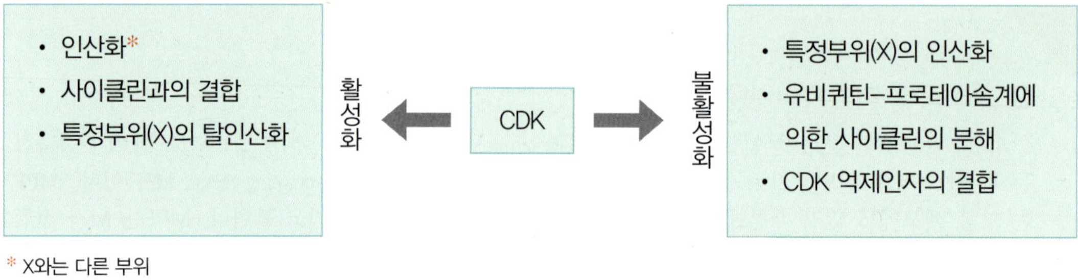

그림 7-3 CDK 활성 조절

해설

세포 내 단백질분해

세포 내 단백질분해에는 2가지 기전이 있는데, 하나는 앞에서 설명한 리소좀에 의한 분해이다. 리소좀 내부는 산성상태에 있어 그 안에 있는 분해효소는 산성상태에서만 작용한다. 따라서 다른 세포질 단백질에는 영향을 미치지 않으며 소포에 흡수된 특정 단백질만 세포 내에서 분해 · 처리할 수 있다.

다른 하나는 **프로테아솜**(proteosome)에 의한 분해이다. 프로테아솜은 거대한 통 모양 구조의 단백질 입자로, 내부로 단백질을 흡수하여 분해한다. 프로테아솜에 의해 분해되는 단백질에는 수명이 짧은 것, 세포의 일정 시기에만 기능을 발휘할 필요가 있는 것 등이 포함된다.

프로테아솜은 **유비퀴틴**(ubiquitin)이라는 소형 단백질이 사슬 모양으로 다수 결합된 단백질만 표적으로 하여 분해하는데, 세포 내에는 특정 단백질을 유비퀴틴화하는 특이적 **유비퀴틴 연결효소**가 다수 존재한다. 이러한 세포 내 특정 단백질이 분해되는 기전은 혈관이나 소화관 내 등 '세포 밖'에서 관찰되는 단백질분해와는 다르다(그림 7-4).

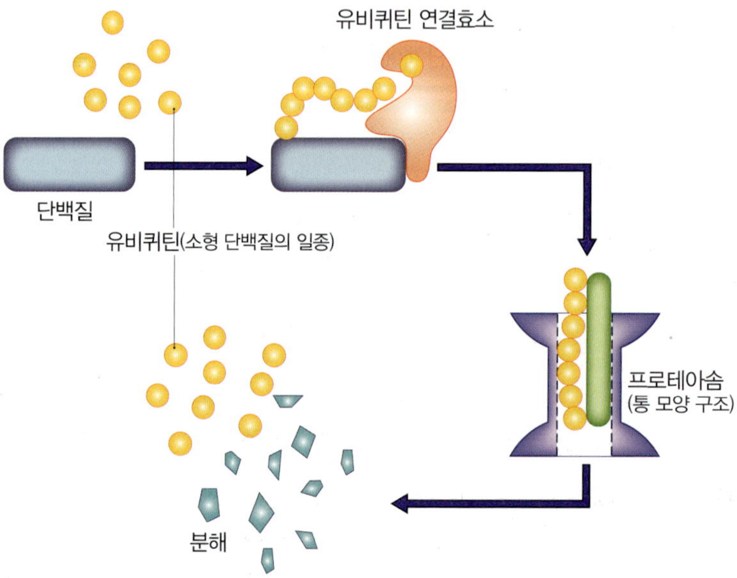

그림 7-4 유비퀴틴-프로테아솜계

3) 암을 일으키는 유전자

암의 개시는 2가지 주요 유전자가 관여하는 것이 일반적인 법칙이다. 원발암유전자(proto-oncogene)는 정상 세포에 존재하는 유전자이다. 이들은 세포분열을 촉진시키는 단백질을 암호화한다. 만약 어떤 것이 원발암유전자의 구조나 단백질 생성 정보를 변화시키면 이들은 세포분열을 조절하지 못하도록 하는 암유전자(oncogene)로 바뀐다.

암유전자는 단독으로 작용하여 악성종양을 일으키지 않는다. 악성종양의 발생에는 최소한 하나의 암억제유전자(tumor suppressor gene)를 포함한 몇몇 유전자의 돌연변이 때문이다.

암억제유전자는 세포 성장과 분열을 억제하고 발생 중인 암의 진행을 억제하는 유전자이며 이들은 또한 암유전자의 발현을 억제한다.

p53이라는 암억제유전자는 특히 암으로 변하는 현상을 억제하기 때문에 관심을 끄는 유전자이다. 종종 암세포에서 일어나는 현상으로서 세포가 손상을 입거나 스트레스를 받을 때 p53은 세포분열을 멈추게 하는 조절 단백질을 인식한다. 그러나 p53이 돌연변이를 일으키면 이런 조절을 할 수 없다. 그러면 세포분열이 확인될 수 없을 만큼 계속될 것이다. 암의 절반 이상에서 p53이 돌연변이를 일으켰거나 결핍되어 있다(그림 7-5).

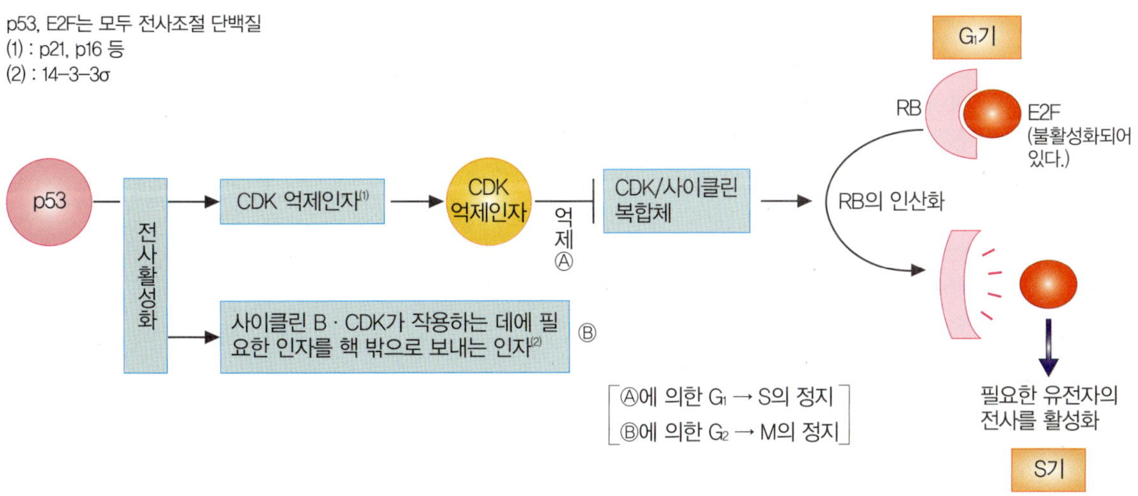

그림 7-5 암억제유전자의 산물인 p53이나 RB가 관여하는 세포증식억제제

MEMO

• 암세포(Cancer cell)

암 세포는 세포주기를 조절하는 정상신호를 무시하고 배양 중에 세포가 꽉 차면 분열을 멈추는 현상인 밀도의존성 억제와 배양용기의 표면이나 조직의 세포외기질과 같은 기저층에 부착되어야 세포 분열할 수 있는 부착의존성을 나타내지 않으며 성장인자가 부족해도 분열을 멈추지 않는다. 암 세포는 비정상세포의 덩어리인 종양으로부터 떨어져 나와 이웃한 세포나 세포외기질에 결합하지 못하고 혈관과 림프관으로 들어가 신체의 다른 부위로 이동해 갈 수 있다. 이렇게 암세포가 원래의 위치에서 멀리 떨어진 다른 곳으로 퍼져가는 것을 전이(metastasis)라고 하며 침투성이 매우 커서 하나 혹은 그 이상의 기관의 기능을 손상시키게 되는데 이것을 악성 종양(malignant tumor)이라 한다.

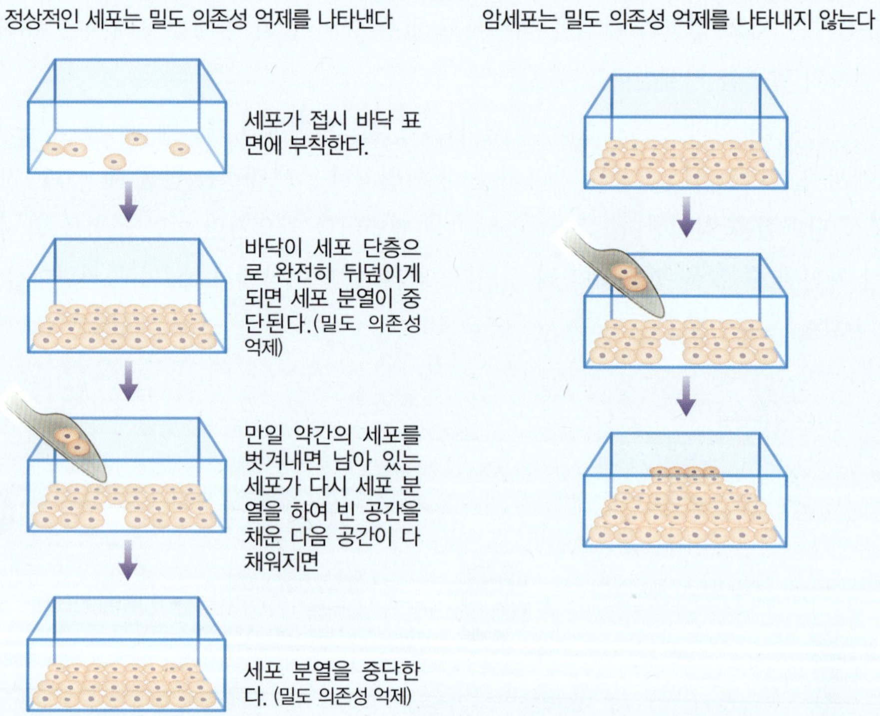

2. 체세포분열(유사분열[2)]) (그림 7-8)

M기는 전기(prophase), 중기(metaphase), 후기(anaphase), 말기(telophase)로 나뉜다(그림 7-7). G_2기에는 이미 염색체의 응집이 시작되는데, 이것이 M기 전기가 되면 더 응집하여 굵어져서 세포의 중앙부분(적도면)에 모이게 된다. 또 **중심체**(centrosome)는 복제하여 양극으로 나뉘어서 **별모양소체**(성상체, asteroid body)가 된다. 중기가 되면 별모양소체에서 뻗은 **방추체미세관**(spindle microtubule)이 염색체의 동원체에 결합하고(정확히 2개의 딸세포 형성) 후기에는 미세관에 의해 염색체가 양극으로 당겨진다. 말기가 되면 염색체는 응집이 풀리고 점차 보이지 않게 되면서 세포질이 잘록해져 2개의 딸세포가 된다.

진핵세포에서 유전자와 유전체의 복제는 세포분열 직전의 염색체 복제(duplication)를 통해 일어난다. 각각의 복제된 염색체는 동원체(centromere)에 의해 연결된 두 개의 자매염색분체를 가진다. 두 자매염색분체는 크기, 모양, DNA서열이 동일하다. 세포분열동안 자매염색분체에는 서로 갈라져서 새로운 딸세포에 하나씩 나누어 들어간다.

동물세포에서는 막 생긴 딸세포는 작지만, 조금씩 성장한다. 식물세포에서는 잘록해지지 않고 판상 구조체가 두 딸세포의 사이를 나눈다.

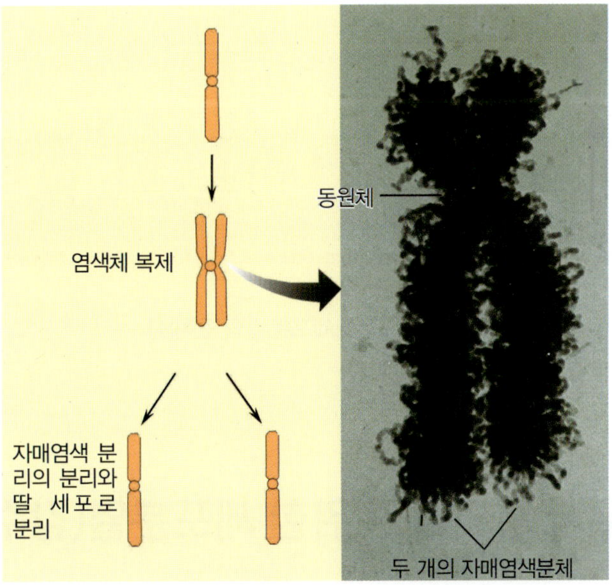

그림 7-6 **염색체 복제와 유사분열 동안의 분배**

2) 유사분열(mitosis) : 진핵세포가 핵 내의 염색체를 2쌍의 동일한 딸세포로 분리하는 과정

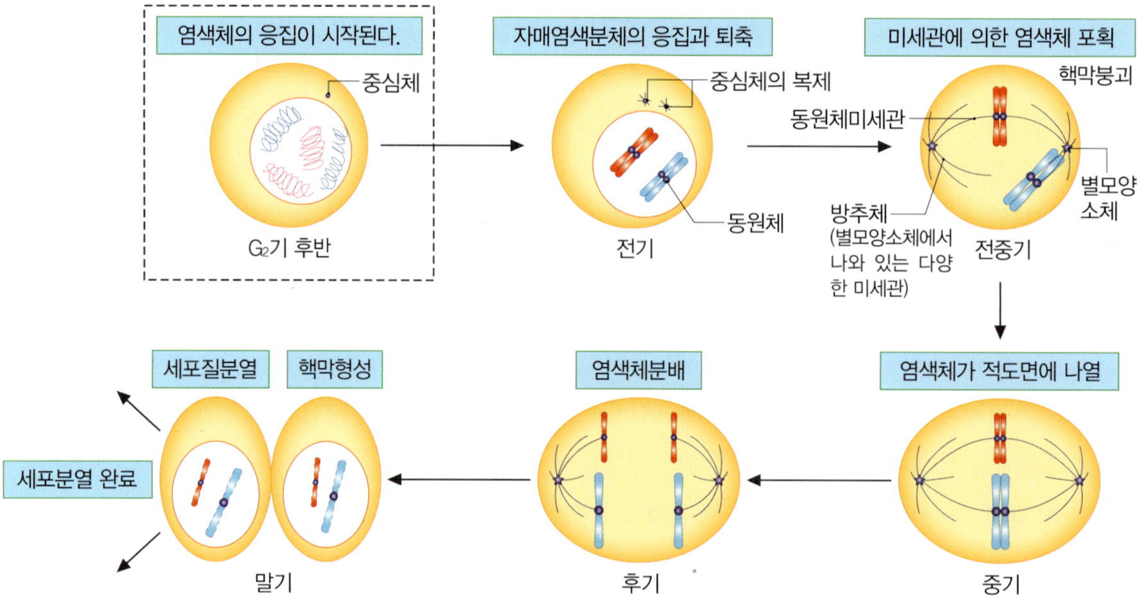

그림 7-7 M기에서의 세포분열(동물의 경우)
중심체의 출현은 동물세포에서 나타난다.

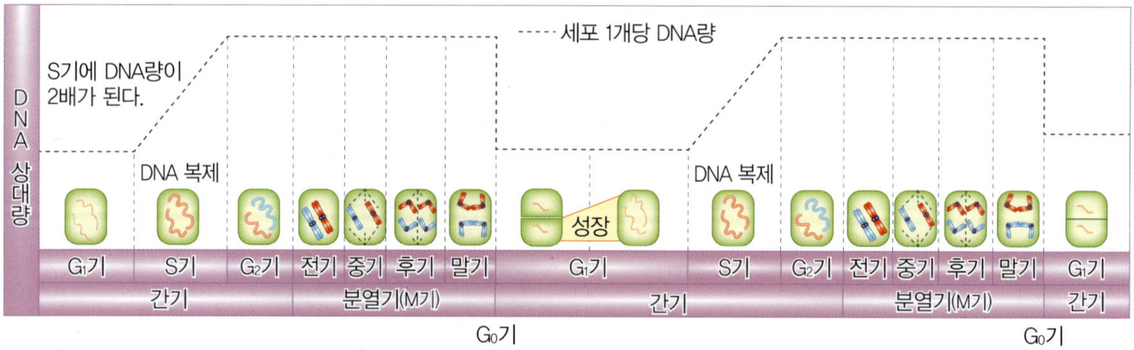

그림 7-8 체세포분열의 전체상

3. 배우자를 만들기 위한 세포분열(감수분열)

1) 감수분열이란?

유성생식을 하는 이배체 생물에서는 수정으로 염색체수가 2배가 되기 때문에 배우자(정자와 난자)를 만드는 단계에서 염색체를 절반으로 줄일 필요가 있으며, 이를 위한 분열이 **감수분열**(meiosis)이다.

감수분열은 2회의 세포분열로 이루어지는데, 유사분열과 다르게 **감수 제1분열** 후 DNA 복제가 일어나지 않고 바로 **감수 제2분열**로 들어간다. 나아가 상동염색체 각각의 염색분체가 딸세포로 분배되는 유사분열과 달리 감수 제1분열에서는 각각의 상동염색체가 분배된다. 제2분열에서는 상동염색체를 구성하는 염색분체가 분배된다. 이 사실에서 알 수 있듯이 1회의 감수분열에서 4개의 일배체 배우자가 형성된다(그림 7-9).

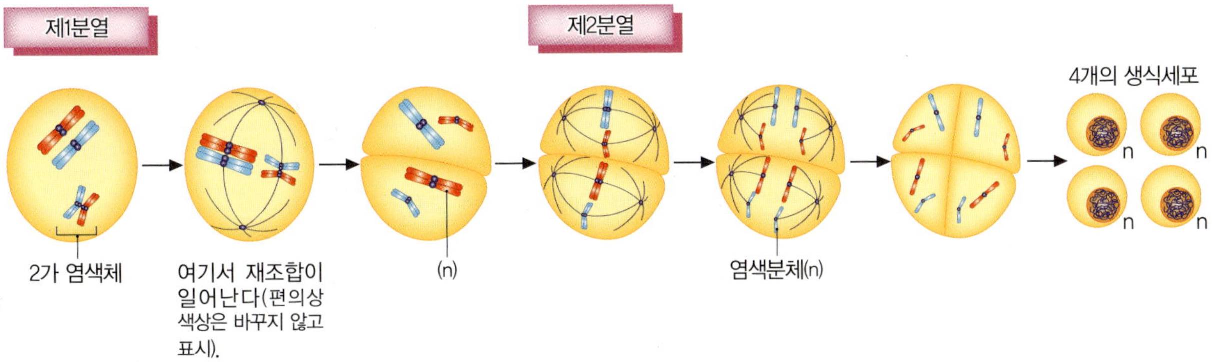

그림 7-9 **감수분열의 진행과정**

2) 감수 제1분열에서 관찰되는 유전자재조합

감수분열의 제1분열 중에는 상동염색체간에 재조합이 일어난다. DNA 복제를 마치고 G2기가 되면 상동염색체 2개가 서로 접근해서 모인 후 감수 제1분열 전기에 2개의 비자매염색분체(non-sister chromatid) 간에 여러 개의 교차구조가 생긴다. 이 교차가 일어나는 곳을 **교차점**(키아스마, chiasma)라고 하며 상동재조합이 일어나고 있는 상황을 나타내고 있다(그림 7-10). 그 후 염색분체를 연결하고 있던 접합구조가 사라지고 염색체가 충분히 응집하고 나서 세포의 적도면으로 이동하며, 방추미세관에 의해 재조합이 끝난 각 상동염색체가 당겨져 양끝으로 분배된다. 감수분열에서는 필연적으로 재조합이 일어나기 때문에 배우자의 유전자구성은 배우자 세포별로 다르다.

7

해설

상동염색체

모양과 크기가 같은 한 쌍의 염색체를 말하며, 하나는 부계에서 다른 하나는 모계로부터 물려받은 것이다.

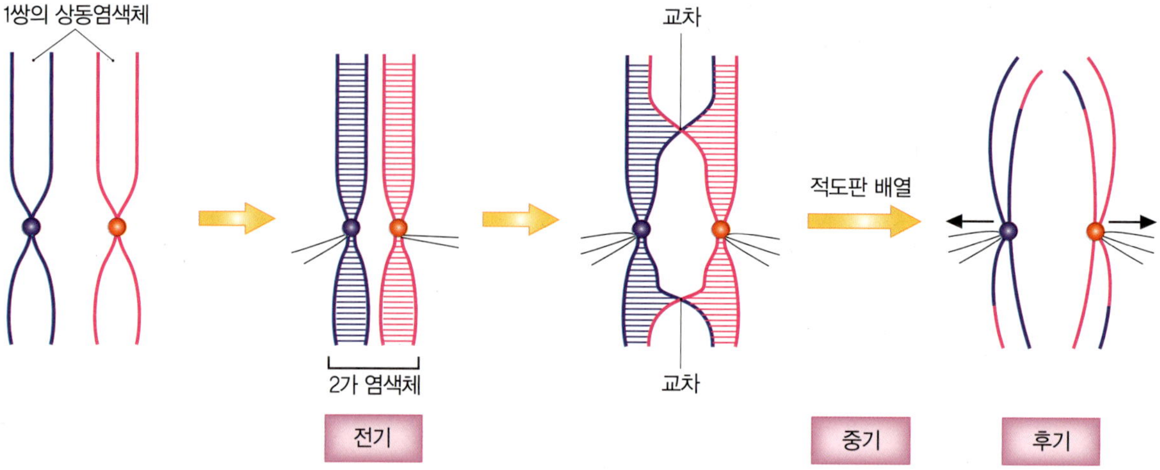

그림 7-10 제1분열 시에 관찰되는 교차

해설

체세포분열과 감수분열의 핵1개당 DNA 상대량

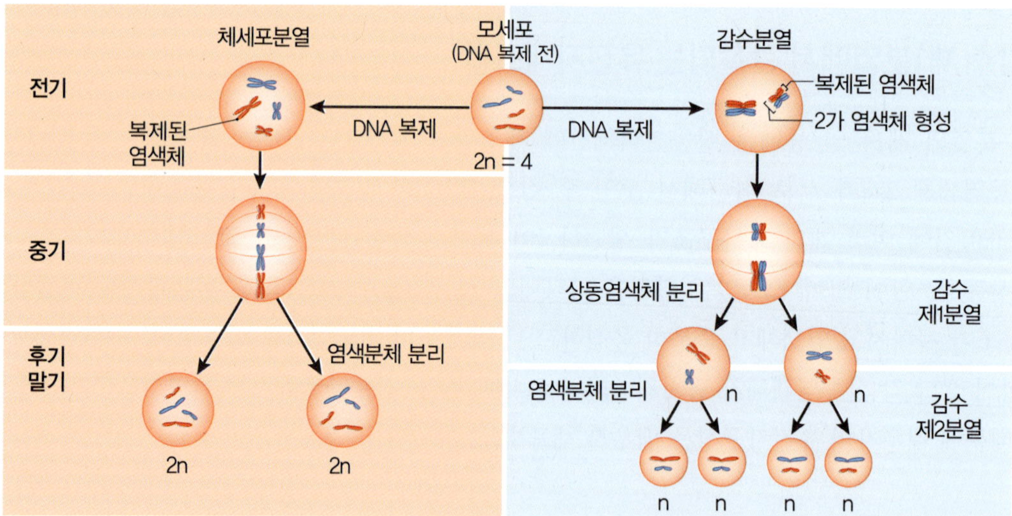

① 체세포분열

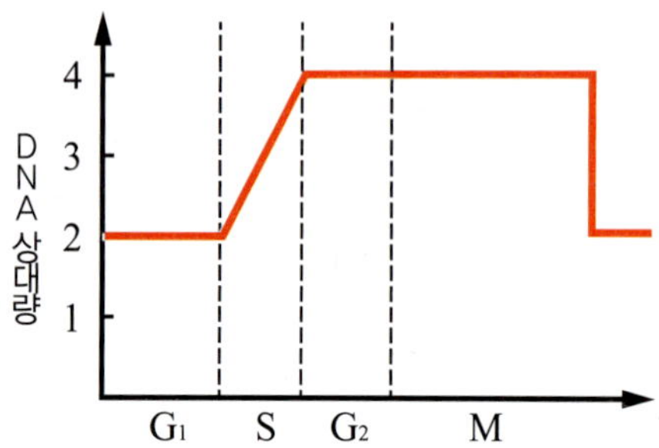

② 감수분열

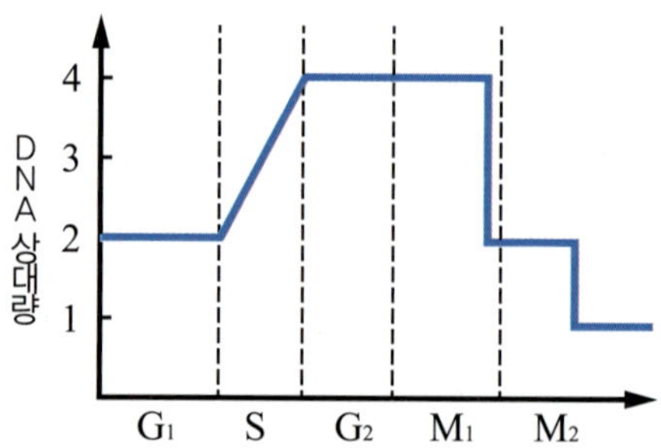

4. 세포의 죽음

1) 괴사와 세포자멸사 (표 7-2)

세포가 죽는 방법은 **괴사**(necrosis)와 **세포자멸사**(apoptosis)로 분류된다. 괴사는 화상, 세포용해성 바이러스 감염, 과잉의 약물투여나 방사선피폭 등에서 관찰되는 세포의 죽음으로, 세포막기능이 파괴되어 세포의 팽윤이나 용해, 내용물의 누출이 일어난다. 이에 비해 세포자멸사는 HIV 감염이나 방사선조사 이외에 호르몬이나 증식인자의 결핍, 다양한 생리적 상황 하에서 일어나며 DNA나 세포의 단편화가 관찰되고 세포예정사(programmed cell death)라고도 한다.

괴사는 외부에서 가해지는 영향으로 조직에서 일제히 일어나는 것인 데 비해 세포자멸사[3]는 세포 자발적으로 필연적 작용에 의해 생리적으로 일어나며 특이적인 유전자발현이 관찰된다. 세포자멸사는 올챙이의 꼬리 퇴축이나 낙엽 등에서도 관찰된다.

표 7-2 세포자멸사와 괴사

	세포자멸사	괴사
원인	• 생리적 • 증식인자 결핍 • HIV 감염	• 비생리적, 화상 • 용해성 바이러스 감염 • 과잉의 독물
과정	• 유전자에 입력된 프로그램에 따름 • 단시간에 일어남 • 능동적 붕괴	• 조직 내에서 동시에 진행 • 장시간 걸림 • 수동적 붕괴 • 수송계의 붕괴
특징	• 세포 축소, 시토크롬 c 누출 • DNA 단편화 • 세포의 단편화	• 세포의 팽윤과 용해 • 내용물의 유출

2) 세포자멸사의 과정 (그림 7-11)

세포자멸사(apoptosis)는 증식인자의 고갈, 열이나 저산소 등의 생리적 스트레스, 세포자멸사 유도인

3) 손이 발생하는 과정에서 세포는 자살한다. 배아의 손은 물갈퀴 같은 구조로 시작하여 이후에 세포자살로 물갈퀴와 같은 손은 각각의 손가락으로 나누어진다.

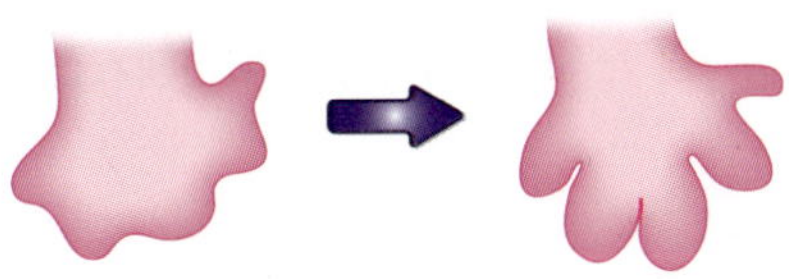

자(**종양괴사인자, Fas 리간드** 등)가 원인이 된다. 이들 자극에 의해 단백질분해효소인 **카스파아제**(caspase)가 활성화되고 이 효소의 직·간접적인 작용에 의해 단백질이나 염색질이 분해된다. 이 과정 중에는 유전자발현이 일어나는 경로와 **미토콘드리아**에서 **시토크롬 c**(카스파아제 활성화에 관여)가 누출되는 경로도 관여한다. 세포자멸사가 시작되면 염색질이 절단되고 이어서 세포도 단편화하여 최종적으로는 이물처리세포인 큰포식세포(대식세포, macrophage)에 의해 탐식 처리된다(그림 7-12).

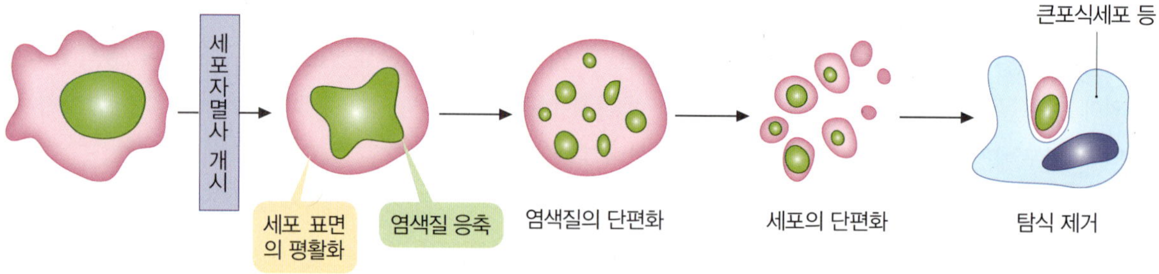

그림 7-11 세포자멸사의 진행

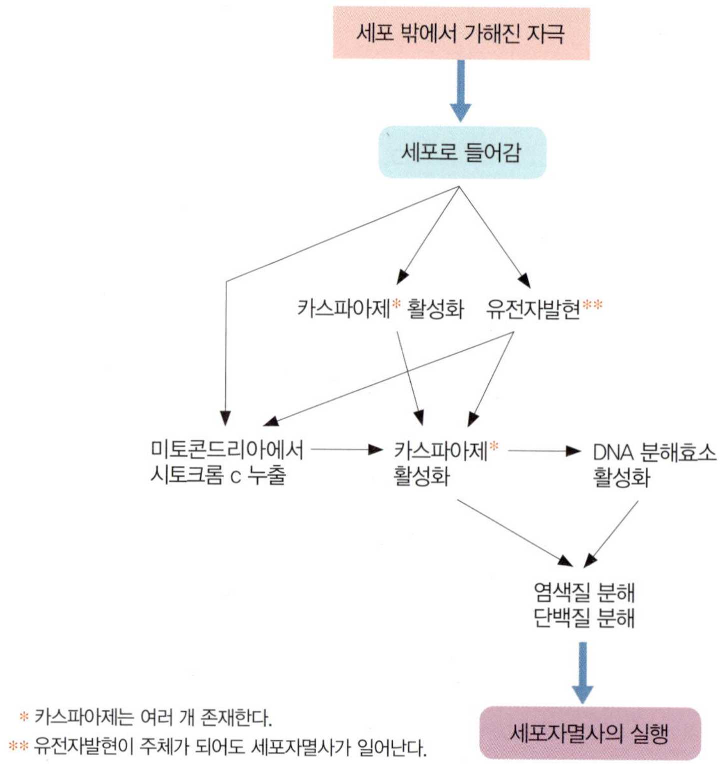

그림 7-12 세포자멸사의 진행기전

질환노트

- **세포자멸사와 질환**

세포자멸사의 기능저하는 암, 콜라겐병 등의 자가면역질환(autoimmune disease; 자가면역질환은 자가항체를 만드는 세포가 세포자멸사로 처리되지 않고, 체내에서 일어나는 세포자멸사가 충분하지 못해 잔존 DNA 등이 면역계를 자극하는 두 측면에서 세포자멸사와 관계하고 있다), 바이러스 감염병 등과 관련이 있고, 세포자멸사의 항진은 에이즈, 신경변성질환(알츠하이머병, 파킨슨병 등), 재생불량빈혈, 허혈성 질환(심근경색 등) 등과 관련이 있다.

3) 사람에게서 관찰되는 세포자멸사

생리적 세포자멸사는 모든 부분에서 관찰된다(그림 7-13). 태아기 전기에 손가락 사이는 붙어 있지만, 이윽고 여분의 접착세포가 세포자멸사로 제거되어 손가락이 분리된다. 또 생식기 형성에 불필요해진 기관의 퇴화, 신경세포 네트워크에서 불필요해진 신경세포의 사멸(신경세포는 생후 얼마 되지 않아 조금씩 감소한다), 면역담당세포 가운데 자가항원에 대한 세포 제거, 성장에 따른 가슴샘(흉선, thymus)의 퇴축도 세포자멸사로 일어난다. 복구 불가능한 세포나 암세포도 세포자멸사로 제거된다. 이처럼 세포자멸사는 부분적인 세포의 죽음을 통한 개체의 유지 · 성장기전으로 파악할 수 있다.

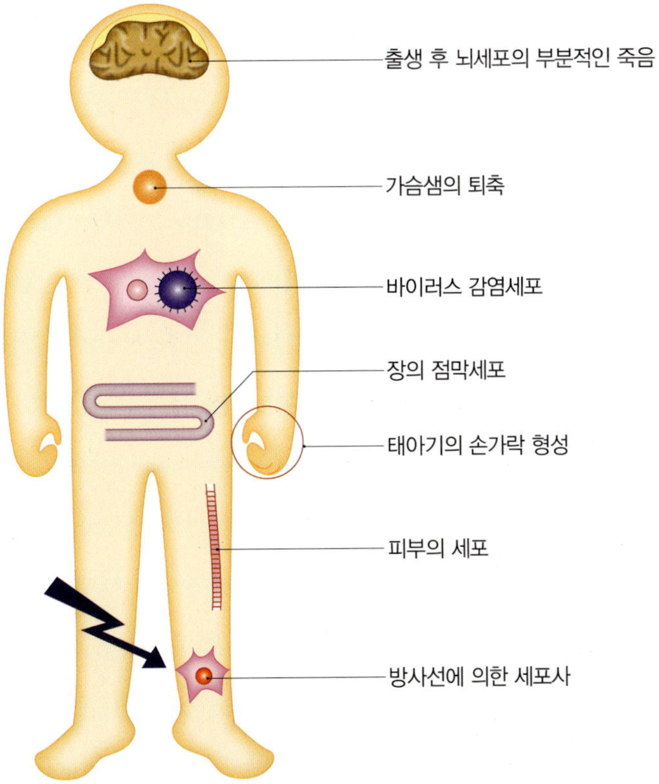

그림 7-13 세포자멸사가 일어나는 장소

7

해설

자살유전자

선충(회충의 일종)은 발생 도중에 특정의 131개 세포가 사멸하는데, 이 세포사가 일어나지 않는 돌연변이체에서 세포사 유전자인 '자살유전자(suicide gene)'가 발견되었다. 유전자의 하나는 카스파아제였다.

column

세포의 건강을 유지하는 종양억제유전자 p53

p53 단백질은 원숭이의 바이러스(SV40)가 가진 종양유전자산물(T항원)에 결합하는 인자로서 발견된 전사조절 단백질이다. p53은 자외선 등으로 활성화되며 세포주기의 진행을 억제하는 CDK 억제인자의 유전자 발현을 높임과 동시에 세포자멸사를 유도하여 DNA 손상복구유전자의 발현을 상승시키는 등 세포가 돌연변이를 일으킨 상태로 증식하는 것을 억제하고 있다(그림 7-14).

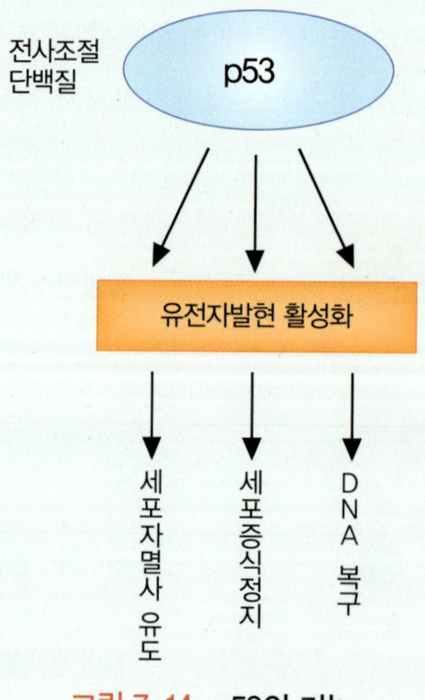

그림 7-14 p53의 기능

확인학습

01. 세포의 주기에 대한 설명으로 옳지 않은 것은?

① 간기는 G1기→S기→G2기로 진행된다.
② DNA는 간기 중 S기에 복제된다.
③ 세포 주기의 M기는 간기보다 길다.
④ G2기에서 방추사와 세포막을 구성하는 물질이 합성된다.

02. 감수분열에 대한 설명으로 옳은 것은?

① 신체 성장과 수리에 필요하다.
② 신체가 이배체 세포를 생산하는 과정이다.
③ 세포 내 염색체가 반이 된다.
④ 핵분열과 세포질이 두 개로 나뉘는 결과로 나타난다.

03. 살아있는 동물세포에 있어 충분한 양분이 공급되어도 세포는 신호를 전달받지 않으면 세포분열하지 않는다. 이와 같이 세포분열은 세포주기 조절계에 의해 조절된다. 이러한 기능이 결여된 세포는?

① 신경세포 ② 암세포
③ 손상받은 피부세포의 재생 ④ 근육세포

04. 실험실에서 배양 중인 세포 DNA의 양을 측정한 결과 단일 세포 내에서 DNA의 양이 두 배로 증가됨을 발견하였다. 그 시기는?

① 체세포분열의 전기와 후기 사이
② 세포주기의 G1(제1간기)과 G2(제2간기) 사이
③ 세포주기의 M(체세포분열기) 동안
④ 감수분열의 감수 제1분열 전기와 감수 제2분열 전기 사이

05. 감수 제1분열 전기와 감수 제2분열 전기의 DNA 함량비는?

① 1:1 ② 1:2
③ 2:1 ④ 1:4

06. 상동염색체 쌍이 4분체를 형성하며 상동염색체 사이에 교차가 일어나는 시기는?

① 제1감수분열 중기 ② 제1감수분열 전기
③ 제2감수분열 중기 ④ 제2감수분열 전기

07. 진핵생물의 세포주기는 사이클린 의존성 인산화 효소(cyclindependent kinase,CDK)에 의해 조절된다. 사이클린E 가 합성되기 시작하는 세포주기는?

① G1기 ② S기
③ G2기 ④ M기

08. 전형적인 체세포분열 동안 만들어진 딸세포는 무엇을 가지는가?

① 다른 유전자를 가진 동일한 염색체
② 다른 유전자를 가진 다른 염색체
③ 동일한 유전자를 가진 동일한 염색체
④ 동일한 유전자를 가진 다른 염색체

09. 유성생식이 유전적 다양성을 생성하는 방식에 해당하지 않는 것은?

① 감수분열 시 상동염색체의 무작위적 분리
② 반복적인 유사분열
③ 감수분열 시 일어나는 상동염색체 간의 재조합
④ 정자와 난자의 무작위적 결합

10. 자매염색분체는 (   ).

① 감수 제1분열 동안 분리된다.
② 세포분열의 S기에 만들어진다.
③ 감수 제2분열 전기 동안 교차가 일어난다.
④ 상동염색체라고도 불린다.

7

11. 유사분열과 감수분열의 가장 큰 차이는?

① 핵분열 전에 염색체가 복제된다.
② 유사분열에서 교차가 일어난다.
③ 감수분열은 세포질분열로 이어지지 않는다.
④ 감수분열에서 상동염색체 쌍이 반으로 나뉜다.

12. 다음 중 세포분열기 동안에 일어나지 않는 것은?

① 염색체의 응축
② 자매염색분체의 분리
③ DNA의 복제
④ 방추체 형성

13. 암세포의 특징에 대한 설명으로 옳지 않은 것은?

① 다른 조직으로 전이된다.
② 밀도 의존성 억제를 나타낸다.
③ 종양이 발생하면 다른 세포보다 분열 속도가 빠르다.
④ 충분한 영양과 공간만 있으면 암세포는 무한정 증식할 수 있다.

14. 세포의 단백질 공급이 증가하고 미토콘드리아나 리보솜과 같은 세포 내 소기관의 수가 증가하며 세포가 커지는 세포주기의 단계는?

① G1기
② G2기
③ S기
④ M기

15. 세포주기는 MPF 복합체에 의해 조절되는데, 세포주기에 따라 농도가 변하여 세포주기를 조절하는 단백질은?

① CDK
② 사이토카인
③ 사이클린
④ cAMP

16. 세포주기를 조절하는 사이클린과 CDK의 작용기전을 옳게 설명한 것은?

① 사이클린 B는 S기에서 분해된다.
② 사이클린 E는 CDK1과 결합한다.
③ CDK는 사이클린의 활성화를 조절한다.
④ CDK의 수준은 세포주기에 따라 일정하다.

17. 프로테아좀이 단백질을 분해할 때 분해될 단백질을 표지해주는 단백질로 옳은 것은?

① 샤페로닌 ② 유비퀴틴
③ 신호펩티드 ④ 옵소닌

18. G1기에 돌연변이가 일어났는데 p21 단백질이 불활성화되었다. 그 후에 일어나는 과정이 아닌 것은?

① RB 단백질이 인산화된다.
② DNA의 복제가 활성된다.
③ G1 → S기에 들어가도록 하는 CDK의 활성이 촉진된다.
④ G1 → S기에 들어가도록 하는 CDK의 활성이 억제된다.

7

19. 세포예정사에 대한 설명으로 옳은 것은?

① 기관 발달 과정에서 세포의 자살을 방지하기 위한 방책으로 프로그램되어 있다.
② 식물의 체관 형성도 일종의 세포예정사이다.
③ 올챙이에서 개구리로 변태할 때 꼬리가 없어지는 것도 세포예정사의 한 예이다.
④ 다수의 작은 세포가 죽음으로 인해 큰 세포를 형성한다.

20. 염색체는 같은 유전특성을 결정하는 유전자를 가진 것끼리 결합하는데 이것을 무엇이라 하는가?

① 성염색체
② 상염색체
③ 상동염색체
④ 이질염색체

CHAPTER

08 생식 · 발생 · 분화

1. 생물의 증식양상

1) 배수성과 생식

생물은 일반적으로 **일배체**(monoploid)나 **이배체**(diploid) 중 어느 하나의 **배수성**(polyploidy)을 나타낸다(여기서 일배체는 유전체 1세트와 같은 의미이다). 세균류는 항상 일배체로 증식한다. 진핵생물은 이배체를 기본으로 하나 그중에는 생활사의 한 시기에 일배체 개체로 증식하여 **세대교대**(digenesis; 일배체 세대 → 이배체 세대 → 일배체 세대 → …)를 나타내는 것도 있다.

이배체 생물에서는 보통 상태의 **핵상**(nuclear phase)을 **복상**(2n), 배우자에 관찰되는 반수 상태의 핵상을 **단상**(n) 또는 **반수체**라고 한다(그림 8-1). 생물이 차세대 개체를 만드는 과정을 **생식**(reproduction)이라고 하는데, 여기에는 무성생식과 유성생식의 2가지가 있으며, 어떤 생식방법을 취할지는 배수성에 따라 다르다(표 8-1). 일배체 생물이 보통 무성생식으로만 증식하는 데에 비해 이배체 생물은 일배체의 배우자가 관여하는 유성생식을 할 수 있으며, 배우자 형성에는 염색체수가 절반으로 되는 감수분열이 일어난다.

2) 무성생식

유성생식 이외의 방식으로 개체가 만들어지는 번식방법을 **무성생식**(asexual reproduction)[1]이라고 하며 다양한 형태가 있다. **이분열**(binary fission; 균등한 세포분열로 모든 원핵생물과 고세균, 짚신벌레 등의 원생동물이 여기에 해당)이나 **출아**(budding; 효모, 히드라, 말미잘)에서는 무한으로 계속되는 세포분열이 관찰된다.

---

1) 무성생식의 종류
- 이분법 : 체세포분열로 생긴 세포가 새로운 개체가 되는 생식세포로 모체와 자손의 구분이 없으며, 적절한 환경이 되면 짧은 시간에 많은 개체가 형성된다.
- 출아법 : 몸의 일부가 자라 떨어져 새로운 개체가 되는 생식방법으로 크기가 큰 것은 모체, 작은 것은 자손 효모로 구분한다.
- 포자법 : 포자가 싹이 터 새로운 개체가 되는 생식방법으로 열악한 환경에 강하고 적절한 환경이 되면 다시 싹이 튼다. 양치식물, 고사리 등이 있다.
- 영양생식업 : 식물의 영양기관(잎, 줄기, 뿌리)으로 번식, 접붙이기, 꺾꽂이, 휘묻이 등이 있다.

어떤 종의 균류(변형균류; Dictyostelium 등의 세포성 점균)는 세포가 포자 모양이 된 **무성포자**(asexual spore)/분생자(conidium)에서 개체가 증가한다. 다세포생물의 몸 일부에서 생기는 현상도 무성생식이며, 식물에서는 **영양생식**(vegetative reproduction)이라고도 한다(알뿌리나 덩이줄기에서의 증식). 삽목 등 인위적인 경우는 **클론증식**(clonal expansion)이라고 한다. 유성포자에 의해 개체가 생기는 과정도 무성생식에 포함된다(**표 8-1**, **'해설'** 참조).

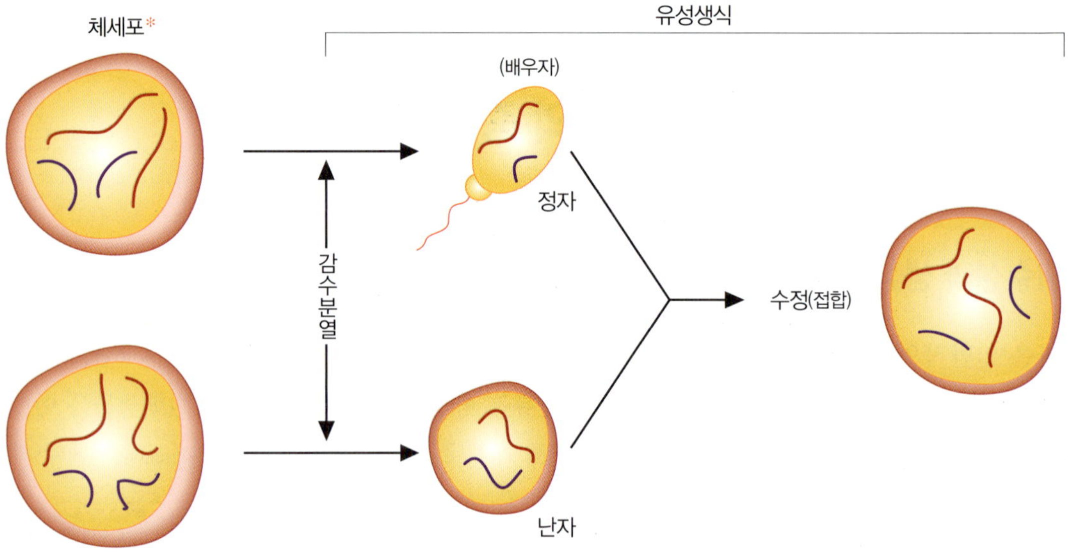

핵상	2n	n	2n
배수성	복상	단상(반수체)	복상

* 2쌍의 상동염색체(→ 복제 전의 상태를 표시)를 가진 세포로서 나타낸다.

그림 8-1 이배체 생물의 핵상과 배수성

표 8-1 유성생식과 무성생식의 종류와 특징

	유성생식	무성생식
종류	• 감수분열에 의해 단상(n)의 생식세포(배우자)를 만든다. • 배우자는 형태에 따라 운동성이 없는 포자, 편모를 가진 동형배우자(해캄 등)나 이형배우자(파래 등), 나아가서는 정자와 난자 등으로 분류된다. • 배우자의 합체 · 융합으로 복상(2n)의 접합자나 수정란이 생긴다. • 세포융합에 의해 염색체 교환을 하는 것도 있다.	• 이분열에 의한 증식 • 출아에 의한 증식 • 몸의 일부가 떨어져 증식 • 포자로 증식(1 : 무성포자로 증식, 2 : 유성포자로 증식*) • 땅속줄기(연꽃 등)나 알뿌리(백합 등), 기는줄기(딸기 등)로 증식 • 체세포클론기술로 증식

* 곰팡이나 버섯의 유성포자(n의 자낭포자, 담자포자)에서 다수의 개체가 태어나는데 언젠가 융합하여 2n이 되므로 유성생식의 준비단계로 볼 수 있다.

해설

배수체

일배체, 이배체, 삼배체 등을 배수체라고 한다. 동일 유전체를 3세트 이상 가진 배수체를 **동질배수체**(autopolyploid)라고 하는데, (동질)사배체(예 : 감자)는 미세관의 작용을 억제하는 **콜히친**(colchicine)을 사용하여 인공적으로도 만들 수 있다. **삼배체**는 이배체와 사배체의 교배로 생긴 것인데(예 : 바나나, 씨 없는 수박), 감수분열이 잘 되지 않아 유성생식이 불가능(**불임**)하다. 삼배체 이상의 다배체는 일반적으로 대형화하기 때문에 식물이나 어류의 품종 개량에 이용된다.

배우체와 포자체

유성생식을 하는 생물이 감수분열로 만든 포자(유성포자/진성포자)를 바탕으로 개체를 만드는 현상을 **포자생식**(sporic reproduction)이라고 하며, 무성생식으로 분류된다. 또한 포자를 만드는 이배체 개체를 **포자체**(sporophyte)라고 한다. 포자에서 생기는 일배체 개체는 배우체(gametophyte)라고 하며 정자나 난자 등의 배우자를 만든다.

3) 유성생식

유전자의 교환이나 재조합 혹은 융합을 거쳐 새로운 개체를 만드는 과정을 **유성생식**(sexual reproduction)[2]이라고 하며, 유성생식에 관여하는 핵상 n의 특별한 세포를 **배우자**(gamete)라고 하며 융합해서 2n의 포자체를 형성한다. 하등진핵생물의 배우자 대부분은 운동을 위한 편모를 가지지만, 명확한 암수의 조합을 가진 후생동물은 배우자로서 운동성이 없는 큰 난자와 운동성이 있는 작은 정자를 만든다. 균류의 균사융합(anastomosis)과 같이 보통의 세포가 세포융합에 관여하는 경우도 있다(그림 8-2).

MEMO

- **접합과 수정**

일배체 세포의 융합을 접합(conjugation), 그 결과로 생긴 세포를 접합자(zygocyte)라고 한다. 이에 대해 명확한 암수 구별이 있는 배우자의 생식세포융합을 수정(fertilization), 그 세포를 수정란(fertilized egg)이라고 한다.

- **단위생식**

난자가 정자에 의한 수정 없이 발생하여 개체가 되는 현상을 단위생식(parthenogenesis)이라고 한다. 난자가 어떠한 이유로 이배체가 되어 그것에서 발생하는 경우도 있다. 꿀벌, 진딧물, 민들레 등에 관찰된다.

2) 유성생식 : 양쪽 부모에 의해 감수분열된 생식세포의 수정과정으로 다양하다. 따라서 다양한 환경에 적응하여 살아남는다.

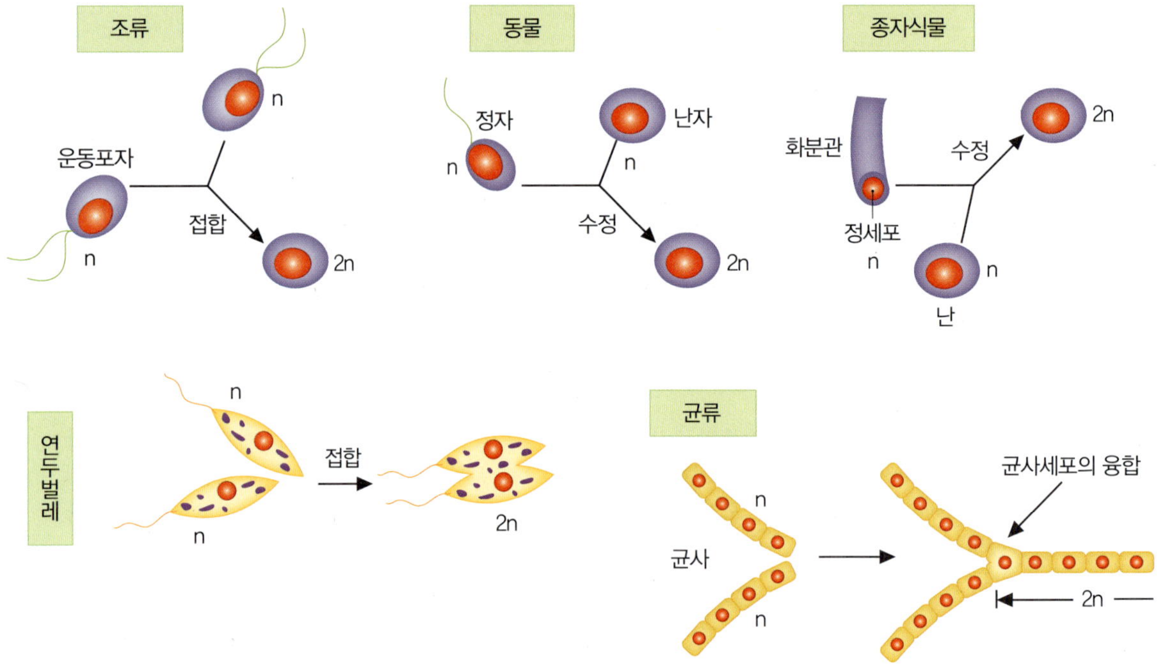

그림 8-2 유성생식에서 관찰되는 세포의 융합

column 유성생식이 있는 이유

Chapter 5에서 설명한 것처럼 유성생식은 에너지적으로는 불리하지만, 유전자 교환을 행함으로써 유전자의 다양성을 늘리고 돌연변이나 환경적응의 폭을 넓히는 데 도움이 된다. 무성생식으로 증식하는 세균도 때로 자신의 DNA를 상대방에게 삽입해서 상대방의 세포를 일시적으로 이배체로 만들어 DNA 수용세포 내에서 재조합을 일으키는 경우가 있다(삽입 DNA는 그 후 원래 세포로 되돌아온다). 이 현상은 유성생식에 상당한다고 판단된다. 이 현상을 일으키는 유전자는 염색체와는 다른 작은 DNA(**플라스미드**, plasmid) 안에 존재한다. 대장균에 성(gender)의 성질을 부여하는 이 플라스미드를 **F인자**(F플라스미드)라고 한다(그림 8-3).

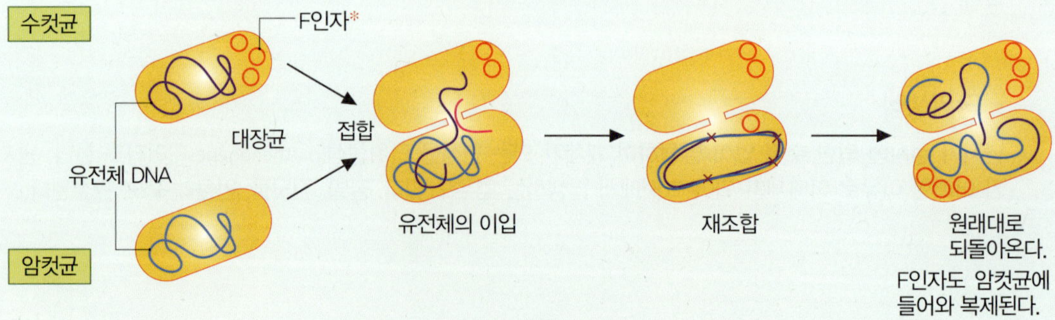

* 작은 DNA(플라스미드)

그림 8-3 대장균에 관찰되는 유성생식 유사 현상

2. 동물의 발생

1) 개체의 형성

다세포생물의 수정란이 세포분열을 반복하여 **배아**(embryo)가 되고 성체가 되기까지의 과정을 **발생**(development)이라고 한다. 배아세포는 처음에는 같은 형태를 나타내지만 세포분열을 거쳐 개성을 가지게 된다. 이 과정을 **분화**(differentiation)라고 하며, 최종적으로 조직이나 기관이 형성되어 개체가 된다.

동물의 발생은 난각(egg shell) 내 혹은 모체 내(포유동물에서는 자궁 내)에서 시작되며 발생이 진행되면 외부로 나온다. 난각에서 나오는 것을 **부화**(hatching)라고 하는데, 조류와 파충류 이외에서는 막 부화한 개체는 **성체**(생식능력을 가진 개체)와 다른 형태를 가지는 경우가 많고 이를 **유생**(larva)이라고 한다. 유생이 형태변화를 동반하며 성장하고 성체가 되는 것을 **변태**(metamorphosis)라고 한다.

2) 초기배 형성 과정

단상의 난자와 단상의 정자가 **수정**(fertilization)하고 융합해서 복상의 수정란이 된다. 수정이 일어나면 다른 정자의 침입은 저지되며 바로 세포분열이 시작된다. 초기의 세포분열(**난할**, cleavage)에서는 배아 전체의 크기는 변하지 않기 때문에 분열되는 개개의 세포(**할구**, blastomere) 크기는 대부분 작아진다.

난할이 어떠한 패턴으로 일어나는지는 생물에 따라 다르다. 사람은 전체가 균등하게 분열하는데, 물고기나 새와 같이 표면 일부분만 난할이 일어나는 종류도 있다. 여러 번의 난할 후 내부에 액체로 채워진 **난할강**(공동, cleavage cavity)을 가지는 **포배**(주머니배, blastula)가 생기는데, 이때까지의 배아를 초기배(early embryo)라고 하며 눈에 띄는 분화는 아직 관찰되지 않는다(그림 8-4).

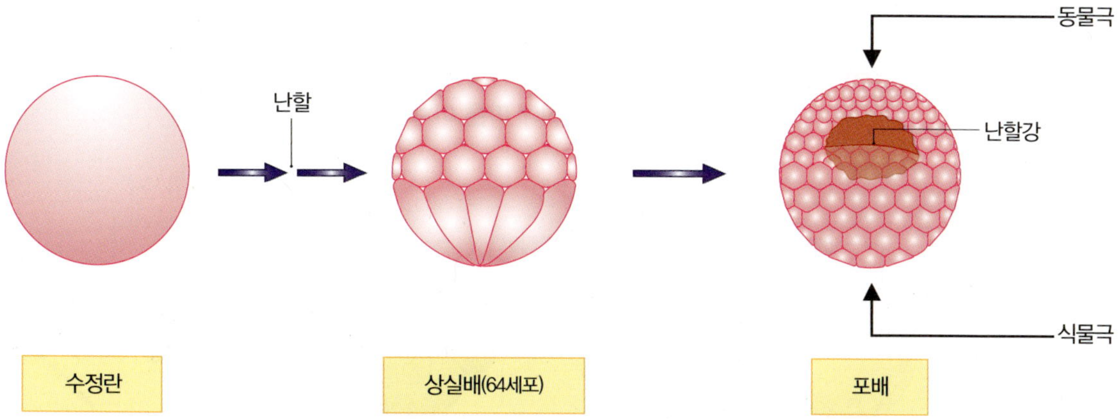

그림 8-4 **초기배의 발생(개구리)**

MEMO

• **초기배의 극**

난자가 생길 때 극체가 방출된 쪽을 **동물극**(animal pole), 반대쪽을 **식물극**(vegetal pole)이라고 한다.

3) 포배 이후의 발생

개구리의 경우 포배의 **원구**(포배구멍, blastopore) 부분에서 세포층이 내부로 함입해서 새로운 세포층이 생기는데, 이때 새로 생기는 빈 공간을 **원장**(원시창자, archenteron), 배아를 **원장배**(창자배, 낭배, gastrula)라고 한다. 원구의 상부(**원구배순**, dorsal blastopore lip)는 후의 기관형성을 지배하는 기능이 있어 **형성체**(organizer)라고 불리는데, 이 부분을 잘라서 다른 배아에 이식하면 이식된 배아 안에 다른 하나의 배아가 생긴다(그림 8-5).

원장배에는 3종류의 세포층인 **내배엽**(endoblast), **중배엽**(mesoderm), **외배엽**(ectoderm)이 형성된다(그림 8-6). 외배엽과 내배엽은 각각 원래 동물극 쪽과 식물극 쪽에 있던 외부의 세포로 구성되는 층이고, 중배엽은 원장으로 새로 생긴 세포층이다[**중배엽유도**(mesoderm induction)에 의해 형성된다]. 원장배의 발생이 더 진행되면 **신경배**(neurula)가 되고, 등과 배, 앞과 뒤 등의 체축이 명확해진다. 등쪽에는 외배엽에서 신경계의 바탕이 되는 신경판 등의 조직이 생긴다. 그 후 배아는 **미아배**[꼬리싹(tail bud)이 발생하는 시기]로 진행하여 근육조직이나 골조직 등이 생기고, 이윽고 유생(올챙이)으로 부화된다.

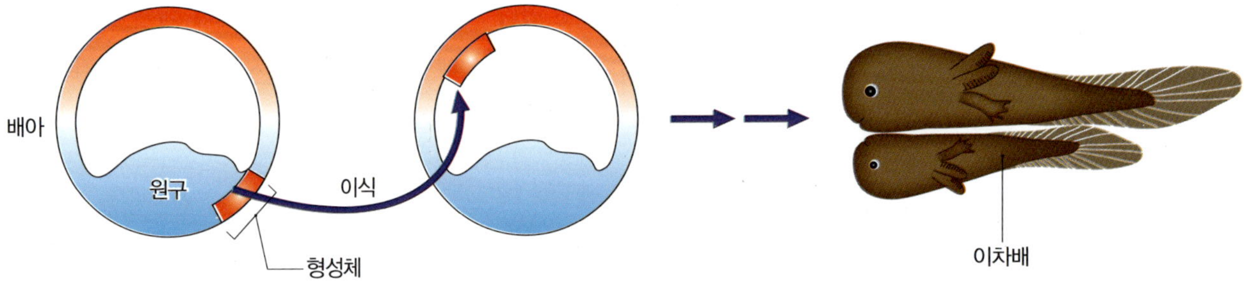

그림 8-5 **형성체 이식에 따른 이차배 형성**

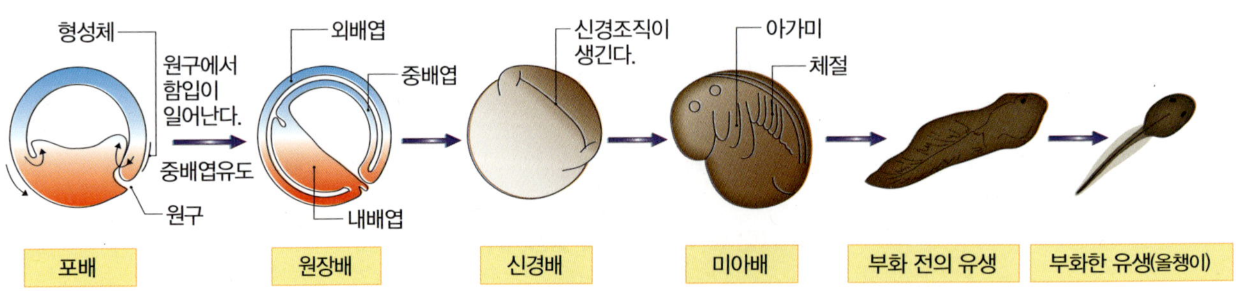

그림 8-6 **개구리의 발생(중배엽유도 이후)**

8

해설

배엽과 조직 및 기관

어떤 조직이 어떤 배엽에서 형성되는가는 명확하게 정해져 있다. 척추동물에서 소화기관은 내배엽에서 만들어지고 피부, 신경조직, 눈은 외배엽에서 그리고 그 밖의 조직인 뼈, 근육, 심장, 혈액, 비뇨기, 생식기 등은 중배엽에서 만들어진다(표 8-2).

표 8-2 각 배엽에서 만들어지는 조직과 기관

내배엽	중배엽	외배엽
소화, 호흡, 요도, 방광, 생식계벽, 갑상샘, 부갑상샘	근육, 골격, 순환, 배설, 생식, 부신겉질	표피(털,땀샘 포함), 감각, 신경, 부신속질, 뇌하수체, 솔방울샘

유도의 연속 현상 : 도롱뇽의 눈 발생과정

① 낭배의 원구 상순부가 제1차 형성체로서 외배엽에 작용하여 신경관을 유도한다.
② 신경관이 형성되면 그 앞 끝은 뇌가 된다. 뇌는 양옆이 밖으로 부풀어 안포를 만들며, 안포는 끝이 넓어져 접시 모양의 배가 되는데 이를 안배라 한다.
③ 이 안배는 제2차 형성체로 작용하여 바깥쪽의 표피를 안쪽으로 끌어들여 수정체를 만든다. 수정체는 또 제3차 형성체로서 표피에 작용하여 이것을 각막으로 유도하여 눈을 형성한다.

MEMO

- **형성체**

원구 상순부와 같이 배의 다른 부분에 작용하여 특정 기관을 형성시키는 작용이 있는 것을 형성체(organizer)라고 하고, 이와 같이 다른 부위에 작용하여 그 부위의 분화 방향을 이끌어 주는 작용을 유도라고 한다.

4) 초파리가 가르쳐준 발생의 조절

초파리[3]는 유전학 분야뿐만 아니라 생물학의 다양한 분야에서 좋은 연구 재료로 각광을 받고 있다. 초파리의 발생패턴이나 형태에 돌연변이를 가진 개체(가슴을 2개 가지는 것, 촉각이 다리로 바뀐 것 등)를 연구하는 과정에서 원인 유전자가 발견되어 발생에는 많은 유전자의 협조적이고 연속적인 작용이 필요하다는 사실이 밝혀졌다. 그들 유전자 대부분은 **전사조절 단백질**을 만든다. 발생 초기에 일어나는 **체축**

---

3) 초파리(*Drosophila melanogaster*) : 약 100년 전 진핵생물의 유전자 발현에 대한 많은 연구실험에서 선택
- 3mm 정도로 작음
- 사육하고 유지하는 데 적은 비용
- 빨리 번식하고 생활주기가 짧음
- 윤리적 문제가 해결(해충 개념)

결정은 수정란에 분포하는 **모성인자**(주로 전사조절 단백질)의 편중에 의해 일어나며 발생이 진행되면 체절수를 정하는 유전자, 이어서 체절의 개성을 결정하는 유전자(**항상성 유전자**, homeotic gene)가 작용하여 **형질형성**이 진행된다. 이들 유전자는 사람에게도 보존되고 있다(그림 8-7).

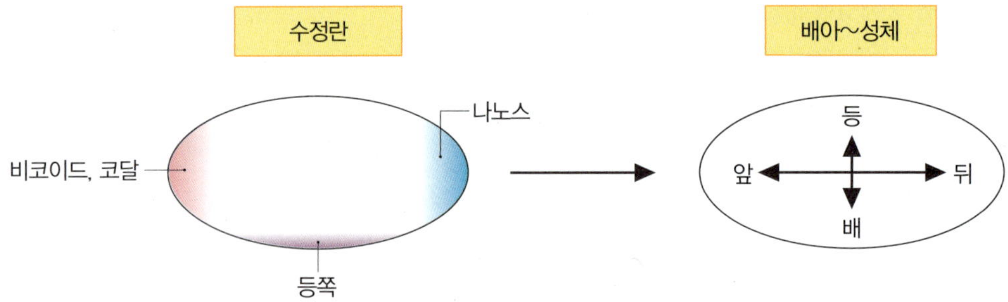

그림 8-7 모성인자에 의한 체축결정

초파리의 예로, 체축결정에 관여하는 인자명을 들었다.

MEMO

- **호메오박스**

항상성 유전자가 있는 것은 전사조절 단백질을 코드한다. 이들 유전자는 호메오박스(homeobox)라고 하는 DNA 결합에 관여하는 아미노배열을 코드하고 있다.

- **항상성 유전자(homeotic gene)**

배발생에서 눈, 다리, 체절 등 특정 부분의 형성을 조절하며 약 60개의 아미노산서열로 구성된 호메오 도메인을 가지고 있으며, 프로모터 또는 다른 DNA 염기서열에 결합할 수 있는 전사인자를 암호화한다.

5) 사람의 발생

(1) 생식세포의 형성

정자 형성은 'Chapter 7(p.172)'에서 설명한 과정에 따라 진행되지만, 난자 형성에서는 특징적인 현상이 관찰된다. 동물의 난자 형성 시에는 제1분열기에 있는 난모세포(ovocyte)가 분열을 멈추고 그 동안 세포질을 크게 키운다(사람의 경우는 이 기간이 수십 년에 이른다). 호르몬의 자극이 있으면 이 세포는 분열을 재개하는데, 세포질분열은 매우 불균등하여 원래 크기의 세포와 상당히 작은 극체(polar body)가 형성되며, 극체는 이윽고 흡수되어 소멸한다. 제1분열 후 바로 제2분열에 들어가는데, 이때에도 극체가 방출되어 결과적으로 거대한 난세포가 1개만 생긴다. 극체의 형성은 풍부한 세포질을 갖는 난자를 만들기 위한 필수과정이다(그림 8-8). 이후 감수 제2분열기에 배란되어 자궁을 향해 자궁관을 이동하며 수정은 이 사이에 일어난다.

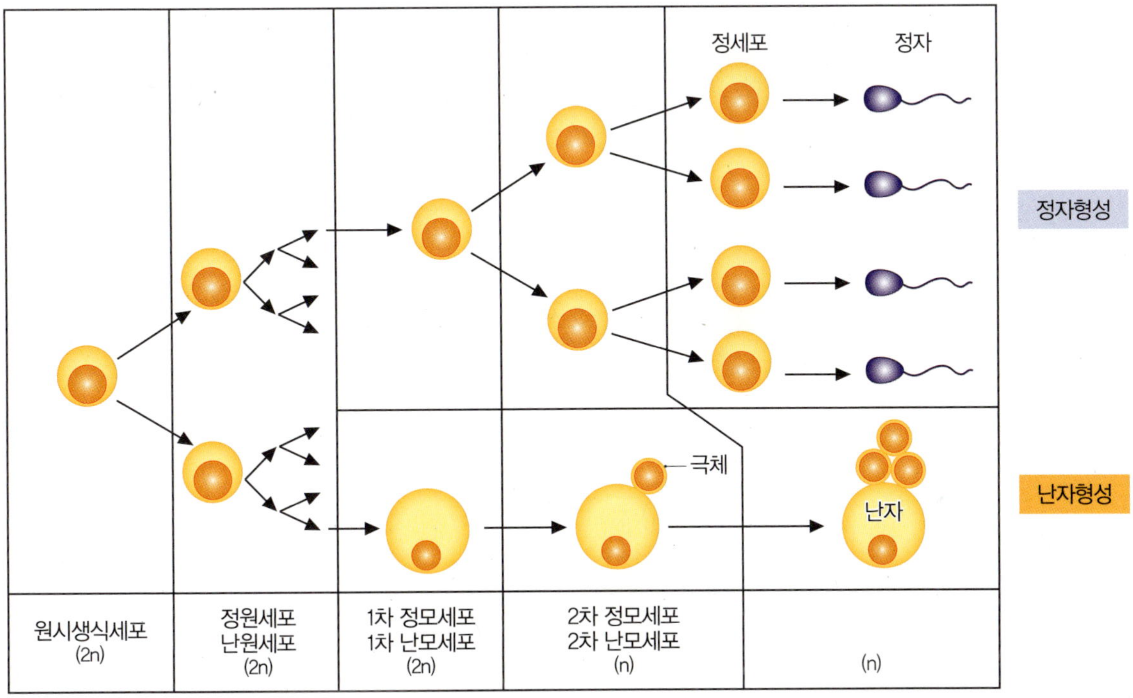

그림 8-8 난자와 정자의 형성

맨 처음 생긴 극체(제1극체)는 복제하는 경우와 복제하지 않는 경우가 있다.

해설

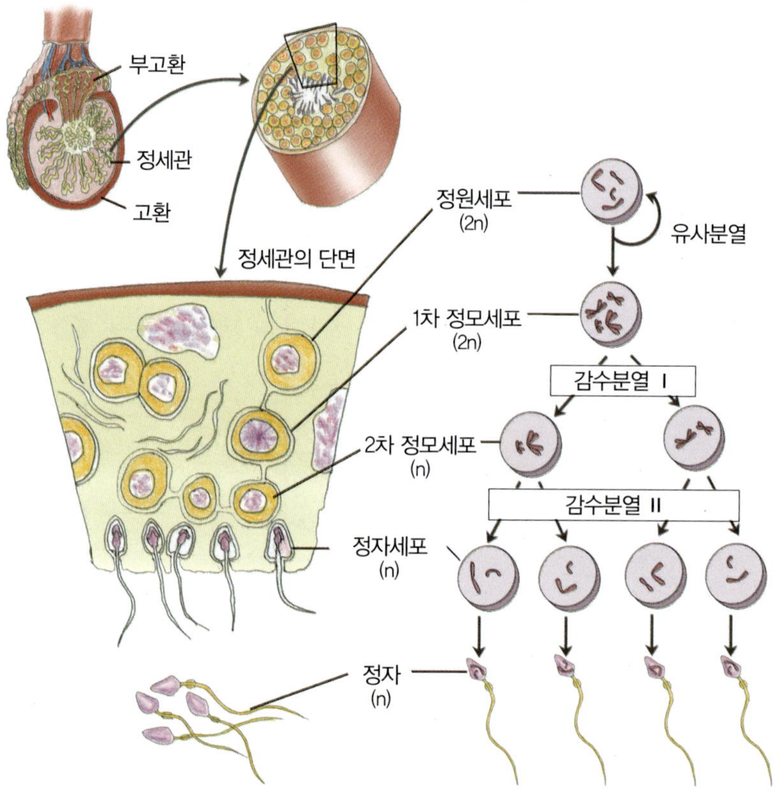

그림 8-9 정자형성

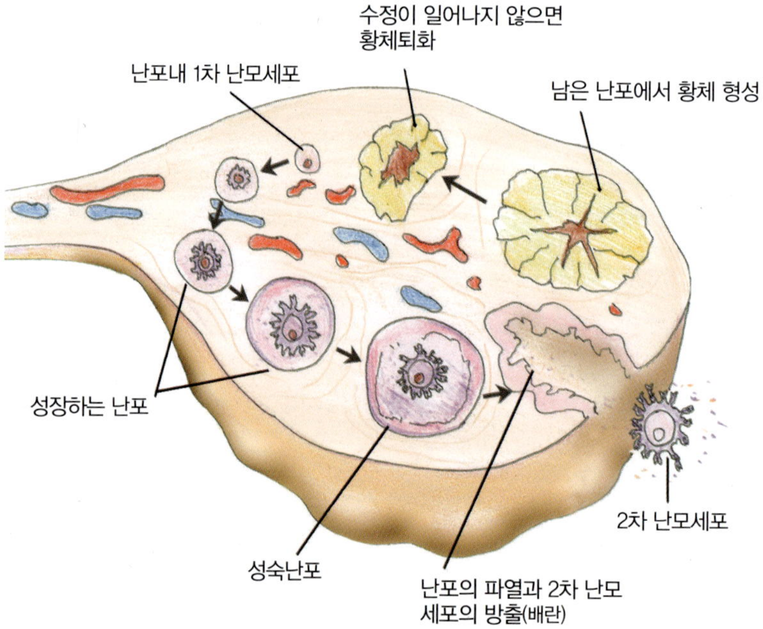

그림 8-10 난자발생

(2) 난자와 정자의 수정

난자에 정자가 침입하여 결합하는 현상을 수정(fertilization)이라고 한다. 사람의 경우 정자가 수정하는 세포는 감수분열이 완전히 끝난 난자가 아닌 아직 제2분열기의 중기(metaphase) 상태이다.

난자에 정자가 침입하면 세포의 성질이 변화해서 다중 수정이 저지되고 동시에 2차 난모세포의 세포분열이 진행하여 극체가 방출된다. 이에 따라 세포에는 일배체의 자성전핵(female pronucleus; 융합하기 전의 핵)과 정자 유래의 웅성전핵(male pronucleus)이 남아 마침내 핵이 융합한다. 여기에서 알 수 있듯이 난자의 감수분열은 수정에 의해 완료된다(그림 8-11). 수정으로 제2분열이 종료되면 수정란은 분열을 시작하여 수정 후 약 4~5일째 포배가 되고 이윽고 포배(주머니배, blastocyst)의 형태로 변하여 자궁벽에 착상해서(6일째) 배아로서 발생한다(그림 8-12). 1~2주에 걸쳐 원장배, 3~4주에 걸쳐 신경배~미아배가 되며(기관형성의 시작), 중배엽 일부가 자궁에 침입해서 융모가 만들어진다. 태생 2개월 후반부터 배아는 사람다운 형태가 되고(태아라고 불리게 된다. 태생 1개월은 28일로 계산한다) 8개월 정도에 기관형성이 거의 끝난다. 나머지 2개월간은 그대로 성장을 계속하여 10개월에 출산하게 된다(그림 8-13).

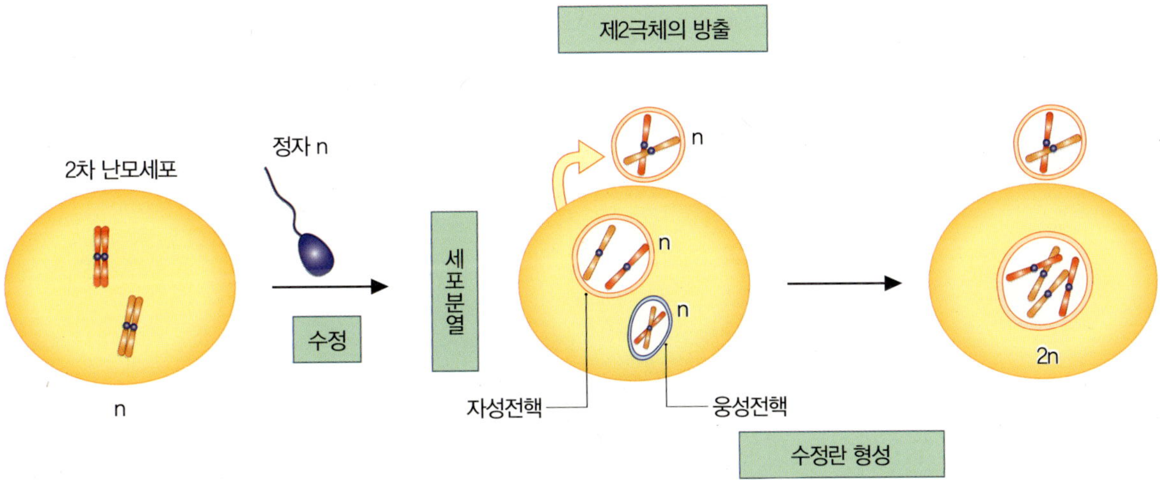

그림 8-11 난자와 정자의 수정

해설

사람의 접합자 형성과 수정 후 초기과정

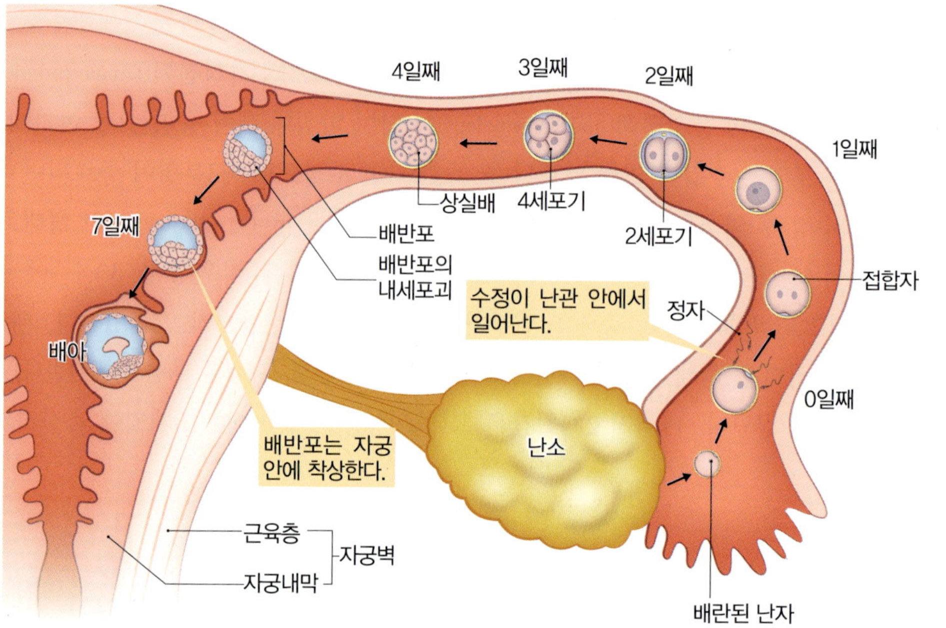

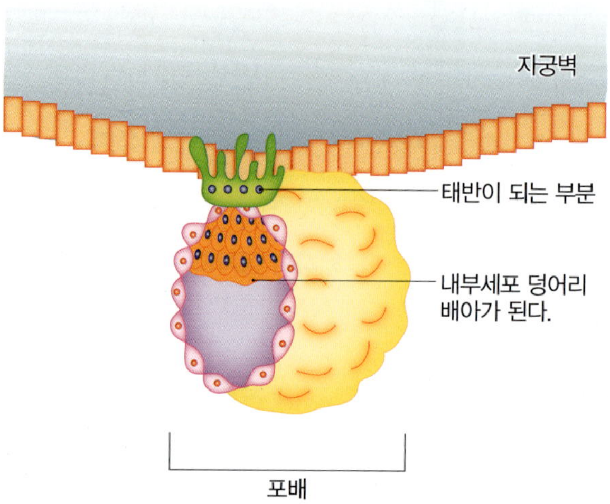

그림 8-12 **자궁벽에 착상한 사람의 포배**

1주	2주	3주	4주	5주	6주
접합자에서 후기 포배까지		배아			
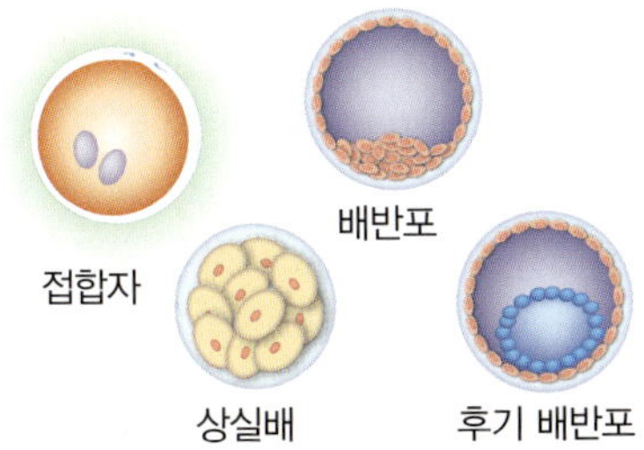		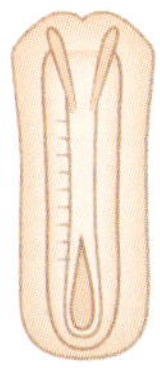 1.5∼2.5mm	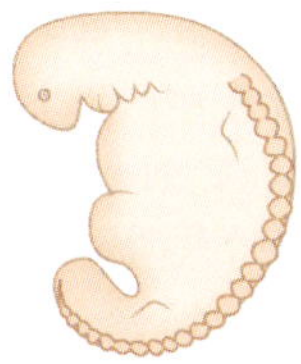 3∼5mm	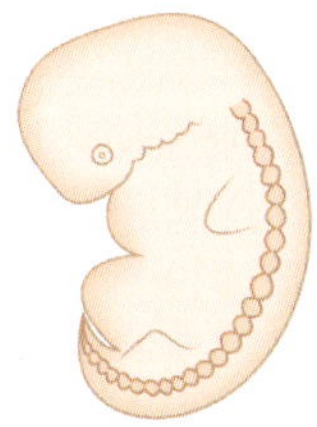 7∼9mm	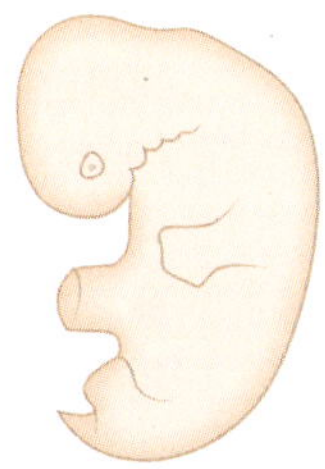 8∼11mm
접합자의 난할로 상실배, 이어서 포배를 형성하고 포배는 자궁에 착상한다.	포배가 자궁내막을 파고 든다. 난황낭, 양막, 배반포가 생긴다.	낭배형성이 일어난다. 척삭과 신경관 형성이 시작된다. 심장이 박동을 시작한다.	신경관이 닫힌다. 팔 싹고리, 인두열이 생긴다.	눈의 형성이 시작된다. 다리 싹이 생긴다. 뇌가 커진다.	외이와 물갈퀴가 있는 손가락이 생긴다. 인두열과 꼬리가 사라진다.

7주	8주	10주	12주	16주
배아		태아		
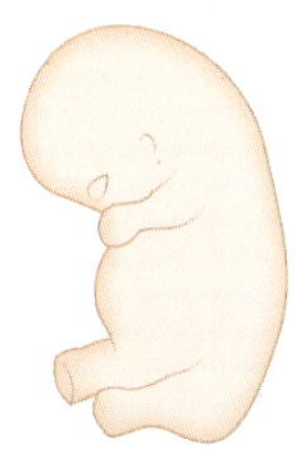 1.7∼2.0cm	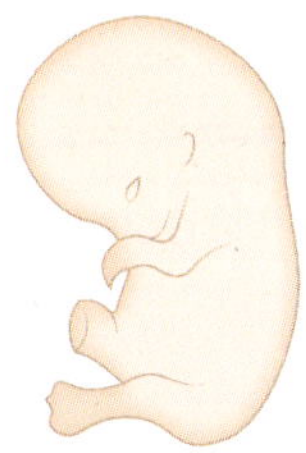 2.3∼2.8cm	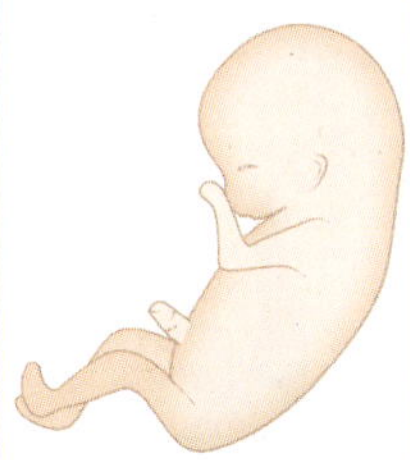 3.2∼4.4cm	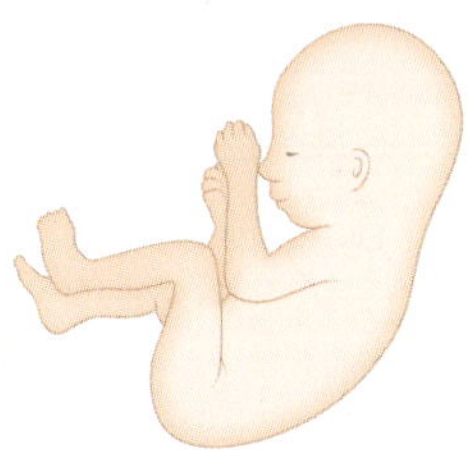 5∼7.6cm	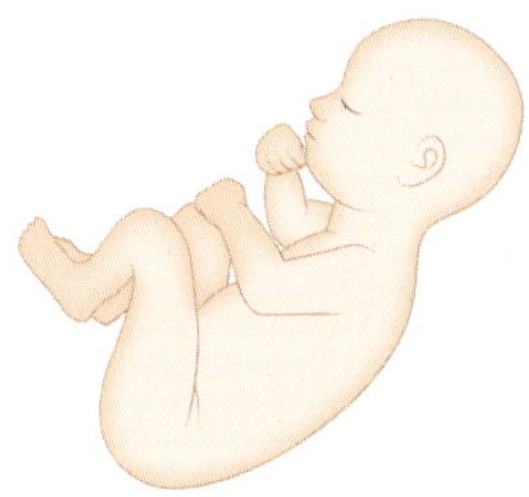 10.2∼12.7cm
물갈퀴가 있는 발가락이 생긴다. 뼈가 굳어지기 시작한다. 등이 곧게 펴진다. 눈꺼풀이 생기기 시작한다.	모든 주요 기관과 남성 생식기가 생기기 시작한다. 팔을 구부릴 수 있다. 손가락이 분명해진다. 얼굴 모양과 외이가 형태를 갖춘다.	8주 후의 배를 태아라고 한다. 적혈구가 형성된다. 발가락이 분리된다. 눈꺼풀이 발달한다. 주요 뇌부분이 나타난다. 손은 주먹을 쥘 수 있다.	목이 뚜렷하다. 모든 기관이 존재한다. 남성과 여성 생식기가 존재한다. 팔과 다리가 움직인다. 치아가 형성되기 시작한다. 전기 장치로 심박동을 들을 수 있다.	빨고 삼키는 운동이 나타난다. 간과 췌장이 기능을 시작한다. 몸이 머리에 비해 성장한다. 주요 기관이 계속 발달한다. 모체가 태아의 움직임을 느낀다. 체중이 약 140g이다.

그림 8-13 사람의 배아기와 태아기

해설

태반과 태아의 연결

태반(placenta)은 배반포의 착상으로 자궁에 생기며, 모체와 태아가 연결된 조직으로 모체 유래의 기저탈락막(바닥쪽탈락막, decidua basalia)과 태아 유래의 융모막(chorion)으로 이루어진다. 내부는 빈 공간(융모사이공간, intervillous space)이며, 이 공간에는 모태에서의 혈액이 제트분사되듯이 흘러 들어온다. 태아에서 연장된 **탯줄**(제대, umbilical cord)은 융모사이공간 내부로 들어가 내부에서 복잡하게 분지해서 융모가 되는데, 이곳에 모세혈관이 통과하고 있다. 즉 모체와 태아의 혈액은 섞이지 않고 태아는 신장의 투석원리로 모체의 영양분이나 산소를 흡수하고 노폐물을 제거한다(그림 8–14).

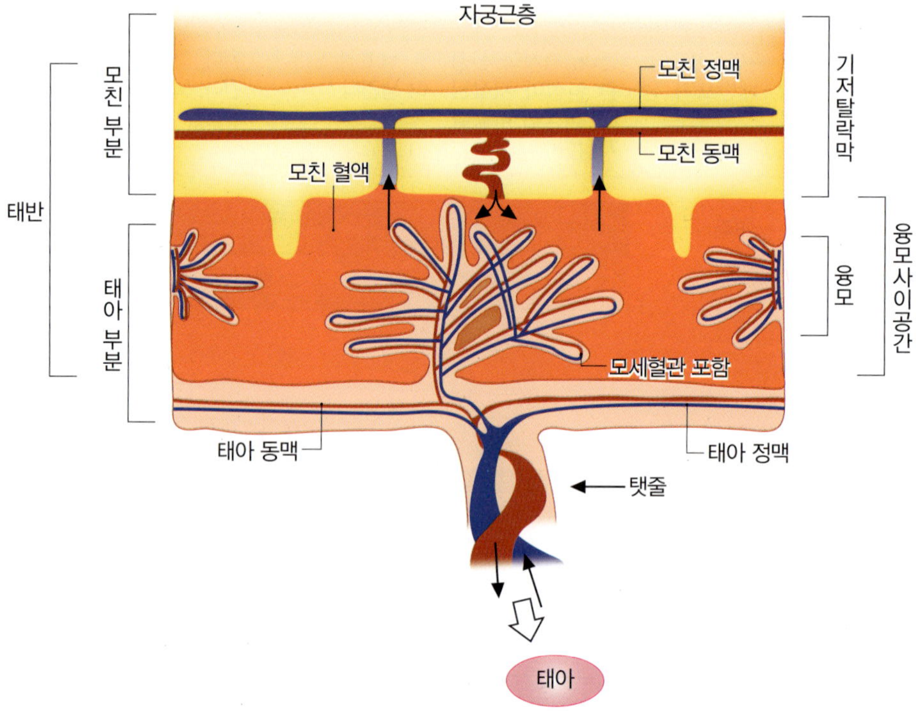

그림 8–14 **태반의 구조와 혈액의 흐름**

태아의 동 · 정맥은 보통의 체순환과 달리 정맥혈 · 동맥혈임에 주의

MEMO

• 인간 융모막성 생식선자극호르몬

인간 융모막성 생식선자극호르몬(human chronic gonadotropin, HCG)은 뇌하수체의 LH처럼 작용하여 임신 초기 몇 주 동안 황체를 유지함으로써 프로게스테론과 에스트로겐의 분비를 유지한다. 일부 HCG호르몬이 모체 혈류를 타고 빠져나와 소변으로 배출되기 때문에 소변의 HCG를 확인하면 임신 여부를 조기에 확인할 수 있으며, 현재는 보편화된 방법이 되었다.

3. 분화 및 재생

1) 세포의 분화

세포가 특정 물질을 갖도록 변화하는 것을 **분화**(differentiation)라고 한다. 분화는 다세포 생물에서는 발생과정에서 광범위하게 역동적으로 관찰되는데, 성체에서도 국소적 분화인 **재생**이 관찰된다.

분화한 세포를 만드는 원래의 세포를 **줄기세포**(stem cell)[4]라고 한다. 줄기세포의 **분화기능**(differentiation potency)은 다양하며, **최종분화**한 세포(더 이상 분화하지 않고 세포사를 향하는 세포)에 다가감에 따라 그곳에서 파생하는 세포 종류는 감소한다.

2) 재생

다세포 생물에서 성체 개체의 조직이 죽거나 제거되었을 때 그 세포를 보충하고 복구하려는 현상이 일어나는데 이것을 **재생**(regeneration)이라고 한다. 사람의 경우도 작은창자 상피나 골수의 조혈세포, 표피 등에서는 활발한 재생이 항상 일어나고 있다. 간이나 뼈에서는 상처를 입었을 때 활발한 재생이 관찰된다(복구가 끝나면 재생도 끝난다). 또한 근육이나 신경에도 약한 재생력이 관찰된다. 영원, 게, 불가사리 등은 손발을 잘라도 거기서 새로운 손발이 생기는 높은 재생력이 있다(그림 8-15). 재생과정도 분화와 같으며 그곳에도 분화세포의 바탕이 되는 줄기세포가 존재한다.

3) 줄기세포

앞에서 설명한 바와 같이 **줄기세포**(stem cell)는 분화나 재생이 일어나는 부위에 필연적으로 존재하는데, 존재 상태나 분화기능에 따라 몇 가지로 분류된다. 성체에는 **생식줄기세포**와 각 조직에 존재하는 **조직줄기세포**(**성체줄기세포**), 배아에는 **배아줄기세포**(**ES세포**)가 있다. 대부분의 조직줄기세포는 1종류의 조직만으로 분화할 수 있는 단능성 줄기세포이지만, **골수**(bone marrow)에 있는 줄기세포는 혈구세포 외에 신경, 근육, 상피 등 비교적 많은 조직으로 분화할 수 있는 **다능성 줄기세포**이다. 모든 조직으로 분화할 수 있는 것을 **전능성 줄기세포**라고 하며, 생식줄기세포나 ES세포(그림 8-16)가 여기에 해당한다(표 8-3).

---

4) 줄기세포 : 분열하여 더 많은 세포를 만들거나 특수화된 세포 종류로 분화할 수 있는 세포

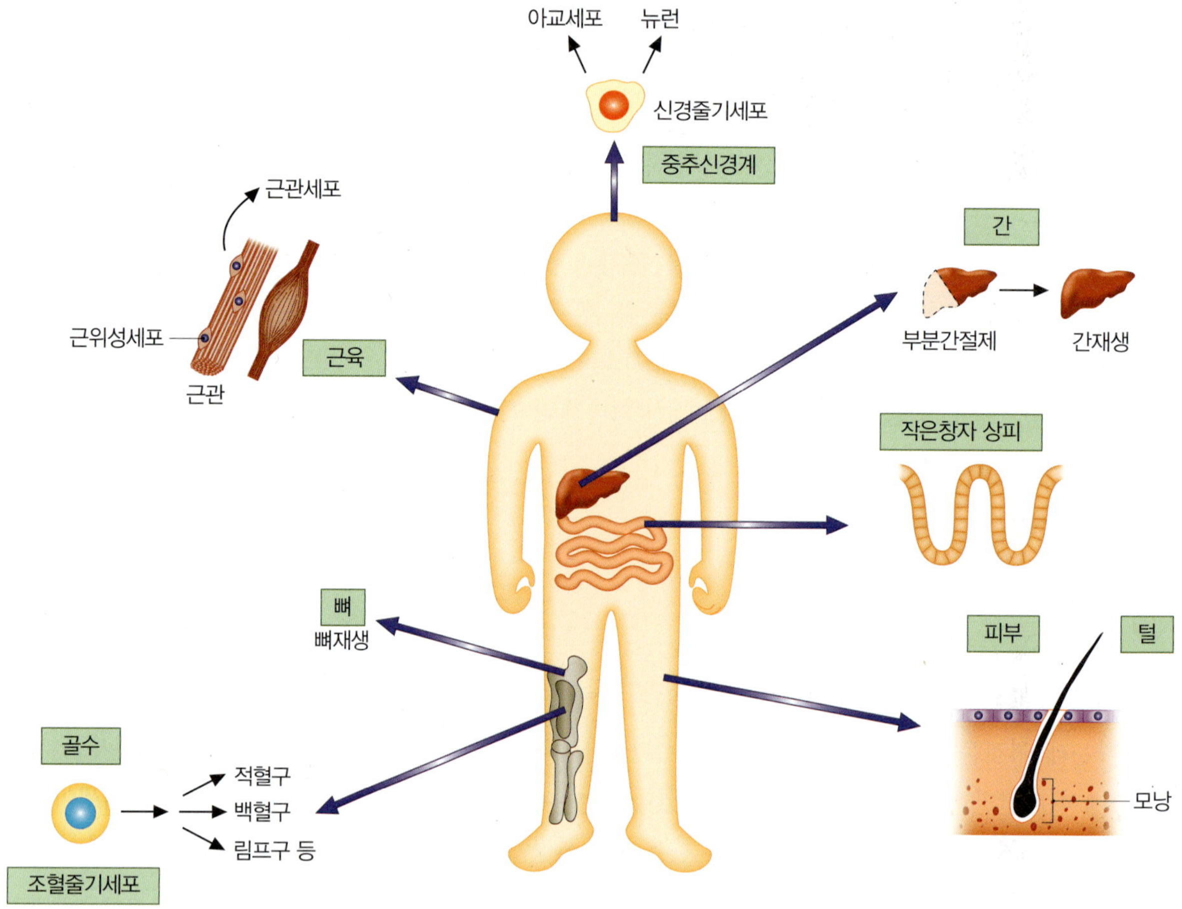

그림 8-15 재생이 일어나는 부위

표 8-3 줄기세포의 종류

분화기능에 따른 분류	존재 부위에 따른 분류
전능성 줄기세포(생식세포, ES세포) 다능성 줄기세포(골수세포, iPS세포) 단능성 줄기세포(표피줄기세포)	배아성 간세포 생식줄기세포 조직줄기세포 iPS세포*

괄호 안은 그 예를 나타낸다.

* 유도만능줄기세포

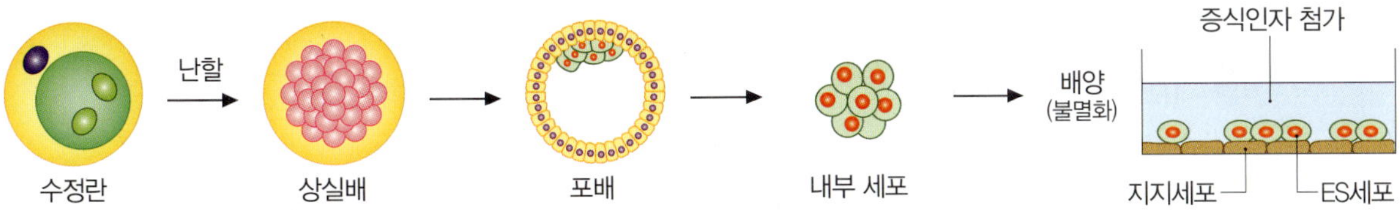

그림 8-16 ES세포의 추출과 배양

8

질환노트

- **재생의료**

체외에서 분화 · 증식시킨 세포나 조직을 성체로 되돌려 상실한 조직의 보충을 목적으로 한 의료를 말한다. 표준적으로는 ES세포의 사용을 검토하고 있다.

수정란을 꺼내어 발생시키고 포배기의 내부 세포를 ES세포로 배양한다. 이를 적당한 분화조치를 시행하여 목적으로 하는 조직을 만들고 그것을 성체로 되돌려 치료를 한다(표 8-4). 다만, 기술적인 어려움(거부반응이나 암화 억제, 난자 확보 등)이나 윤리적 문제(생명의 씨앗인 난자를 조작하기 때문)가 있어 아직 실행되지는 않고 있다.

표 8-4 ES세포에서 분화시킬 수 있는 세포 종류와 관련 질환

세포 종류	관련 질환
도파민 생산 뉴런	파킨슨병
운동뉴런	척수손상
심근세포	심근경색, 심근증
아교세포	탈수초질환
인슐린 생산 세포	당뇨병
간세포	간대사장애, 간경화
혈관 내피세포	동맥경화증
골세포, 파골세포	골종양, 골결손, 골다공증
근모세포	근육퇴행위축
혈액줄기세포	백혈병
표피세포	피부결손(화상 등)

column iPS세포

iPS세포(유도만능줄기세포, induced pluripotent stem cell)는 2006년 일본의 연구자에 의해 처음에는 쥐의 세포를 이용하여 수립되었고 이어서 사람의 세포에서도 같은 세포가 만들어졌다. iPS세포는 성체 등의 체세포에 몇 개의 유전자를 도입 · 발현시켜서 미분화한 상태로 ES세포와 마찬가지로 각종 세포로 분화시킬 수 있다.

ES세포는 발생 도중의 내부 세포에서 얻을 수 있으므로 성체의 세포에서는 만들 수 없다. 반면, iPS세포는 성체의 세포에서 만들어지므로 환자 자신의 세포를 바탕으로 만들 수 있고 따라서 면역반응의 문제, 윤리적 문제도 ES세포에 비해 상당히 적다. 그러나 iPS세포 제작에는 유전자 도입이 필요하며 유전자가 도입된 세포가 신체 안에서 장기간에 걸쳐 정상적으로 기능을 할 것인지, 암화의 우려는 없는지 등의 문제는 아직 남아 있으며 앞으로 해결되어야 하는 부분이다(그림 8-17).

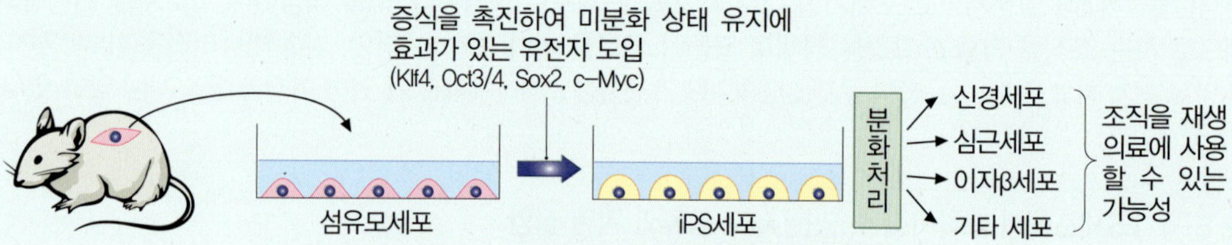

그림 8-17 iPS세포의 제조와 재생의료

확인학습

01. 포배(주머니배)공간이란?

① 주머니배 구멍을 통해 외부와 연결된다.
② 주머니배 안의 액체로 가득 찬 공간이다.
③ 낭배(창자배)형성 동안 속이 빈 방을 형성한다.
④ 중배엽으로 둘러싸여 있다.

02. 난할에 대한 설명으로 옳지 <u>않은</u> 것은?

① 할구의 DNA양에는 변화가 없다.
② 난할이 진행될수록 할구의 크기는 점점 작아진다.
③ 수정란은 한 방향으로만 분열한다.
④ 수정란의 체세포분열로 빠른 속도로 난할을 시작한다.

03. 다음 중 수정란의 발생과정이 순서대로 바르게 나열된 것은?

① 수정란 → 상실배 → 낭배 → 포배
② 수정란 → 포배 → 상실배 → 낭배
③ 수정란 → 상실배 → 포배 → 낭배
④ 수정란 → 낭배 → 포배 → 상실배

04. 배란이 일어난 후 비어 있는 여포는 어떻게 되는가?

① 수정란의 착상부위가 된다.
② 즉시 월경을 유발한다.
③ 급속히 퇴화하게 된다.
④ 황체로 변하여 호르몬을 생성한다.

05. **개구리 신경계의 초기 배발생시기에 눈의 뒤쪽을 형성할 작은 조직이 뇌에서 부풀어 나온다 이조직을 떼어내어 개구리 복부가 될 부위의 외배엽 아래에 이식하면 수정체가 복부 앞에 생긴다. 이 실험은 배아를 형성하는데 무엇이 중요하다는 것을 보여주는 것인가?**

① 세포이동　　② 호메오유전자
③ 유도　　④ 분할

06. **유전자의 발현조절에 대한 설명으로 옳지 않은 것은?**

① 유전자 발현이 세포마다 다르게 일어나는 이유는 전사인자로 의해서 다양한 종류의 조절 유전자가 발현되기 때문이다.
② 초파리 배아의 눈 형성 세포군과 다리 형성 세포군은 서로 다른 유전자 구성을 갖는다.
③ 초파리 배아의 눈 형성 세포군과 다리 형성 세포군은 서로 다른 전사인자를 갖는다.
④ 분화된 세포에서 세포의 종류에 따라 서로 다른 단백질이 생산되지만 각 세포는 동일한 유전체를 갖는다.

07. **사람의 감수분열에 대한 설명으로 옳은 것은?**

① 여성의 난소는 감수 제1분열 전기 상태의 제1난모세포를 갖고 있다.
② 난소에서 난자는 제1난모세포 상태로 배란된다.
③ 감수 제1분열 중기에 염색분체가 적도판에 배열되면서 교차가 일어난다.
④ 난모세포는 감수분열의 결과 동일한 크기의 딸세포 4개가 생성된다.

08. **생식세포 분열과정에서 제1난모세포, 제2난모세포, 난자의 염색체수와 DNA양 변화 비교에 대한 설명으로 옳은 것은?**

① 제1난모세포의 DNA 양은 난세포의 2배다.
② 제1난모세포와 제2난모세포의 핵상은 2n이다.
③ 정자와 난자 형성 시 세포질분열은 균등 분열한다.
④ 제2난모세포의 염색체수는 제1난모세포 염색체수의 반이다.

09. **태아와 모체의 물질교환에 대한 설명으로 틀린 것은?**

① 통과 못하는 물질도 있다.
② 항체와 호르몬도 이동된다.
③ 능동수송에 의한다.
④ 모세혈관이 직접적으로 연결되어 있지 않다

10. **사람의 경우 정상적으로 수정이 일어나는 부위는?**

① 난소　　② 자궁
③ 난관　　④ 자궁경부

11. **임신 첫 2개월 동안 사람의 배아가 질병, 약물, 알코올, 방사선 등에 노출되면 훨씬 큰 영향을 끼친다. 이시기가 중요한 이유는?**

① 모체의 호르몬 수준이 가장 높아서
② 배아가 아직 자궁벽에 착상하지 못해서
③ 태반을 통해 배아로 가장 쉽게 들어갈 수 있어서
④ 가장 격렬하고 빠른 변화들이 배아에서 일어나서

12. 초파리 배아를 어떤 화학물질로 처리하면 눈, 날개, 체절 등의 수가 부족하거나 많은 초파리가 발생할 수 있다. 이 화학물질의 방해를 받는 것은?

① 유도 ② 수정
③ 세포사멸 ④ 호메오유전자

13. 제2난모세포에 대한 설명 중 틀린 것은?

① 반수체를 갖는 정자의 핵과 융합하여 수정란을 형성한다.
② 정자 침입 후 제1감수분열을 한다.
③ 배란 후 난관으로 들어간다.
④ 난소로부터 배란될 때의 상태이다

14. 핵이식과정에서 공여세포의 핵이 이식되는 곳은 어디인가?

① 핵이 제거된 다른 성체세포
② 다른 성체세포의 핵
③ 핵이 제거된 난자
④ 정상적인 난자에 이식 후 두 개의 핵이 융합되도록 한다.

15. 다음의 배엽에서 만들어지는 것은?

- 외배엽 –

- 중배엽 –

- 내배엽 –

PART Ⅱ

생명체 기능의 이해

CHAPTER

09 동물의 조직

1. 동물의 조직

1) 동물 조직의 개념

동물 신체에 있는 대부분의 세포는 조직화되어 조직(tissue), 기관(organ), 기관계(organ system)를 형성한다.

동물의 조직에서 상피조직은 외부 표면을 덮고 내강과 관의 안에서 막을 형성하고, 결합조직은 다른 조직을 결합, 지지, 강화, 보호, 단절한다. 근육의 수축은 신체 부위를 움직이게 하며, 신경조직은 단거리와 장거리 통신망을 구축한다.

척추동물의 신체 공간은 많은 기관을 포함하고 있다. 기관은 생존과 생식에 필수적인 일을 수행하기 위하여 상호 협동적으로 작동한다. 모든 척추동물은 같은 부류의 기관계를 가지는데, 사람의 피부는 기관계의 한 예이다. 피부에는 상피층, 결합조직, 지방조직, 분비샘, 혈관, 감 각수용기들이 있다. 피부는 신체를 손상과 감염으로부터 보호하며, 외부 자극을 감지하고 수분 보존과 온도조절에 기여한다.

또한 세포 내 통신은 다른 신체 부분들이 어떤 일을 수행하는 데 통합적으로 작동할 수 있게 해준다. 그런 세포 내 통신은 종종 막수용체에 결합하여 세포의 행동을 변화시키는 화학적 신호가 관여한다.

2) 동물 조직의 종류 (표 9–1)

다세포생물 개체는 특정한 방향으로 분화한 세포집단인 **조직**(tissue)을 여러 개 가진다. 하나의 조직은 비교적 균일한 세포로 구축되며 공동하여 특정 목적에 임한다. 조직 내의 세포는 세포접착 단백질 등의 작용으로 안정적인 집합체가 되어 쉽게 흩어지지 않는다. 동물의 조직은 **상피조직**(epithelial tissue), **지지조직**(supporting tissue), **근육조직**(muscular tissue), **신경조직**(nervous tissue)으로 나뉘고(그림 9–1), 식물의 조직은 **분열조직**(meristematic tissue)과 **영구조직**(permanent tissue)으로 나뉜다. 본 장에서는 동물의 조직 가운데 상피조직, 지지조직(혈액 포함), 근육조직에 대해 살펴보고 신경조직에 대해서는 Chapter 13에서 다루기로 한다.

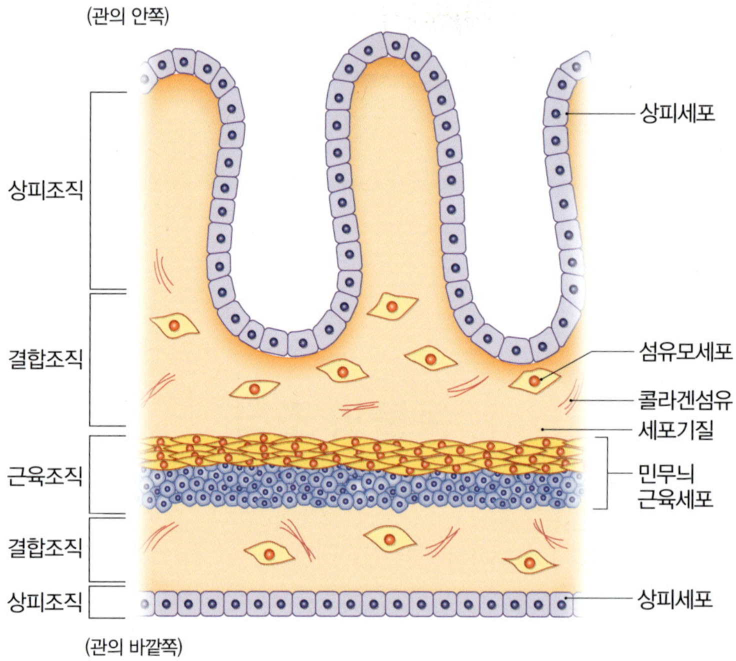

그림 9-1 작은창자의 단면 구조

표 9-1 동물 조직의 종류

종류	요소	기능
상피조직 (epithelial tissue)	신체 표면을 덮고 내장과 같은 내강의 표면에 배열한다. 표피, 털, 샘, 소화관 내피 등이 있다.	표면 보호, 분비, 흡수, 자극 수용
지지조직 (supporting tissue)	결합조직이라고도 하며 신체의 각 부위를 고정해주며 구조적 지지 역할을 한다. 진피(피하의), 뼈, 지방조직 등이 있다.	몸이나 조직의 지지, 조직의 결합
근육조직 (muscular tissue)	신체나 신체 일부를 움직이게 한다. 뼈대근육, 내장근, 털세움근, 혈관내벽의 근육 등이 있다.	몸의 운동, 내장 등의 기능
신경조직 (nervous tissue)	자극을 감지하고 정보를 전달한다. 중추신경, 아교세포, 말초신경 등이 있다.	자극 · 흥분의 전달
혈액(blood)*	혈구(적혈구 등)	운반, 조절기능, 생체방어 등

* 혈액은 조직학적으로는 결합조직으로 분류된다.

3) 상피조직

조직의 가장 바깥쪽에 있고 1층~복층의 세포층으로 이루어지며 기능적으로 흡수상피(absorptive epithelium), 보호상피(protective epithelium), 샘상피(glandular epithelium), 감각상피(sensory epithelium)로 나뉜다.

세포의 형태는 작은창자 상피와 같이 주름을 가진 원주 모양이거나 혈관내피와 같이 편평한 것에 이르기까지 다양하다(그림 9-2).

피부(skin)의 표면에는 여러 층의 상피세포로 이루어진 **표피**(epidermis)가 있고, 그 기저층에는 줄기세포가 있어서 항상 상피세포를 만들어내고 있다. 상피세포는 표면으로 이동하면 단단하고 편평한 **각화세포**(cornified cell)가 되어 결국 사멸 · 탈락한다. 털이나 비늘은 표피가 변형된 것이다[표피의 심부에 있는 **진피**(dermis)는 결합조직]. 효소, 호르몬 등을 분비하는 관상조직을 **샘**(선, gland)이라고 하며(땀샘, 침샘 등) 이것 역시 상피세포로 구성된다.

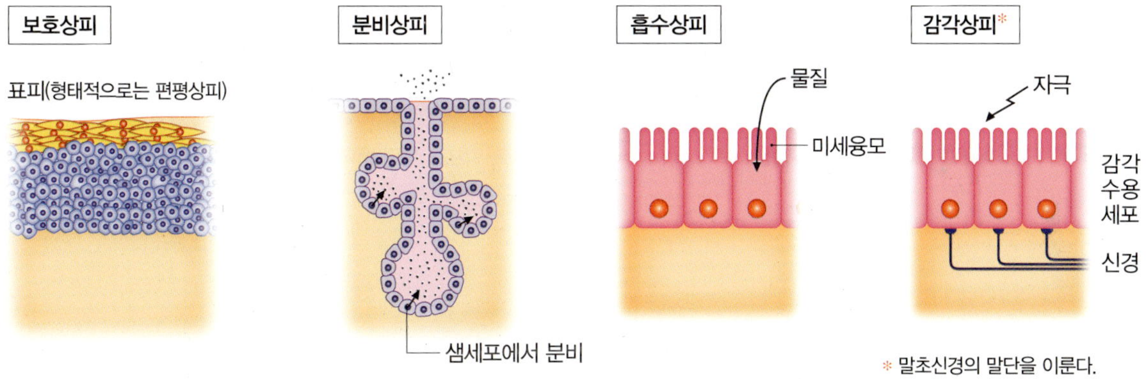

그림 9-2 각종 상피세포

4) 지지조직

세포가 떨어져 생기며 그 사이는 세포가 생산한 물질로 채워져 있는 조직, 예를 들어 **결합조직**(connective tissue), **뼈조직**(골조직, osseous tissue, bone tissue), **연골조직**(cartilage tissue) 등을 **지지조직**(supporting tissue)이라고 한다. 지지조직은 체형을 유지하는 기둥으로서 혹은 기관의 형태를 유지하는 벽으로서 작용한다. 또 이들과는 다른 존재양식을 갖지만 혈액 및 림프액도 지지조직에 포함된다. 피부의 **진피**(dermis)나 근육과 뼈를 연결하는 **힘줄**(건, tendon) 등은 세포가 분비한 섬유상 단백질을 주성분으로 하는 지지조직이다(그림 9-3).

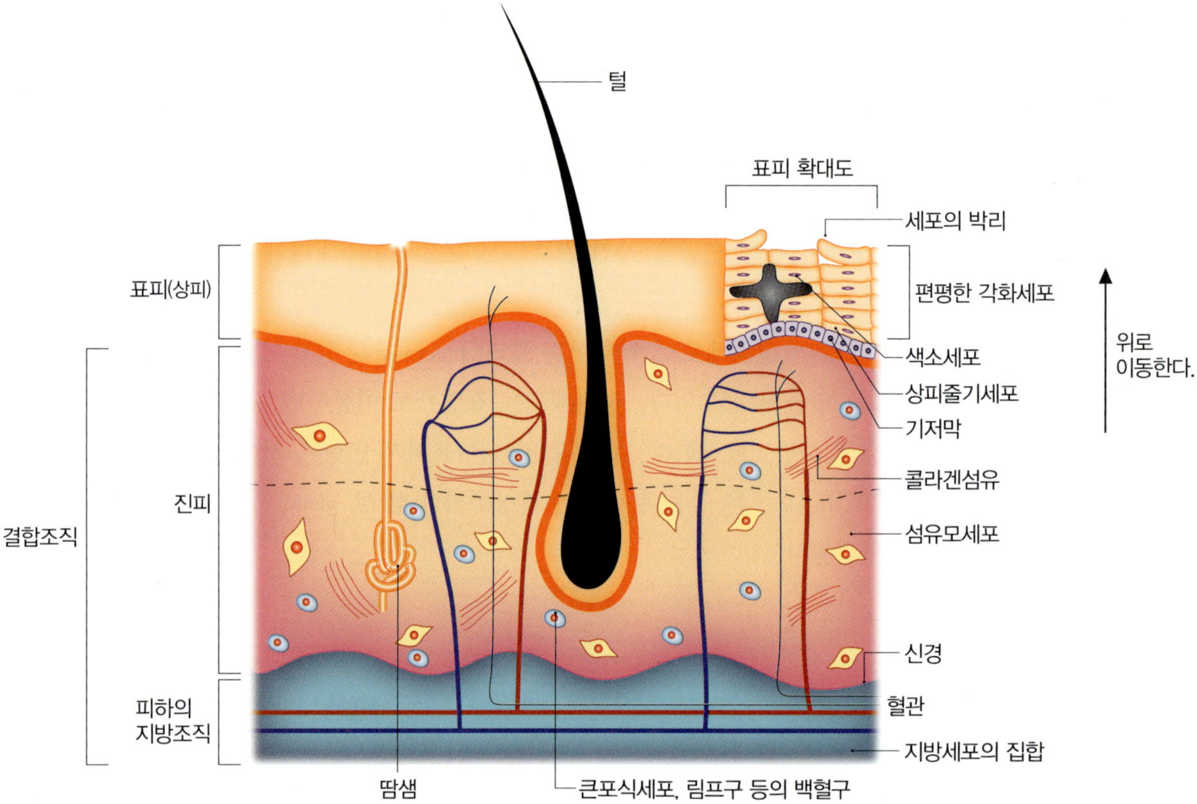

그림 9-3 피부의 조직구조

(1) 결합조직 (그림 9-4)

조직 사이의 결합이나 연결에 작용하고 몸이나 기관의 지지에 도움이 되는 조직을 총칭해서 **결합조직**(connective tissue)이라고 하며, 지지조직 가운데 뼈나 연골 및 혈액이나 림프액을 제외한 것이다. 결합조직은 **섬유모세포**(fibroblast) 등과 그 세포가 생산하여 분비한 섬유상 단백질(콜라겐이나 엘라스틴), 글리코사미노글리칸, 프로테오글리칸, 세포접착성 단백질(피브로넥틴이나 라미닌) 등의 **세포외기질**(extracellular matrix)로 구성되어 있다.

섬유모세포는 가늘고 긴 편평한 형태의 세포이며, 핵은 계란형으로 명료한 1~2개의 핵소체를 가지고 콜라겐섬유나 탄성섬유를 생산한다. 섬유모세포는 그 유래 조직에 따라 생산하는 물질의 종류나 양이 다양하며 그물 모양의 구조를 만드는 콜라겐(collagen)을 비롯하여 프로테오글리칸(proteoglycan), 글리코사미노글리칸(glycosaminoglycan), 당단백질(glucoprotein) 등이 있다.

콜라겐섬유는 콜라겐으로 이루어진다. 콜라겐은 생체를 구성하는 단백질로 양적으로 가장 많고 종류도 다양한데, I형은 조직 내에 보편적으로 관찰되고, II형은 척삭(notochord)이나 연골에 분포하며, IV형은 기저막의 구성에 임하는 등 분포에도 특이성이 확인된다. 탄성섬유의 주성분은 엘라스틴

(elastin)으로 콜라겐섬유보다 탄성이 뛰어나다. 세포외기질은 발생, 발육, 조직의 복구 등 조직이 크게 움직일 때 세포의 접착, 증식, 분화 등을 조절하는 중요한 역할을 하고 있다.

또한 상피와 결합조직을 가르는 기저막은 상피조직의 기능과 형태를 유지하며 손상받은 후의 조직 복구 등에 관여한다.

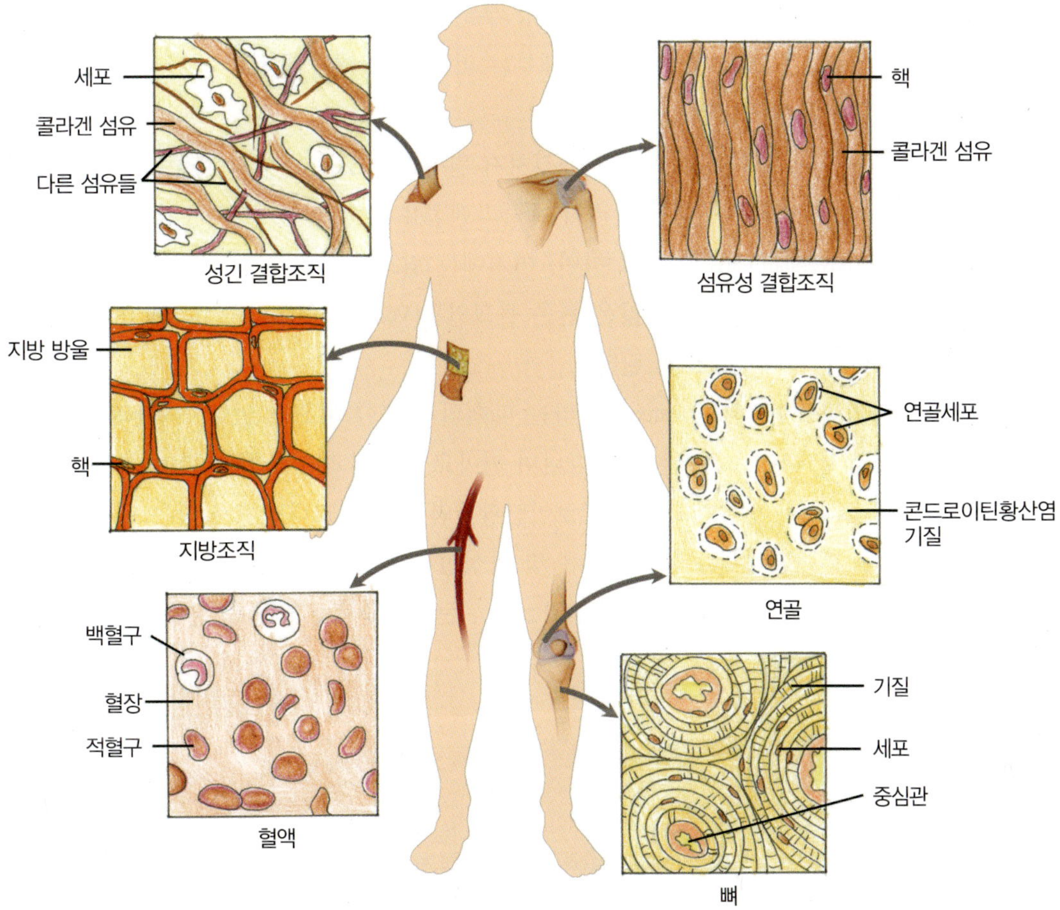

그림 9-4 **각종 결합조직**

(2) 뼈조직과 연골조직

뼈(bone)는 형태의 차이에 따라 긴뼈(장골, long bone), 짧은뼈(단골, short bone), 납작뼈(편평골, flat bone), 공기뼈(함기골, pneumatic bone)로 분류된다. 일반적으로 **뼈조직**(골조직, osseous tissue)은 단단하고 뼈바탕질(골기질, bone matrix)이 꽉 찬 치밀질(compact substance)과 빈 공간이 많아 바탕질이 그물 모양을 이루는 해면질(spongy substance)로 구별되며 주위는 뼈막(골막, periosteum)이라는 결합조직으로 덮여 있다(그림 9-5). 긴뼈에서는 치밀질이 뼈 중앙 부분의 뼈몸통(골간, bone shaft)을 만들고 해면질이 뼈끝(골단, epiphysis) 부분을 만든다. 뼈몸통의 내부는 비어 있고 해면질의 빈 공간과 함께 조혈조직인 골수(bone marrow)로 채워져 있다.

뼈조직은 혈관을 중심으로 하여 나이테처럼 겹쳐져 원주를 이루는 다수의 뼈층판(골층판, lamella)으로 이루어지며 세포사이질에는 방향을 달리하는 콜라겐섬유가 있다. 또한 뼈층판의 중심 혈관이 지나는 관을 **하버스관**(haversian canal)이라고 하며, 여기에는 림프관이나 신경 등도 존재한다. 하버스관과 수직으로 주행하는, 층판에 싸이지 않은 관은 볼크만관(Volkmann's canal)으로 뼈 표면에서의 혈관 진입로가 되고 하버스관간의 연결로가 된다.

뼈조직에는 **뼈파괴세포**(파골세포, osteoclast)라는 다핵의 거대한 세포가 있다. 뼈파괴세포는 아메바 운동으로 뼈아교질(골질, ossein) 표면을 돌아다니며 뼈아교질의 파괴나 소화에 관여한다.

연골조직(cartilage tissue)은 연골세포와 콘드로이틴황산염 등의 뮤코다당류가 많은 탄성이 풍부한 기질로 이루어져 있다. 뼈아교질에는 콜라겐섬유 및 탄성섬유가 있고 그 양의 차이에 따라 **유리연골**(태아의 골격이나 성인의 기도, 그림 9-6), **섬유연골**(관절 등), **탄성연골**(귓바퀴 등)로 분류된다.

질환노트

• 뼈는 파괴와 형성을 반복한다

뼈는 뼈를 형성하는 뼈모세포(골모세포, osteoblast)와 뼈를 흡수하는 뼈파괴세포(파골세포, osteoclast)의 2종류 세포를 포함하고 있다. 골절된 부분이 머지않아 접착되는 것은 뼈모세포의 기능 때문이다. 보통 두 세포는 균형을 취하며 기능을 하는데, 뼈파괴세포의 기능이 항진하면 뼈밀도가 저하되어 골다공증(osteoporosis)을 일으킨다(에스트로겐은 이를 억제한다).

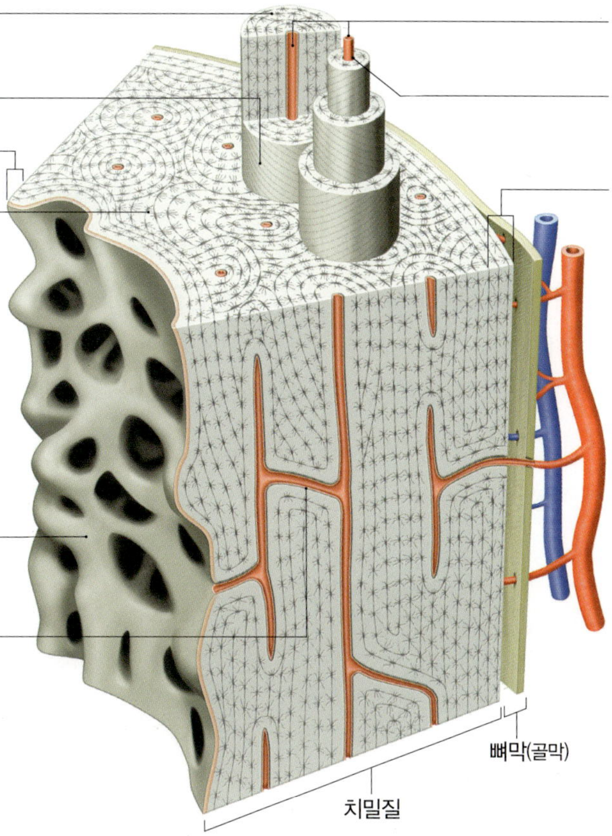

그림 9-5 **뼈조직의 구조**

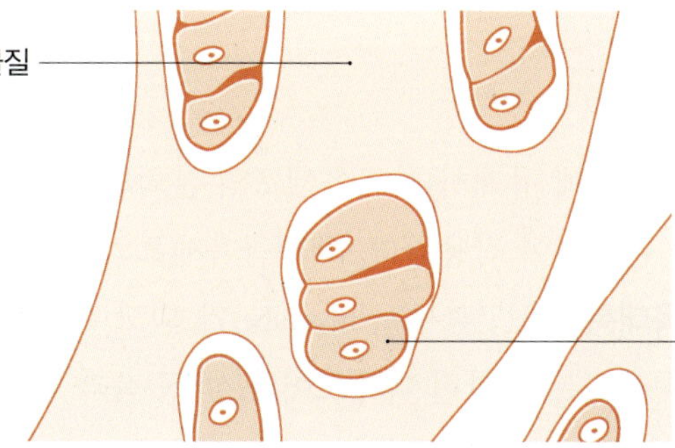

그림 9-6 **유리연골의 모식도**

5) 근육조직 (그림 9-7)

근육은 근육세포로 이루어진다. **근육세포**(myocyte)는 ATP의 에너지를 힘으로 바꾸는 세포로, **액틴**(가는근육미세섬유, actin)과 **미오신**(굵은근육미세섬유, myosin)이라는 단백질을 대량으로 함유한다. 근육세포는 다핵의 섬유상 세포로 **근섬유**(muscle fiber)라고도 불리며, 긴 것은 10cm 이상이나 된다. 근육세포는 **가로무늬근육**(횡문근, striated muscle)과 **민무늬근육**(평활근, nonstriated muscle)으로 나뉘는데, 힘줄을 통해 뼈에 붙어 있는 **뼈대근육**(골격근, skeletal muscle)과 심장의 **심장근육**(심근, myocardium)은 가로무늬근육이고, 그 이외는 민무늬근육이다(소화관, 방광, 혈관, 동공 등).

근육의 활동은 신경에 지배된다. 뼈대근육은 의지에 따라 움직일 수 있는 **맘대로근**(수의근, voluntary muscle)으로 운동신경과 연결되어 있지만, 나머지는 **제대로근**(불수의근, involuntary muscle)으로 자율신경과 연결되어 있으며 의지에 따라 움직일 수 없다.

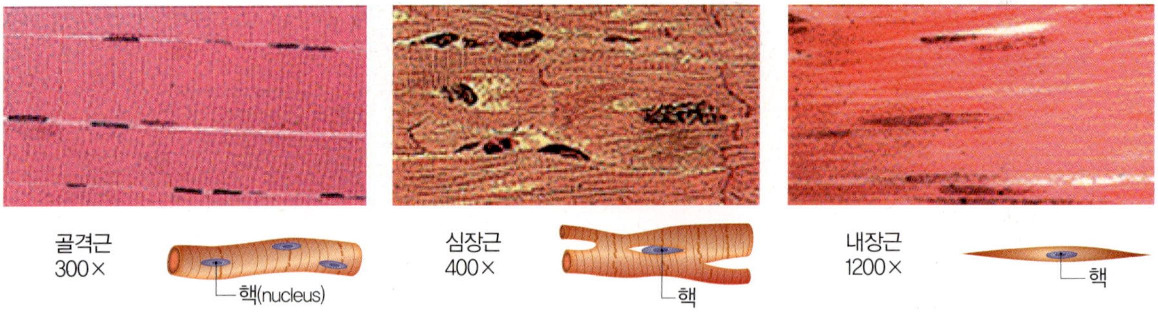

그림 9-7 근육의 종류

(1) 근육세포의 분화

근육은 중배엽을 기원으로 하는 체절에 유래하며 근육세포의 분화와 유지에는 미오디(MyoD)나 미오게닌(myogenin)과 같은 전사조절 단백질이 작용한다. 뼈대근육세포의 분화에서는 우선 미분화한 **근육모세포**(myoblast)가 방추형의 **근육대롱세포**(근관세포, myotube)가 되고 이어서 그 세포가 융합하여 거대한 근육세포가 된다. 따라서 근육세포는 융합된 다세포이다(심장근육과 민무늬근육은 단핵이다). 분화가 끝난 근육세포는 대부분 더 이상 증식하지 않는다. 그러나 근육세포에는 줄기세포로 작용하는 **위성세포**(satellite cell)가 약간 포함되어 있어 근육이 손상을 받으면 그 세포가 증식 · 분화하여 손상 부분의 복구와 재생을 담당한다.

질환노트

- **근육퇴행위축**

근육퇴행위축(muscular dystrophy)은 뼈대근육의 변성 및 괴사가 특징이며 근력저하가 진행되는 유전성 질환으로, 원인 유전자에 따라 여러 형태가 있는데 가장 많은 것은 디스트로핀(dystrophin; 근육조직의 지지와 안정화에 관여)이나 그 결합단백질의 결합에 의해 발생하는 것이다.

(2) 뼈대근육의 구조

뼈대근육은 근육세포가 다수 집합한 것으로, 세포 내부에는 **근원섬유**(myofibril)가 다수 채워져 있다. 근원섬유에는 밝게 보이는 **I대**(I band)와 어둡게 보이는 **A대**(A band)가 교대로 존재하기 때문에 가로무늬(횡문, cross striation)가 생긴다. I대의 중앙에는 **Z막**(Z선)이라고 하는 칸막이 구조가 있으며, 이 칸막이와 칸막이의 한 단위는 **근섬유분절**(근절, sarcomere)이라고 하는데 힘을 발생시키는 단위가 된다. 근섬유분절 1개에서 발생하는 힘은 작지만 그것이 근원섬유, 근육세포, 나아가 근육이라는 구조를 취함으로써 큰 힘이 생기게 된다. A대에는 힘을 만들어내는 원천이 되는 운동단백질의 일종인 **미오필라멘트**(근육잔섬유, myofilament)와 **액틴필라멘트**(가는근육잔섬유, actin filament)가 있고, I대에는 액틴필라멘트가 있으며, H대에는 마이오신필라멘트가 있고, A대에는 마이오신필라멘트가 엑틴필라멘트 사이에 끼여 존재한다(그림 9–8).

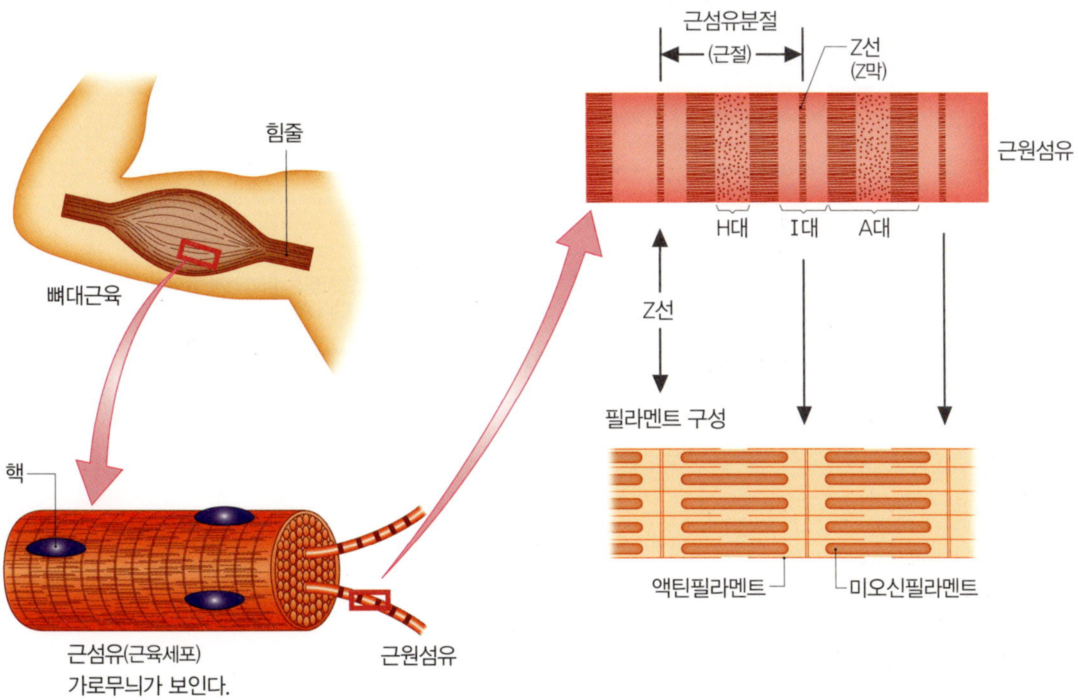

그림 9–8 뼈대근육세포의 구조

(3) 근육의 수축기전

운동신경의 종말은 근육과 접해 있는데, 신경전도(nerve conduction)가 종말에 도달하면 그곳에서 **아세틸콜린**(acetylcholine)이 방출되어 근육세포에 활동전위가 생기고 세포질그물에서 칼슘이온이 방출된다. 칼슘이온이 **트로포닌**(troponin)과 결합해서 구조 변화를 유도하면 트로포미오신(tropomyosin)이 이동하여 액틴필라멘트와 미오신이 상호작용할 수 있게 된다(그림 9-10). 미오신은 ATP를 가수분해하는 효소활성을 가진 운동단백질로, 가수분해를 통해 생기는 에너지로 액틴필라멘트를 움직일 수 있어서 액틴필라멘트가 미오신섬유의 틈새로 미끄러져 들어가 힘이 발생하게 된다(그림 9-11).

해설

근육의 수축

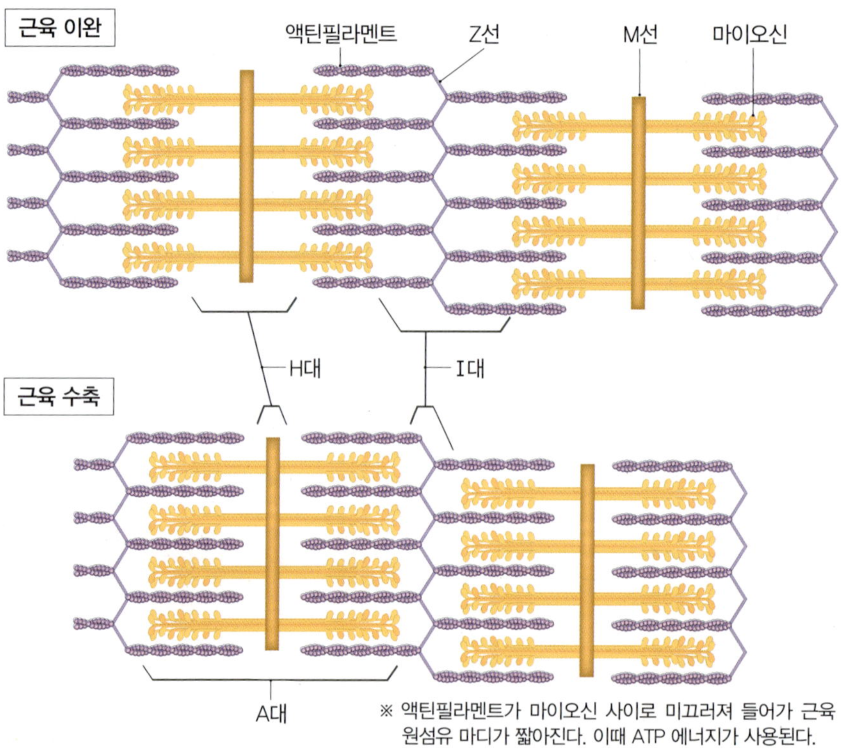

그림 9-9 근육의 수축

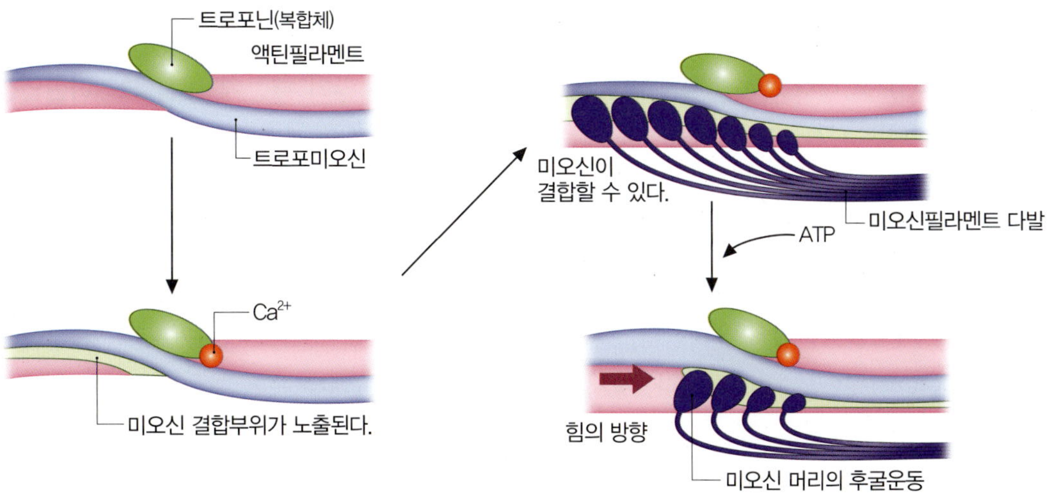

그림 9-10 근육수축 시 액틴과 미오신의 상호작용

9

해설

근섬유분절에 포함되는 그 밖의 단백질

근섬유분절에는 미오신을 Z선에 연결하는 탄성단백질인 티틴(titin), 액틴필라멘트에 접해서 미오신과의 상호작용을 저지하는 트로포미오신(tropomyosin), 트로포미오신의 액틴필라멘트와의 상호작용을 조절하는 칼슘이온 결합성의 트로포닌(troponin; 복합체)과 같은 단백질이 있다.

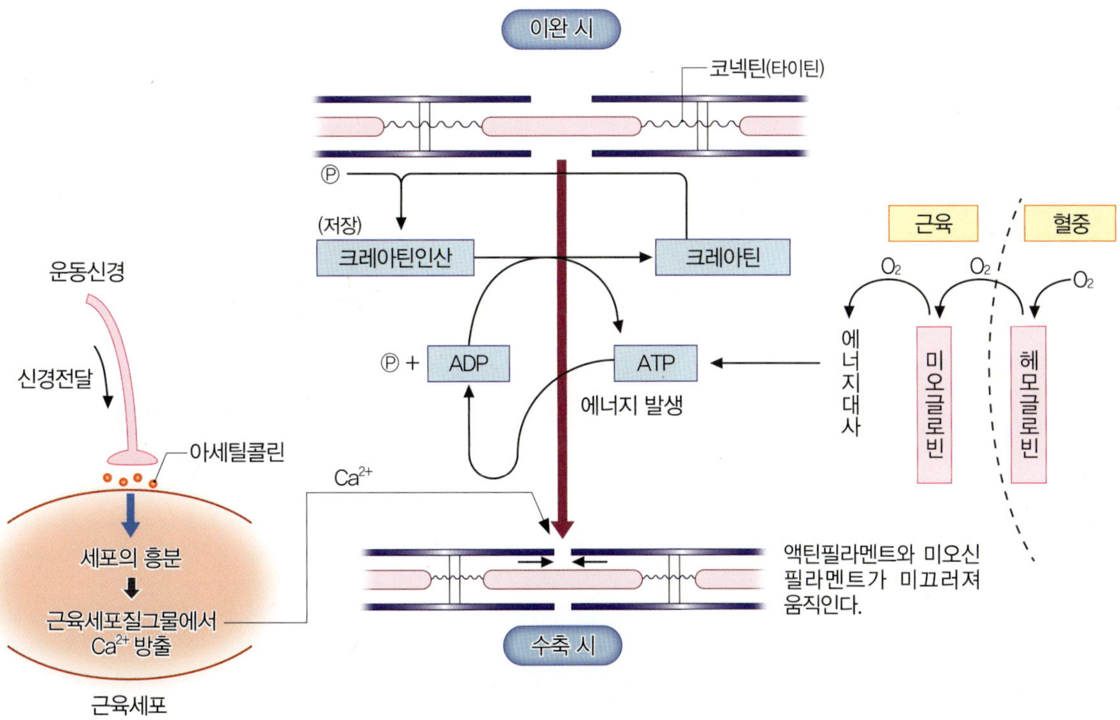

그림 9-11 근육수축 과정과 근육세포에서의 에너지공급

(4) 근육에서의 에너지대사

근육은 ATP를 대량으로 소비하는데, ATP는 저장해두지 않기 때문에 대신 **크레아틴인산**(creatine phosphate)이라는 다른 고에너지물질을 비축해 두고 이를 분해할 때 나오는 에너지를 이용해 ADP와 인산으로 ATP를 만들어 이용한다.

유산소운동에서 근육은 대량의 산소를 필요로 한다. 혈액을 통해 헤모글로빈으로 운반된 산소는 근육에서 **미오글로빈**(myoglobin)으로 이동된다. 미오글로빈은 헤모글로빈과 비슷한 단백질로 근육의 붉은 색은 미오글로빈에서 유래한다. 미오글로빈은 헤모글로빈보다도 강하게 산소와 결합해서 혈중 산소를 효율적으로 흡수할 수 있다. 장시간 잠수가 가능한 고래류 등은 미오글로빈을 풍부하게 가지고 있다.

한편 근육을 격렬하게 움직이면 산소결핍상태가 되어 TCA회로가 작동하지 않아 해당경로의 산물인 **젖산**(lactic acid)이 노폐물로 정체된다. 젖산은 간으로 운반되어 당신생경로에서 글루코스로 변환되고, 혈액에 의해 근육을 포함한 전신으로 공급된다. 이 순환경로를 **코리회로**(Cori cycle)라고 한다(그림 9-12).

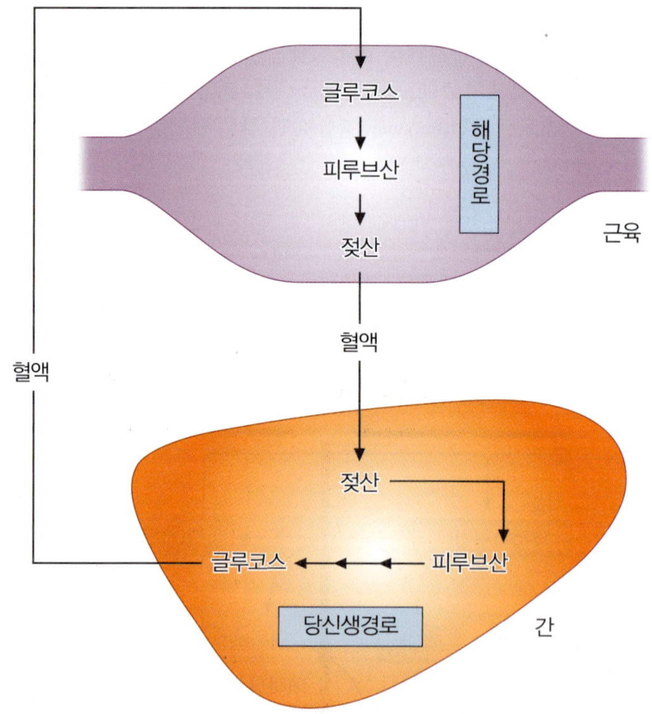

그림 9-12 **코리회로**

2. 혈액

1) 혈액의 조성

생체의 중요한 세포바깥액(세포외액, extracellular fluid)인 **혈액**(blood)은 결합조직으로 분류되며 체중의 약 1/13(약 8%로 약 5L)을 차지한다. 혈액은 혈관 내를 순환하여 체내 전 기관에 분배되며 물질(O_2나 CO_2, 영양소, 대사산물)이나 열 운반, 체액량 조절, 체온유지 등 생체의 생리적 조절과 생체방어 및 지혈에 작용한다.

9

혈액은 액체성분인 **혈장**(plasma)과 세포성분인 **혈구**(hemocyte)로 나뉜다(그림 9-13, 표 9-2).

혈장은 전체 혈액의 55~60%를, 혈구는 40~45%를 차지하고 있는데 혈액은 점조도가 높은 액체이다. 혈장의 91%는 수분이며, 그 외에 약 1%의 전해질과 약 8%의 유기물을 함유한다.

혈액응고를 억제한 혈액을 방치하면 혈장과 혈구로 나뉘는데, 응고시킨 혈액은 액체성분의 **혈청**(serum)과 **피브린**(**섬유소**, fibrin), 혈구 덩어리인 **피덩이**(blood clot)로 나뉜다.

혈액의 pH는 약 7.4이다. 주요 혈장 단백질로는 프로트롬빈(prothrombin)과 피브리노겐(fibrinogen), 알부민(albumin)과 글로불린(globulin)이다.

혈소판과 함께 프로트롬빈,피브리노겐은 상처의 회복에 중요한 혈액응고에서 중요한 역할을 한다. 알부민은 삼투압과 pH 변화에 대해 완충작용을 한다. 글로불린의 일부는 면역글로불린(immunoglobulin) 또는 항체(antibody)라고 불리는데 이것은 외부로 오는 병원체(바이러스, 세균과 곰팡이)로부터 신체를 방어하는 역할을 한다. 혈장에는 주요 단백질 외에도 영양소, 노폐물, 무기염류, 비타민이나 호르몬 등이 함유되어 있다.

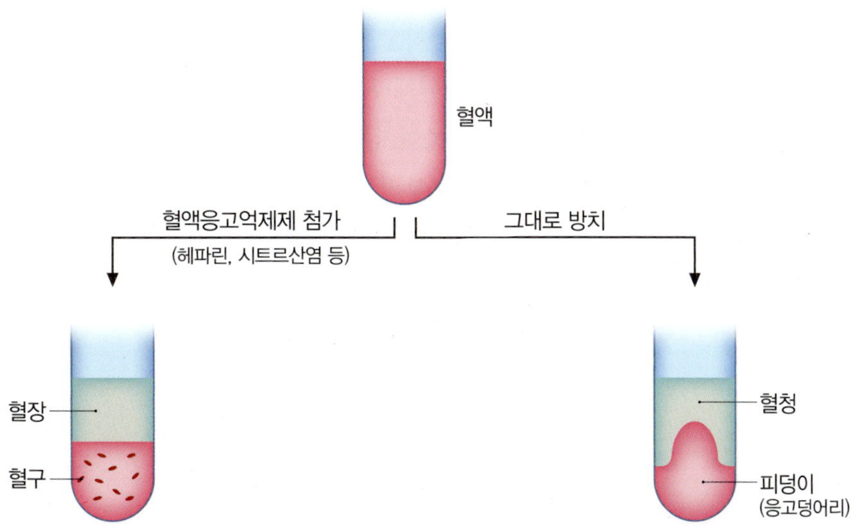

그림 9-13 **혈장과 혈청**

표 9-2 사람의 혈액성분

	혈구	핵	직경	수($1mm^3$ 중)	주요 생성장소	주요 파괴장소	주요 기능
세포성분	적혈구	무	7~8μm	남성 500만 개 여성 450만 개	골수 (태아는 간 및 지라)	지라, 간	산소운반
	혈소판	무	2~3μm	20만~40만 개	골수	지라, 간	혈액응고
	백혈구	유	5~20μm	4,000~ 8,000개	골수, 지라, 림프절	지라	포식작용, 면역작용
액체성분	혈장		단백질(알부민, 글로불린, 피브리노겐, 프로트롬빈 등) : 6~8%				삼투균형, pH 완충작용, 혈액응고, 면역반응, 운반기능
			글루코스 : 0.1%, 지질 : 약 1%, 물 : 약 90%				

2) 혈액세포

혈구(hemocyte)는 **적혈구**(erythroid cell), **백혈구**(white blood cell; 림프구를 포함한다), **혈소판**(platelet)으로 나뉜다(그림 9-14).

적혈구는 산소를 운반하는 **헤모글로빈**(**혈색소**, hemoglobin)을 함유하는 지름 약 8μm의 편평한 원반 모양 세포이며, 사람의 적혈구에는 핵이 없다. 헤모글로빈은 4개 글로빈단백질($\alpha_2\beta_2$)의 각 서브유닛에 **헴**(heme)이 결합한 것으로, 헴이 철 원자를 포함하여 붉기 때문에 적혈구도 붉다. 또 헴은 산소와 결합하기 때문에 적혈구는 산소운반력을 가진다.

혈소판(부정형의 세포단편으로 핵은 없다)은 혈액응고에 관여하며 세포증식인자 PDGF를 생산한다.

이외에 세포에서 핵을 가진 세포를 일반적으로 백혈구라고 하며 다양한 세포를 포함한다. **단핵구**(monocyte)는 운동성이 있어서 포식작용을 하며 단일 핵을 가진다. **과립구**[granulocyte; **호중구**(neutrophil), **호산구**(eosinophil), **호염기구**(basophil)]는 과립을 포함하고 다형 핵을 가지며, **림프구**(lymphocyte)는 소형으로 형태가 고르다. 단핵구,호중구,호산구는는 병원체나 신체의 죽은 세포를 포식하는역할을 한다. 호염기구는 히스타민(histamine)이라는 물질을 분비하여 감염에 대한 방어를 수행한다. 림프구는 T 세포와 B 세포로 나뉘는데 이 두세포 유형 모두 외부로부터 온 물질에 대한 면역반응에 관여한다. 백혈구의 수는 매우 적어 혈액 정상상태에서 1mm3 당 4,000-8,000 개가 존재한다. 그러나 감염이 있을 경우 이 수는 급격히 증가하게 된다.

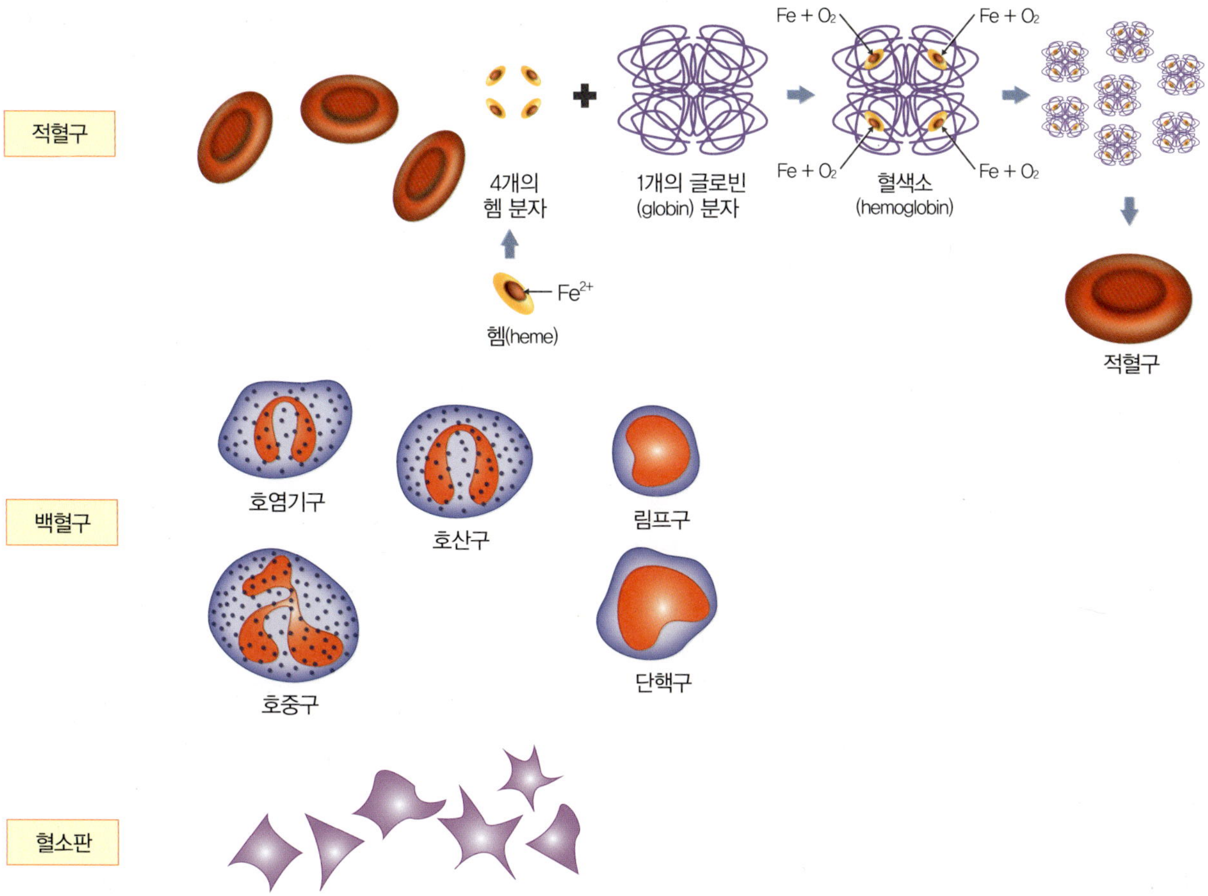

그림 9-14 **혈구의 형태**

MEMO

- **헤모시아닌**

헤모시아닌(hemocyanin)은 곤충이나 연체동물의 혈액에 존재하는 구리를 함유한 호흡색소로, 산소와 결합하면 청색을 띤다.

질환노트

• **일산화탄소 중독**

불완전연소에서 생기는 일산화탄소는 사망으로 이어지는 심각한 중독을 일으킨다. 일산화탄소(carbon monoxide)는 산소보다 200배나 강하게 헤모글로빈과 결합하기 때문에 혈액이 산소결핍상태가 된다. 치료에는 산소흡인을 시행한다.

3) 혈액형

혈액응고가 일어나지 않도록 처리한 두 가지 형의 혈액을 혼합하면 적혈구가 응집(적혈구응집, hemagglutination)하는 경우와 응집하지 않는 경우가 있다. 응집하는 것은 적혈구의 막에 **응집원**(agglutinogen; 항원에 해당)이 있고 혈장에 **응집소**(agglutinin; 항체에 해당)가 있기 때문인데 응집은 항원항체반응의 결과이다. 면역의 경우 어떤 병원체 등(항원)에 감염되면 비로소 항체생산이 시작되지만(따라서 첫 감염에서는 항원항체반응이 일어나지 않음), 혈액의 경우는 이미 혈장에 항체를 갖고 있으므로 즉시 항원항체반응(응집반응)이 일어난다. 혈액형은 ABO식, Rh식, MN식으로 분류되는데, ABO식이 가장 기본이 된다.

(1) ABO식 혈액형

ABO식은 A, B, AB, O의 4가지 형으로 구별된다. 적혈구의 막에 응집원 A와 B, 혈장에 응집소 항A항체(혹은 α)와 항B항체(혹은 β)가 있다. A와 항A(α), B와 항B(β)의 조합이 되었을 때 응집반응을 일으킨다. 적혈구 막에 응집원 A, 응집소 항B(β)를 가진 혈액형을 A형, 응집원 B, 응집소 항A(α)를 가진 혈액형을 B형, 응집원 A와 B를 가지나 응집소는 갖지 않는 혈액형을 AB형, 응집원을 가지지 않지만 응집소 항A(α)와 항B(β)를 가진 혈액형을 O형이라고 한다(그림 9-16). ABO식의 유전은 멘델의 법칙(Mendel' law)에 따르므로 친자감정에 종종 사용된다.

해설

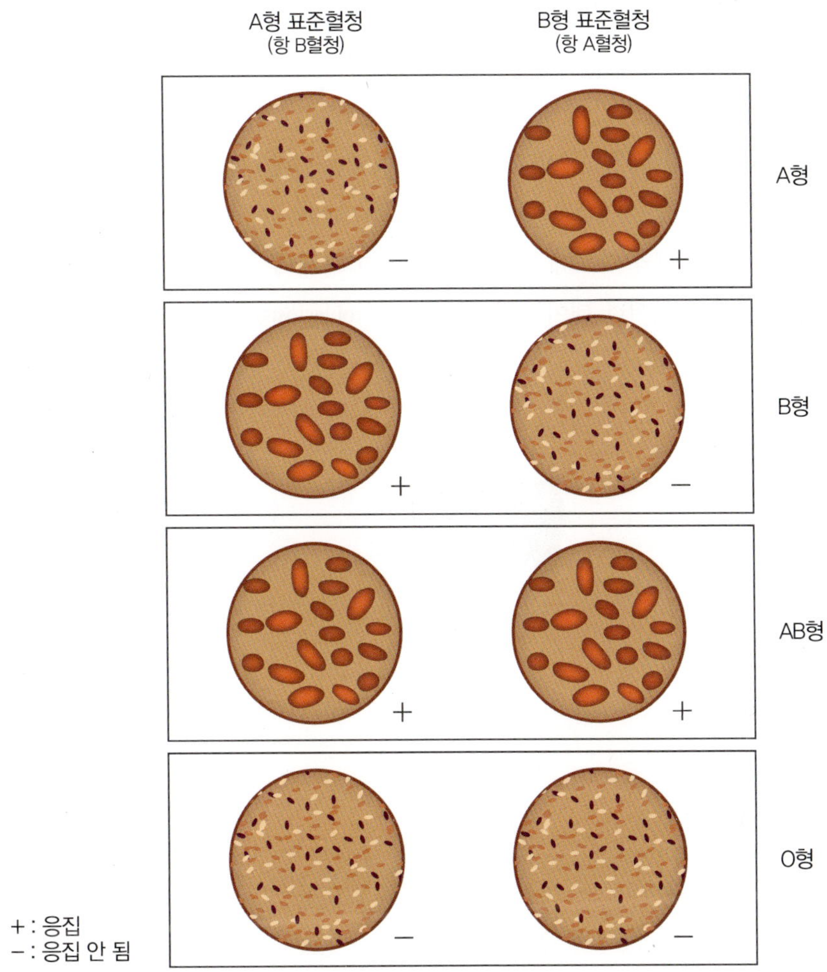

그림 9–15 ABO식 혈액형

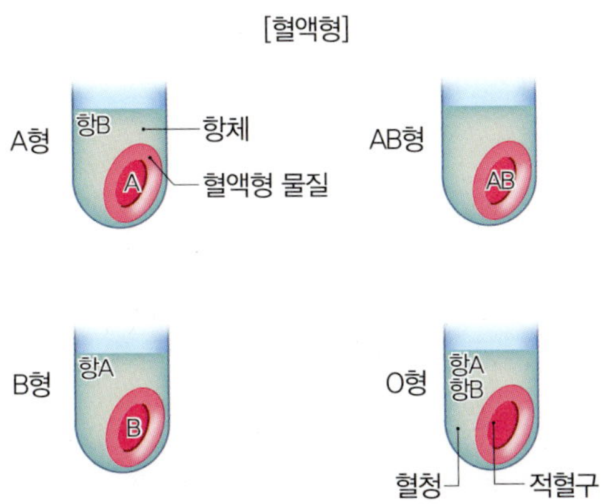

	수혈자				
	혈액형	A	B	AB	O
공혈자	A	◎	×	△	×
	B	×	◎	△	×
	AB	×	×	◎	×
	O	△	△	△	◎

◎ : 적합수혈(가), × : 부적합수혈(불가), △ : 부적합하지만 긴급한 경우는 Rh식과 조합하여 행하는 경우가 있다(수혈한 혈구가 수혈자의 항체와 반응하지 않으면 영향은 없다).

그림 9–16 ABO식 혈액형으로 본 수혈

(2) Rh식 혈액형

Rh식은 기본적으로 C, D와 E 등 6종류의 항원을 가지는데, 이 중에서 D항원이 가장 강한 항원성을 가진다. 그래서 적혈구의 막이 D항원을 가진 경우를 Rh 양성(+), 갖지 않은 경우를 Rh 음성(−)이라고 한다. Rh(−)인 사람은 항Rh항체를 갖지 않는다. Rh(−)인 사람이 Rh(+)의 혈액을 수혈 받으면 처음에는 항Rh항체가 생산된다. 두 번째로 Rh(+) 혈액을 수혈 받으면 대량의 항체가 생산되고 태아에게 이행하여 항원항체반응을 일으켜 응집반응이 일어난다.

항Rh항체는 ABO식 항체와 다르게 태반을 통과하여 모체에서 태아에게 이행된다. 따라서 Rh(−)인 여성은 둘째 임신 시에 유산이나 태아적혈모구증(erythroblastosis fetalis) 또는 Rh 용혈성 질환을 일으키기 쉽다(그림 9-17).

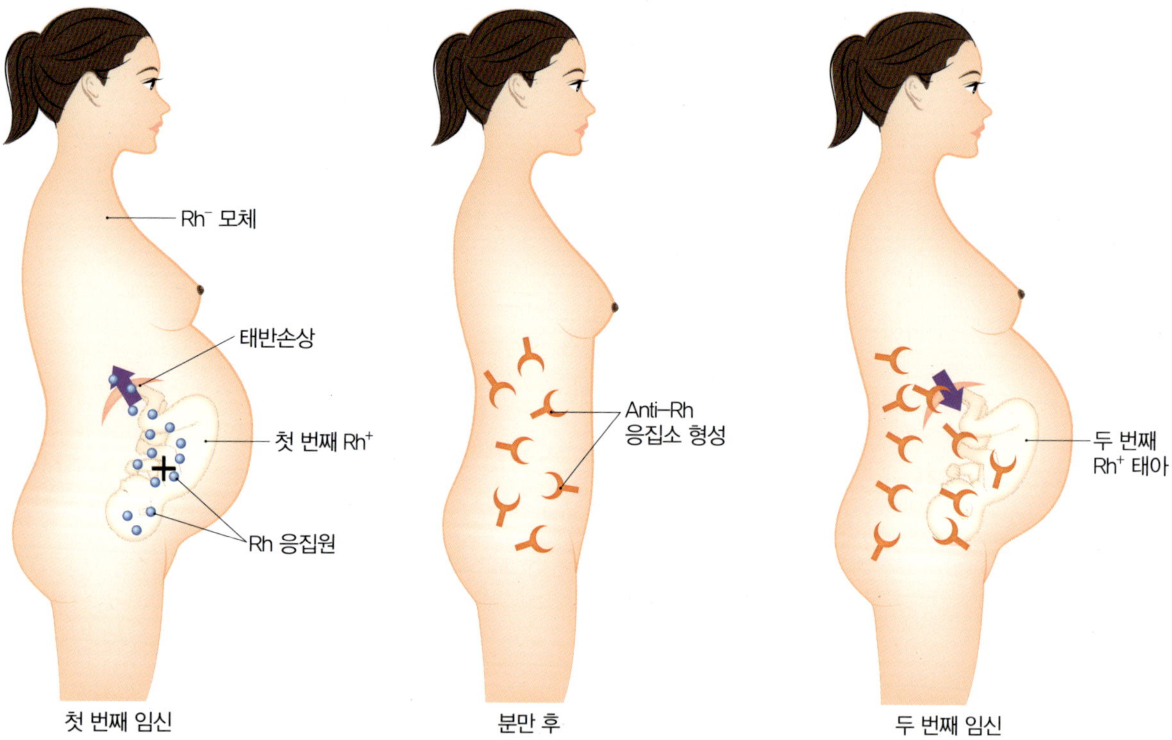

그림 9-17 Rh^-형인 어머니와 Rh^+형인 태아 사이의 응집반응

4) 혈액세포의 분화

태아의 경우 혈액은 간이나 지라에서 만들어지고 출생 후에는 **골수**(bone marrow; 큰 뼈의 중심부에 있는 부드러운 부분)에서 만들어진다(림프조직, 지라, 가슴샘에서의 조혈은 이차적인 것).

골수에 있는 미분화 줄기세포(stem cell)에서 만들어져서 동일 줄기세포에서 적혈구계, 백혈구계, 혈소판계 각 혈구의 미숙형이 분열 · 분화하여 성숙형 혈구가 되어 혈액 속으로 들어간다(그림 9-18).

3종류의 혈구는 같은 줄기세포에서 만들어지지만, 각각의 혈구가 만들어질 때 관여하는 호르몬은 다르다. 적혈구에는 콩팥에서 생산되는 **에리트로포이에틴**(적혈구형성인자, erythropoietin)이 관여하지만 백혈구가 생산될 때는 다른 호르몬이 관여한다.

조혈줄기세포는 골수(bone marrow)에 함유되어 있으나 최근 탯줄혈액(제대혈, cord blood)에도 골수와 비슷하게 풍부하게 존재한다는 사실이 밝혀져 골수이식의 줄기세포원으로 주목을 받고 있다. 조혈줄기세포는 매우 미량이지만 말초혈에도 함유되어 있다.

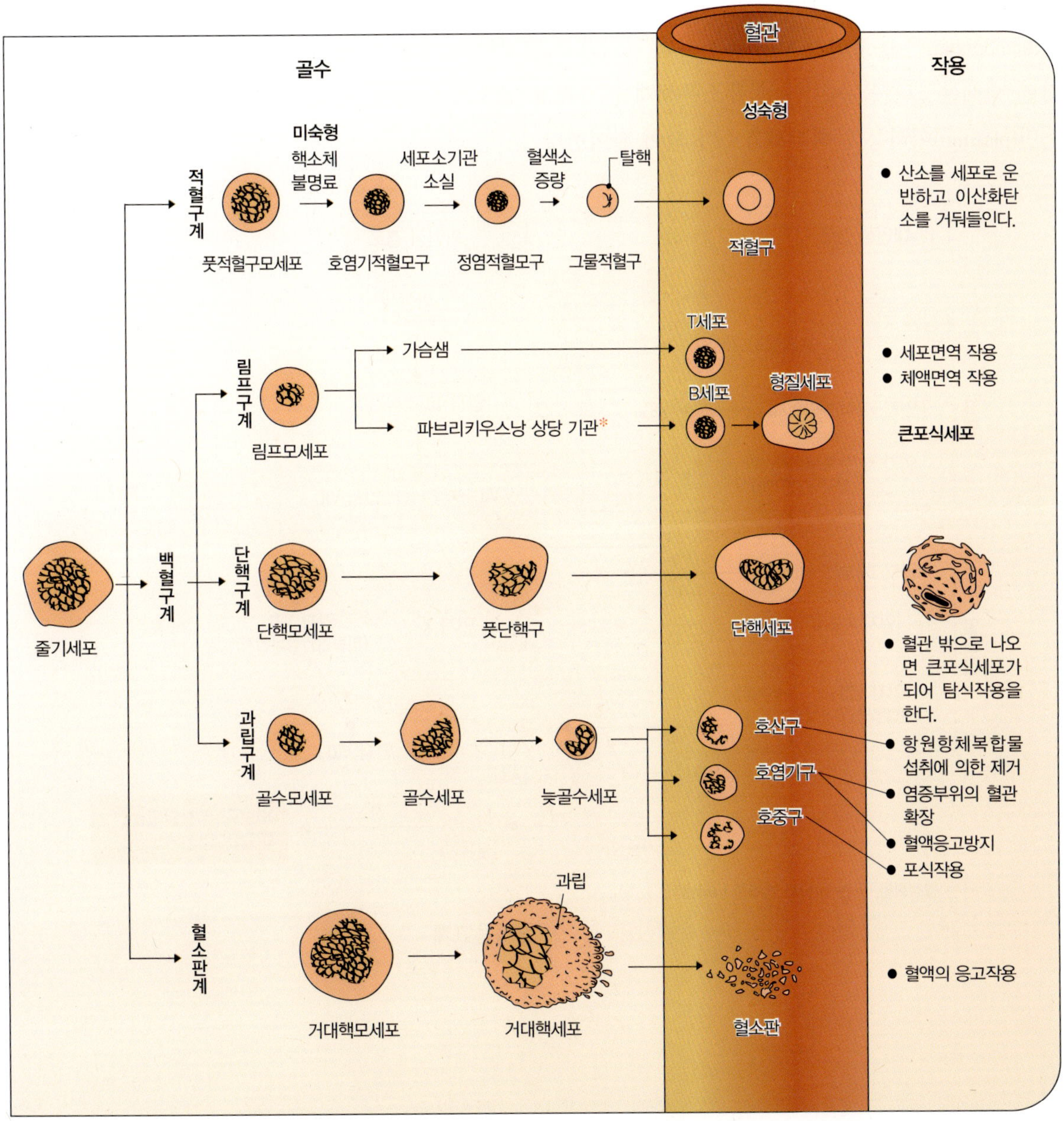

* 피브리키우스낭(bursa of Fabricius)은 조류에서 관찰되며 포유류에서는 골수가 여기에 해당된다.

그림 9-18 **혈액세포의 계보**

5) 혈액응고와 섬유소용해

혈관이 상처를 입어 출혈을 일으키거나 혈관 내에 스트레스가 가해지는 환경이 발생하면 혈액은 응고하게 된다. 자극에 의해 혈중이나 혈소판의 **단백분해효소**(protease)가 활성화하고, 다른 단백분해효소를 한정 분해하여 활성화하는 반응이 연쇄적으로 일어나며, 최종적으로 **피브리노겐**(fibrinogen)이 **트롬빈**(thrombin)으로 한정 분해되어 불용성 **피브린**(섬유소, fibrin)이 되는데, 이들 전체를 **혈액응고계**라고 한다(그림 9-19). 피브린은 혈구를 흡수하여 혈액덩어리(피덩이)가 되어 출혈부위의 혈관 상처를 막아서 **지혈**을 한다. 채혈 시 **혈액응고억제제**로서 사용되는 헤파린은 항응고인자(안티트롬빈)를 활성화하고 시트르산염, 옥살산염은 응고에 필요한 칼슘이온을 무력화한다. 출혈경향의 증상을 띠는 유전성 질환인 **혈우병**(hemophilia)은 응고인자 VIII 유전자의 결함으로 발생한다. 혈관 내에서는 작은 혈액응고 덩어리가 생기면 생체는 그것을 녹이는 섬유소용해계를 가지고 있으며 여기에는플라즈미노겐(plasminogen)이 플라스민(plasmin)이라는 단백분해효소가 되어 관여한다.

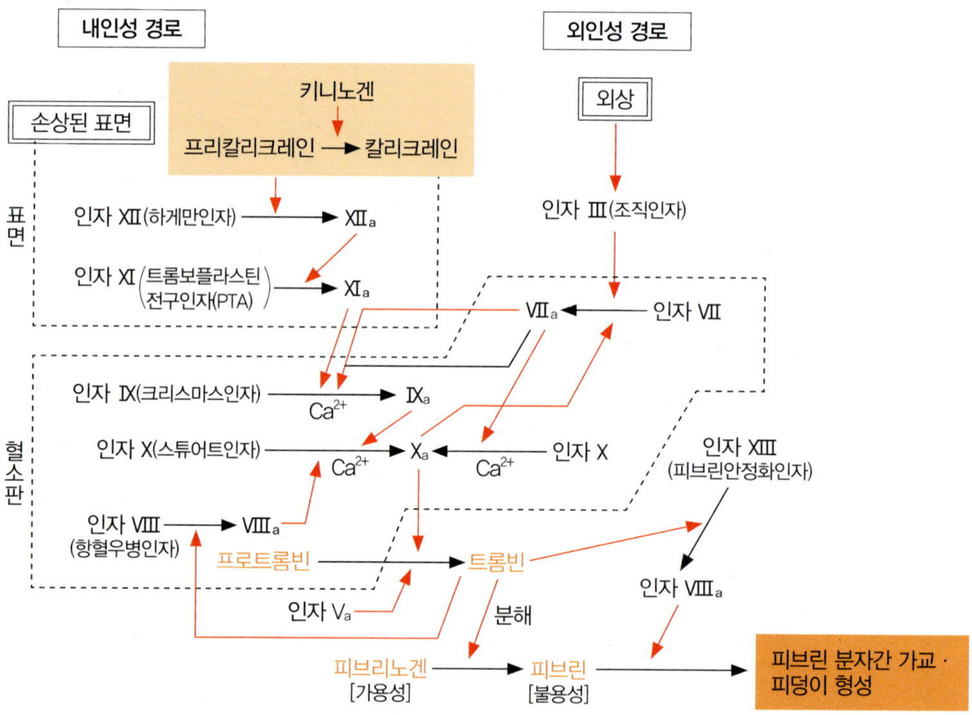

→는 활성화를, →는 물질의 변화를 나타낸다.

그림 9-19 혈액응고계

해설

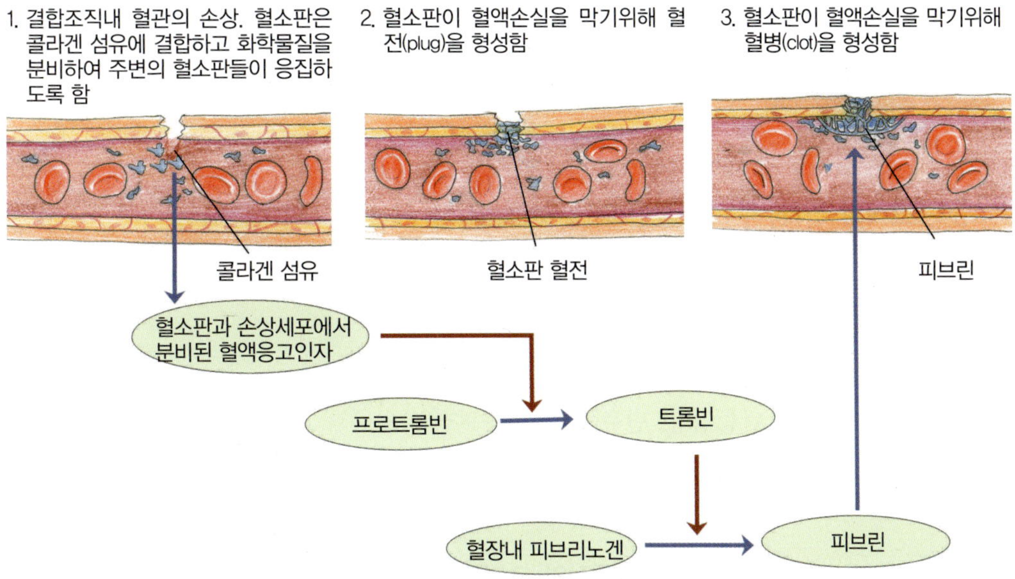

질환노트

• 헤모글로빈 A1c

글루코스가 결합한 헤모글로빈의 하나로, 안정적이므로 2개월 전의 혈당치 상태를 판단할 수 있다. 기준치는 4~6%이며, 6.5% 이상이면 당뇨병(diabete mellitus)으로 판정된다.

• 섬유소용해계

혈관 내에서는 작은 혈액응고 덩어리가 항상 생기고 있는데, 생체는 그것을 녹이는 섬유소용해계를 가지고 있으며 여기에는 플라스민(plasmin)이라는 단백분해효소가 관여한다. 응고계와 섬유소용해계는 균형을 취하고 있으며 응고계가 우세해지면 혈액응고 덩어리가 혈전(thrombus)이 되어 뇌경색이나 심근경색, 폐혈전증(이코노믹 증후군) 등 허혈성 질환의 원인이 되고 섬유소용해계가 우세해지면 응고장애로 인해 출혈경향을 띤다.

확인학습

01. 조직의 4가지 주요 분류는 어느 것인가?

① 골조직, 근육조직, 상피조직, 혈액
② 근육조직, 상피조직, 골조직, 지방조직
③ 신경조직, 상피조직, 결합조직, 근육조직
④ 단층편평, 단층입방, 단층원주, 중층편평

02. 발목을 삐면 뼈와 연결된 조직의 고리도 늘어나 찢어진다. 이때 어떤 조직이 손상을 입게 되는가?

① 섬유성결합조직
② 연골조직
③ 평활근
④ 지방조직

03. 평활근의 운동장애를 치료하는 새로운 약이 개발되었다. 이 약은 다음 중 어느 근육에 영향을 주는가?

① 심장
② 장벽
③ 팔과 다리의 운동
④ 모두 정답

04. 근육이 수축하는 동안 일어나지 않는 것은?

① 에너지화한 마이오신 머리는 액틴의 노출된 결합부위에 부착한다.
② 실제로 활주를 일으키는 현상을 파워 스트로크라 한다.
③ 파워 스트로크 동안 마이오신 머리에서 에너지가 방출되고 머리를 굽혀 저에너지형으로 바뀌면서 가는 미세섬유를 근절의 중앙으로 끌어당긴다.
④ 마이오신 머리는 NADH의 분해로부터 에너지를 얻는다

05. 다음 중 근육이 이완할 때 일어나지 않는 것은?

① 운동뉴런이 근육섬유로 활동전위를 보내지 않는다.

② 근소포체가 세포질로 칼슘이온을 방출한다.

③ 액틴의 결합부위가 다시 차단된다.

④ 근절의 단축이 멈춘다.

06. 다음 중 가장 큰 단위부터 작은 단위로 순서대로 배열한 것은?

① 근육, 근원섬유, 미세섬유, 근섬유

② 근육, 근섬유, 미세섬유, 근원섬유

③ 근원섬유, 근육, 근섬유, 미세섬유

④ 근육, 근섬유, 근원섬유, 미세섬유

07. 근육섬유 안에서 (　　)는(은) 수축을 유발하고, (　　)는(은) 에너지를 공급한다.

① 미오신, 액틴 ② 칼슘이온, ATP

③ 칼슘이온, 미오신 ④ ATP, 칼슘이온

08. 근육섬유가 수축할 때 짧아지는 것은?

① 액틴 섬유 ② 미오신 섬유

③ 근절 ④ A대

09. 뼈에 대한 설명 중 틀린 것은?

① 콜라겐 섬유에 칼슘염이 포함되어 기질 형태(세포외물질 형태)를 이룬다.
② 동심원 형태의 무늬가 반복되어 있다.
③ 혈관이나 신경이 분포되어 있지 않다.
④ 살아있는 세포들이 기질 성분을 분비한다.

10. 혈액형 검사 시 응집반응이 일어나는 이유는?

① 혈장에 특정 항원이 존재
② 혈소판의 효소의 작용
③ 적혈구에 특정 항원이 존재
④ 백혈구에 의한 항체 생성

11. ABO식 혈액형에 대한 설명 중 옳지 않은 것은?

① A형의 적혈구와 O형의 혈청을 섞으면 응집한다.
② O형의 적혈구와 A형의 혈청을 섞으면 응집한다.
③ ABO식 혈액형의 응집원은 적혈구 표면에 있으며, 단백질에 다당류가 붙어 있는 당단백질이다.
④ AB형은 응집소가 없다.

12. 혈액에 대한 설명으로 옳지 않은 것은?

① 헤모글로빈 분자는 4개의 폴리펩티드 사슬로 이루어져 있으며 그 중앙에는 철 원자를 포함하는 헴이 들어 있다.
② 혈액의 대부분의 산소는 헤모글로빈에 의해 운반된다.
③ 철이 결핍되면 헤모글로빈의 생성속도가 감소한다.
④ 산소는 즉시 혈액에 용해된다.

13. **다음 중 혈관의 출혈을 막는 주요한 봉합제는?**

① 적혈구와 알부민
② 피브린과 백혈구
③ 백혈구와 혈소판
④ 혈소판과 피브린

14. **피브리노겐에 대한 설명으로 옳은 것은?**

① 혈액응고기전에 관여하는 세포조각
② 지방을 포함하여 순환계를 도는 혈액단백질
③ 조직에서 삼투균형을 조절하는 림프단백질
④ 혈병을 형성하도록 피브린으로 전환되는 혈액단백질

15. **혈구에 대한 설명으로 옳지 않은 것은?**

① 혈구는 전체 혈액의 약 45%를 차지하며, 적혈구, 백혈구, 혈소판으로 구성되어 있다.
② 백혈구는 순환계 밖에도 존재한다.
③ 적혈구의 헤모글로빈은 산소 운반 단백질로 철이온을 포함하고 있다.
④ 적혈구에서 필요한 ATP는 유기호흡을 통해 생성된다.

16. **혈액응고의 단계는?**

CHAPTER

10 동물의 기관 (소화계 · 호흡계 · 배설계 · 순환계)

1. 동물의 기관과 기관계 (표 10-1)

다세포생물의 개체 내에서 주위와 명확하게 구별되어 특정 기능을 수행하는 것을 **기관**(organ)이라고 하며, 척추동물에서는 **장기**라고도 한다. 기관은 여러 조직으로 만들어지며, 개체는 여러 기관으로 만들어져 있다(그림 10-1). 공통의 관련 목적으로 사용되는 여러 기관을 종합하여 **기관계**(system)라고 한다. 기관계를 구성하는 개개의 기관은 물리적으로 연결되어 있는 경우(위, 장, 간은 소화계를 구성한다)와 독립되어 있는 경우(눈, 귀는 감각계를 구성한다)가 있으며, 하나의 기관이 여러 기관계에 속하는 경우도 있다(이자는 소화기관이지만 내분비기관이기도 하다).

사람에게는 소화계, 호흡계, 순환계, 비뇨계, 생식계, 신경계, 내분비계, 감각계 등 많은 기관계가 있는데, 본 장에서는 몇 가지 기관계에 대해 살펴보기로 한다(신경계, 내분비계는 추후 설명한다).

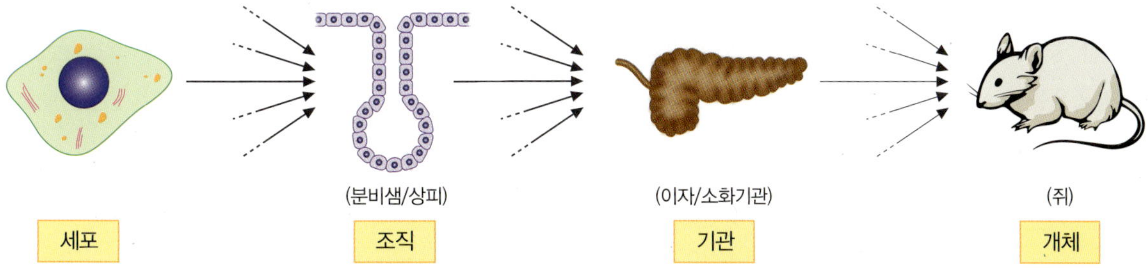

그림 10-1 포유동물의 개체 구성요소

표 10-1 사람의 기관계

기관계	기관계를 구성하는 주요 기관
신경계	뇌, 척수, 운동신경, 감각신경
감각계	눈, 귀, 코, 혀
근육계*	뼈대근육, 심장근육, 내장근육, 털세움근
골격계*	경골, 연골, 관절, 힘줄
소화계	식도, 위, 작은창자, 큰창자, 간, 이자
호흡계	기관, 기관지, 허파
순환계	심장, 혈관, 림프관
면역계**	골수, 림프절, 가슴샘, 지라, 백혈구
비뇨계***	콩팥, 요관, 방광
생식계	난소, 고환, 자궁
내분비계	뇌하수체, 갑상샘, 부신, 이자
외피계	피부, 털, 손발톱

* 2가지를 함께 운동계라고 한다. 뼈대근육 이외에는 근육계에 추가하지 않는 분류법도 있다.
** 순환계의 일부로 포함하는 분류법도 있다.
*** 간에서의 쓸개즙 배출이나 배변, 발한을 포함하는 경우도 있다.

2. 소화계 (그림 10-2)

음식물에 함유된 영양소를 소화(digestion) · 흡수(absorption)하는 기관을 **소화계**(digestive system)라고 하며, 입(구강), 식도, 위, 샘창자, 작은창자, 큰창자, 항문으로 연결되는 **소화관**(digestive tract)과 침샘, 이자, 간 등 소화액을 생산 · 분비하는 **소화샘**(digestive gland)으로 이루어진다. 소화관의 내용물은 **꿈틀운동**(연동운동, peristaltic movement)에 의해 뒤쪽으로 보내진다.

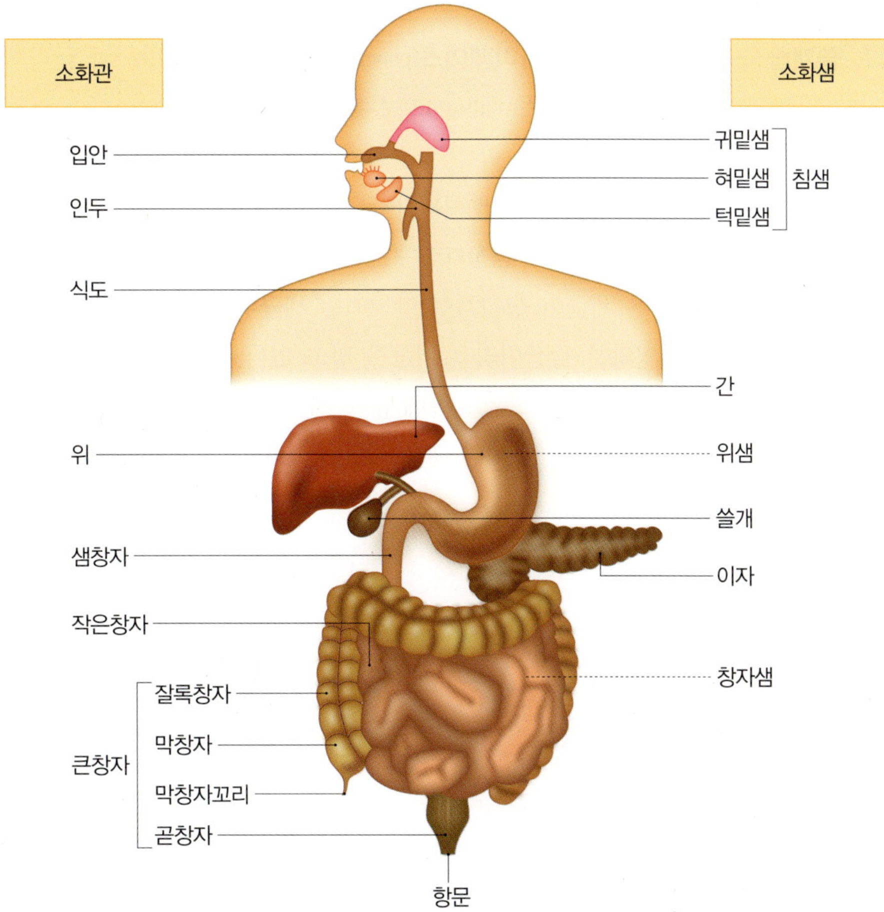

그림 10-2 **소화계**

10

1) 영양분의 소화

입은 씹기(저작, mastication)를 통해 음식물을 분쇄하고 동시에 **침샘**[salivary gland; 귀밑샘(이하선, parotid gland), 턱밑샘(악하선, submandibular gland), 혀밑샘(설하선, sublingual gland)]에서 분비되는 아밀레이스(amylase)로 전분을 부분적으로 소화한다. 내용물은 식도를 통해 들문(분문, cardia) 부위에서 **위**(stomach)로 들어간다. 위에서는 **염산**을 포함하는 **위산**이 분비되는데 pH 2.0 이하의 강한 산성상태이며, 살균작용이 있다.

위에서는 위액에 함유된 **펩신**(pepsin)에 의해 단백질이 크기가 큰 펩티드[펩톤(pepton)이라고 함]로 소화되는데, 위 자체는 점막에 덮여 있어서 소화되지 않는다.

위의 날문(유문, pylorus) 부위에서 나온 내용물은 샘창자에 이어서 작은창자(빈창자 및 돌창자로 구분된다. 넓은 의미에서는 샘창자도 작은창자의 일부이다)로 들어간다.

샘창자(십이지장, duodenum)는 분비된 **이자액**(pancreatic juice)이나 **쓸개즙**(bile)이 pH 8~9로 약알칼리성

이기 때문에 위 내용물의 pH는 중화된다(그림 10-3). 샘창자에서는 단백질이 더 작은 펩티드로 소화되고, 중성지방은 **쓸개즙**으로 **유화**된 후 **이자라이페이스**(pancrelipase)에 의해 지방산과 글리세롤로 분해된다(실제로는 부분분해로 멈춘다). 전분은 **말토스**(maltose)로 분해된다.

작은창자(소장, small intestine)에서는 장액에 함유된 소화액에 펩티드는 아미노산 수준까지 분해되며 말토스는 글루코스로, 다른 소당류도 단당으로 분해된다.

큰창자(대장, large intestine; **막창자**, **잘록창자**, **곧창자**로 구분된다)의 주요 기능은 수분흡수와 변의 생성이다. 큰창자에는 주름은 없으며 많은 세균이 생식하여 안정적인 **세균무리**(bacterial flora)를 형성, 이로 인해 pH 조정이나 식이섬유 발효, 영양분 생산이라는 기능을 맡고 있다. 초식동물에서는 막창자나 그 끝에 달려있는 **막창자꼬리**(충수, appendix)가 크고, 그 속에 많은 세균을 보유하여 셀룰로스 등을 분해하고 있다. 각 기관에서의 소화효소 기능에 대한 자세한 내용은 Chapter 4를 참조하기 바란다.

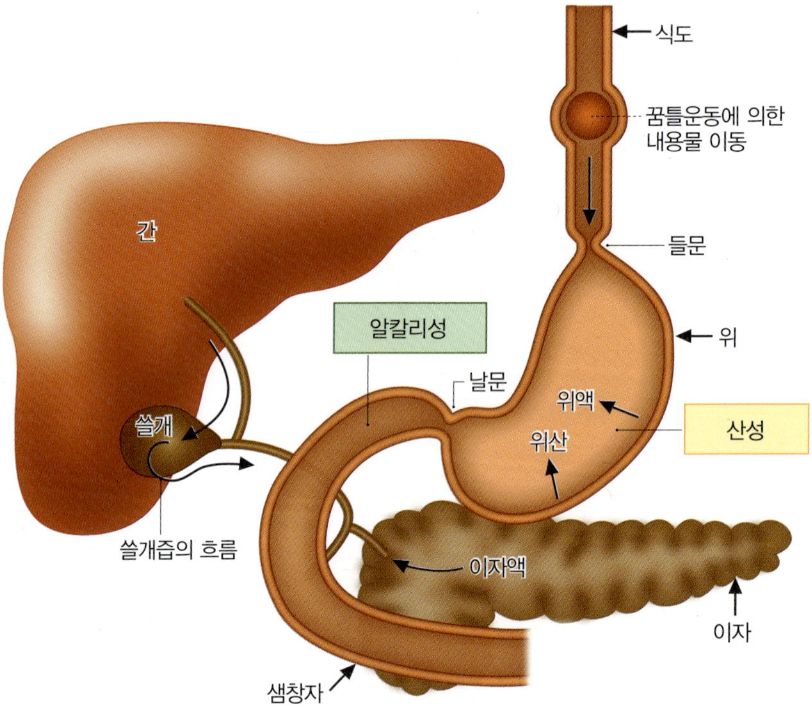

그림 10-3 위와 샘창자 및 주위 소화기관

MEMO

• **세포내소화**

다세포생물의 소화는 세포외소화(extracellular digestion)인데, 세포가 이물질을 흡수하거나 단세포 생물이 음식물을 흡수하여 소화하는 현상은 세포내소화(intracellular digestion)라고 한다.

질환노트

- **위나선균(헬리코박터균, *Helicobacter pylori*)**

위나선균은 위에 생식하는 세균으로, 세계 인구의 약 50%가 감염되어 있다. 분비하는 효소나 독소가 점막장애나 세포장애 효과를 발휘하여 위염이나 위궤양, 샘창자궤양이나 위암을 일으킨다.

column **소의 음식물은 미생물?**

소 등 우제목(artiodactyla)의 초식동물은 여러 개의 위(제1위~제4위)를 갖고 있으며 위의 내용물을 입으로 되돌려 다시 씹는 **되새김질**(반추, rumination)을 한다. 반추동물에서는 커다란 제1위 안에 대량의 미생물을 보유하고 미생물은 동물이 먹은 음식물을 영양분으로 발효하여 지방산 등을 만들어낸다. 제1, 제2위에서 음식물과 미생물이 혼합되고 발효가 끝난 비교적 단단한 내용물을 입으로 되돌려 다시 씹고 그것을 제3, 제4위로 보낸다. 제4위는 보통의 위 기능을 한다. 즉 반추동물이 실제로 소화흡수하고 있는 것은 풀을 양분으로 하여 증식한 미생물과 그 대사(발효)산물이다.

10

2) 영양분의 흡수

영양분은 **작은창자**(소장, small intestine)에서 흡수된다. 작은창자의 내막에는 주름이 있는데, 그 표면에는 많은 **융모**(villus)가 있다. 또한 융모 자체도 미세모인 **솔가장자리**(쇄자연, brush border)를 가지는 다수의 세포로 되어 있기 때문에 작은창자의 상피 표면적은 테니스코트 2면에 상당하는 넓이이며 흡수 효율은 상당히 높다(그림 10-4).

소화된 수용성 당이나 아미노산, 무기염류는 상피세포의 미세융모에서 흡수되어 모세혈관으로 들어온다. 그리고 지방산과 글리세롤은 미세융모에 흡수되어 중성지방으로 만들어져 림프모세관(이 부분을 특히 **유미관**이라고 한다)으로 들어간다. **중성지방**이나 **콜레스테롤** 등의 지방은 물에 녹지 않기 때문에 인지질과 단백질이 결합한 **지질단백질**(lipoprotein)이 되어 수송된다.

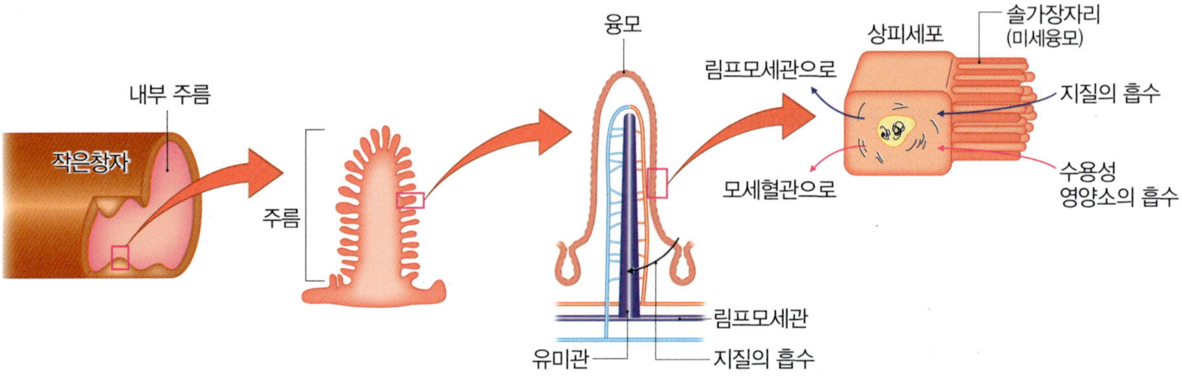

그림 10-4 작은창자의 내벽과 영양분의 흡수

해설

수용성 영양소와 지용성 영양소의 흡수 (그림 10-5)

① **수용성 영양소**

융모세포 → 작은창자 모세혈관 → 간문맥 → 간 → 간정맥 → 아래대정맥(하대정맥) → 심장(오른심방) → 온몸

② **지용성 영양소**

융모세포 → 유미관(암죽관) → 림프관 → 가슴림프관 → 빗장밑정맥(쇄골하정맥) → 위대정맥(상대정맥) → 심장(오른심방) → 온몸

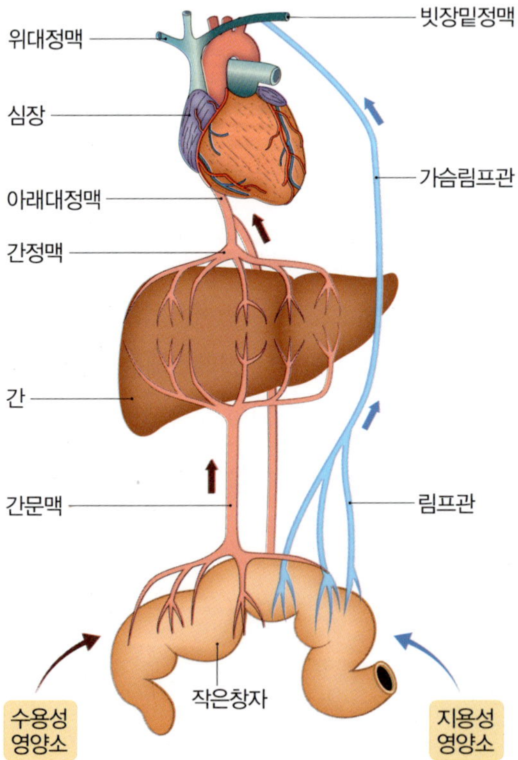

그림 10-5 수용성 영양소와 지용성 영양소의 흡수

3) 간과 이자

(1) 간

간(liver)은 복부의 오른쪽 위에 있는 최대 장기로, 적갈색의 간세포(hepatocyte)가 다수 모인 **간소엽**(hepatic lobule)을 단위로 이루어져 있다. 간으로 들어가는 혈관에는 보통의 동맥 이외에 작은창자 등의 소화관에서 들어오는 **문맥**(portal vein)이 있어 영양분이 운반된다(그림 10-6).

소화기관으로서 간의 주요 역할은 쓸개즙의 생산이다. **쓸개즙**(bile juice)은 알칼리성이다. 주성분인 **쓸개즙산**(bile acid)은 콜레스테롤에서 만들어지고 황록색의 **쓸개즙색소**인 **빌리루빈**(bilirubin)은 헤모글로빈에서 만들어진다. 쓸개즙은 **쓸개**(담낭, gallbladder)에서 저장 · 농축된 후 샘창자로 보내진다.

간은 다수의 효소를 이용하여 다양한 생화학반응을 하고 있으며, 소화 이외에도 필요 물질의 합성, 암모니아에서 요소의 합성 및 **해독**을 한다. 알부민 합성, 혈액량 조절, 체온유지도 간의 중요한 기능이다(표 10-2).

10

표 10-2 간의 기능

- 쓸개즙을 만들어 쓸개관, 쓸개로 보냄
- 당질의 대사, 글리코겐 합성, 글루코스 합성
- 지질대사, 콜레스테롤 합성, 콜레스테롤 분해(→ 쓸개즙산 합성)
- 암모니아를 요소로 변환(요소회로)
- 단백질이나 아미노산의 대사, 알부민 합성
- 조혈(출생 전, 비상 시), 적혈구파괴(→ 쓸개즙색소 합성), 혈액량 조절
- 해독(화학처리, 접합, 수용화) → 쓸개즙으로 배출
- 체온 유지

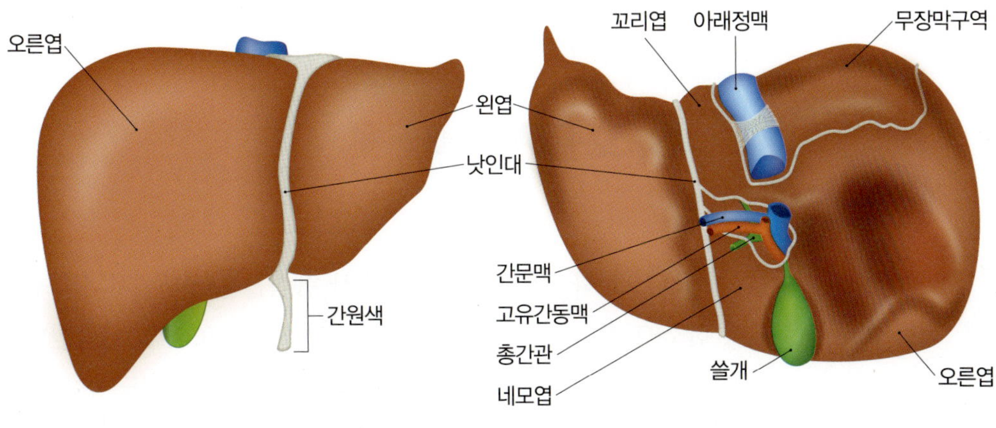

그림 10-6 간의 구성

(2) 이자

이자(췌장, pancreas)는 가늘고 긴 황색의 장기로, 샘창자의 오목한 부분에 들어가 있으며 이자관을 통해 **이자액**(pancreatic juice)을 샘창자로 보내는데, 위에서부터 온 산성 음식물은 십이지장에서 세크레틴을 분비시키며 이는 이자에서 탄산수소나트륨($NaHCO_3$)의 분비를 자극시킨다. 중탄산염은 위에서 온 산성 음식물을 중화시키는 완충용액으로 작용한다. 또한 이자액에는 당질, 지질, 단백질, 핵산을 분해하는 다양한 소화효소가 포함되어 있다(그림 10-7).

이자는 소화효소를 분비하는 **외분비기관**이지만, 호르몬을 생산하는 **내분비기관**이기도 하며, 글루카곤이나 인슐린 등의 호르몬이 이자 내부에 분산되어 있는 **랑게르한스섬**(islands of Langerhans)이라는 미세한 조직에서 만들어진다.

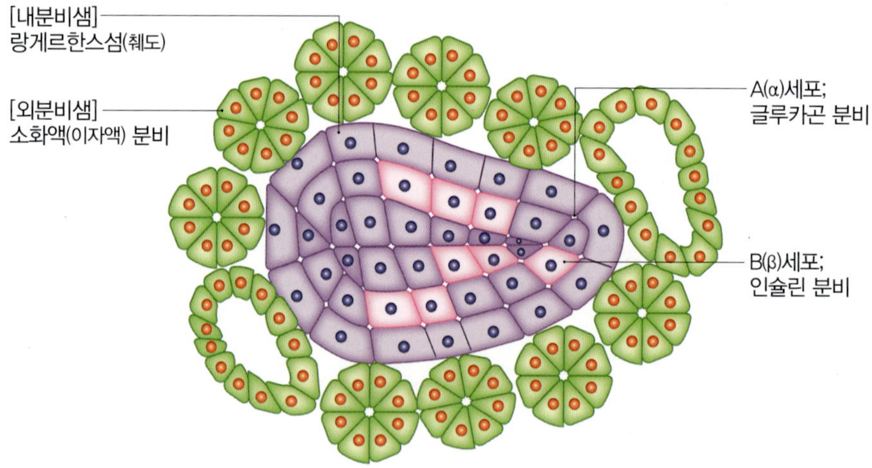

그림 10-7 **이자의 역할**

3. 호흡계 (그림 10-8)

사람이 활동하는 데에는 에너지가 필요하다. 이 에너지는 섭취한 음식물을 체내에서 산화함으로써 생산되는데, 이를 위해 외부에서 산소(O_2)를 흡입하고 불필요해진 이산화탄소(CO_2)를 배출한다(가스교환). 이 가스교환을 행하는 기관계를 **호흡계**(respiratory system)라고 한다. 호흡계는 **기도**(숨길, airway)와 **허파**(폐, lung)로 이루어진다.

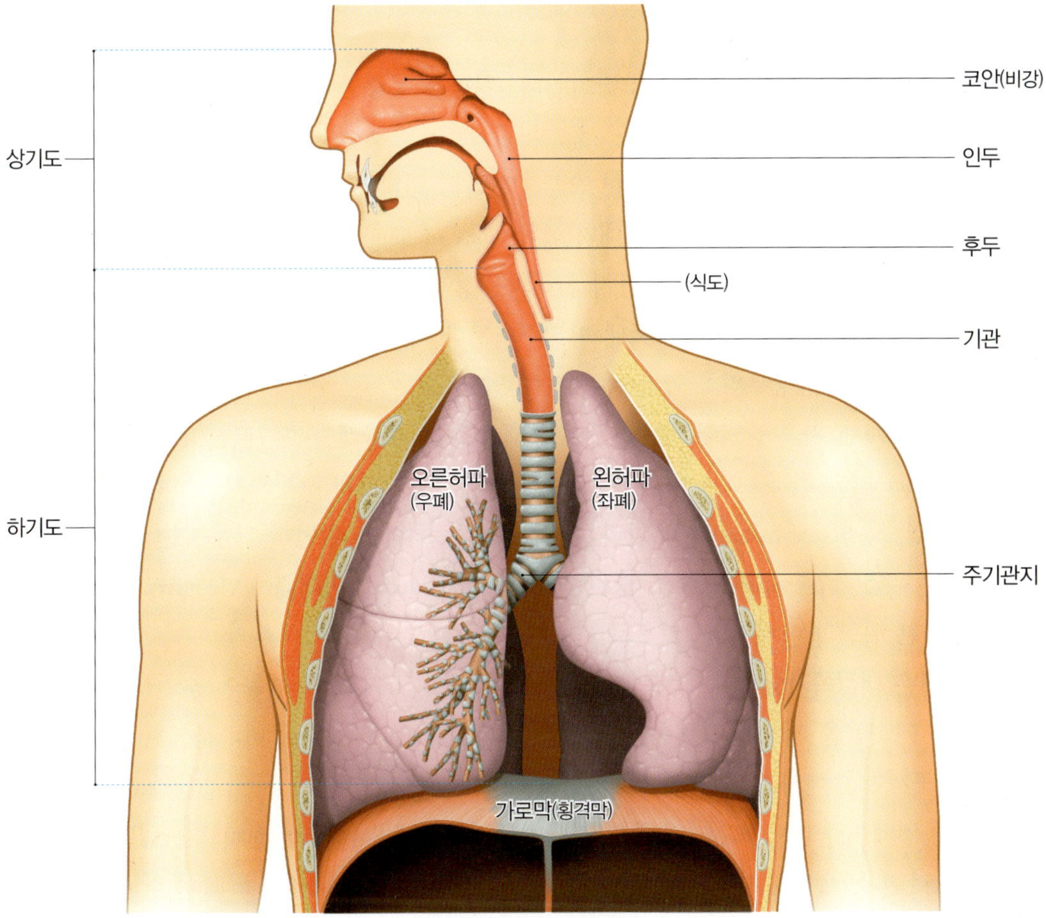

그림 10-8 **호흡계**

1) 기도와 허파

(1) 기도

외부에서 공기를 흡입하여 가스교환이 이루어지는 장소인 허파까지의 경로를 **기도**(숨길, airway)라고 한다. 기도는 입안(구강, oral cavity), 코안(비강, nasal cavity), 코곁굴(부비동, paranasal sinus), 인두(pharynx), **기관**(trachea) 및 **기관지**[bronchus 주기관지(main bronchus)에서 종말세기관지(terminal bronchiole)까지]로 구성되어 있다. 기관지 가운데 호흡세기관지(respiratory bronchiole) 아래는 허파 실질(parenchyma)에 포함된다.

기관 및 기관지는 다수의 말발굽(U자) 형태 연골로 이루어지며 고리인대(윤상인대, annular ligament)라고 하는 결합조직에 의해 연결되어 있다. 뒤벽(후벽, posterior wall)에는 연골이 없고 민무늬근육(smooth muscle)을 포함한 막벽(membranous wall)으로 되어 있다.

(2) 허파

허파(폐, lung)는 가슴 안에 있는 1쌍의 장기이다. 원뿔을 정중면에서 세로로 절반을 잘라서 오른쪽과 왼쪽으로 나눈 듯한 형태로 자른 면이 서로 마주 보고 있다. **왼허파**(좌폐, left lung)보다 **오른허파**(우폐, right lung)가 약간 큰데, 이는 심장이 오른 · 왼쪽의 허파 사이에서 다소 왼쪽으로 치우쳐 있기 때문이다. 위쪽의 뾰족한 부분을 허파꼭대기(폐첨, apex of lung), 아래쪽의 넓은 부분을 허파바닥(폐저, base of lung)이라고 하며, 안쪽의 기관지나 허파동정맥이 출입하는 부분을 **허파문**(폐문, pulmonary hilum)이라고 한다. 허파꼭대기는 가슴뼈대의 위구역보다 더 위로 불거져 나와 있으며 허파바닥은 가로막 위에 있기 때문에 중앙부위가 약간 움푹 파여 있다.

허파를 앞에서 보면 가쪽 중앙부근에서 안쪽 아래로 비스듬하게 난 틈새가 있는데, 이를 **빗틈새**(경사열,oblique fissure)라고 한다. 오른허파에는 빗틈새 약간 위에 거의 수평으로 난 틈새가 있으며, 이를 **수평틈새**(수평열, horizontal fissure)라고 한다. 이들 틈새는 허파를 완전히 나누지는 않지만 틈새에 의해 오른허파는 **위엽**(상엽, superior lobe), **중간엽**(중엽, middle lobe), **아래엽**(하엽, inferior lobe)의 3엽으로 나뉘고 왼허파는 위엽과 아래엽의 2엽으로 나뉜다.

허파의 표면은 **내장쪽가슴막**(내장측흉막, visceral pleura)에 싸여 있기 때문에 번들번들해 보인다. 내장쪽가슴막은 가슴안을 지지하는 벽쪽가슴막(벽측흉막, parietal pleura)이 허파문에서 접힌 것으로, 각 틈새의 깊은 곳까지 들어가 있다.

허파의 5개 엽에 대응하여 오른 · 왼쪽의 기관지도 **엽기관지**(lobar bronchus)로 나뉘며, 각 엽 안에서도 계속해서 나뉜다. 엽기관지에서 나오는 가지를 구역기관지(segmental bronchus)라고 하며, 각 구역기관지에서 나오는 가지는 반복해서 나뉘며 퍼져 가는데, 이들 가지나 끝은 서로 섞이지 않고 허파 안의 일정 영역에 채워져 있다. 이 영역을 **기관지허파구역**(기관지폐구역, bronchopulmonary segment)이라고 하며, 구역기관지에 대응하여 이름이 붙여졌다.

허파동맥(폐동맥, pulmonary artery)의 가지도 기관지와 함께 나뉜다. 구역기관지가 나뉘는 곳에서 기관지와 동맥을 묶으면 기관지나 동맥에서 공기와 혈액이 누출되는 것을 막을 수 있기 때문에 허파 일부를 절제하는 경우의 단위가 된다. 다만, 허파정맥(폐정맥, pulmonary vein)은 기관지의 분지와 관계없이 구역과 구역 사이 경계부위의 결합조직 안을 주행한다.

2) 가스교환

허파는 가로막(횡격막, diaphragm)과 갈비뼈(늑골, costa)의 근육 움직임에 의해 팽창 · 수축하고, 그에 따라 공기를 들어가게 하거나 나가게 한다. 기관에서 나뉜 기관지(bronchus)의 끝은 허파꽈리(폐포, alveoli)가 되며 그곳에 모세혈관이 감겨 있다. 적혈구 안의 헤모글로빈과 산소의 결합력은 산소가 많은 허파에서 높고, 산소가 적은 조직에서 낮다. 또 산소와 헤모글로빈의 결합은 조직 내와 같이 이산화탄소농도가 높고 pH가 약간 낮은 곳에서는 약해진다. 이러한 이유로 인해 적혈구는 허파에서 산소를 흡수하여 조직에서 방출할 수 있다. 이산화탄소는 조직에서는 혈장에 녹고 허파에서 방출된다. 허파나 조직에서 이루어지는 산소와 이산화탄소의 흡수나 방출을 가스교환(gas exchange) 혹은 외호흡(external respiration)이라고 한다(그림 10-9).

이산화탄소의 운반형태를 살펴보면 세포들에서 생성되는 CO_2 중 7%정도만이 혈장에 용해된 상태로 운반되며 70%정도는 적혈구로 들어가 물과 반응하여 H_2CO_3를 형성한다.(이때 탄산무수화효소가 작용) H_2CO_3 는 H^+와 HCO_3^-로 쉽게 해리된다. 대부분의 수소이온은 헤모글로빈에 결합하여 혈액의 pH변화가 최소화되고 대부분의 HCO_3^-은 혈장으로 확산되어 폐까지 수송된다. 또 나머지CO_2는 헤모글로빈에 결합되어 수송된다.

질환노트

• 피부호흡과 화상과의 관련은?

양서류나 파충류에서는 호흡의 상당부분을 피부호흡(cutaneous respiration)에 의존하고 있는데, 사람에서는 작은 부분을 차지한다. 전신화상은 생명의 위험을 초래하는데, 그 원인은 피부호흡의 저하 때문이 아니라 쇼크(shock)나 열중증(heat stroke) 등이다.

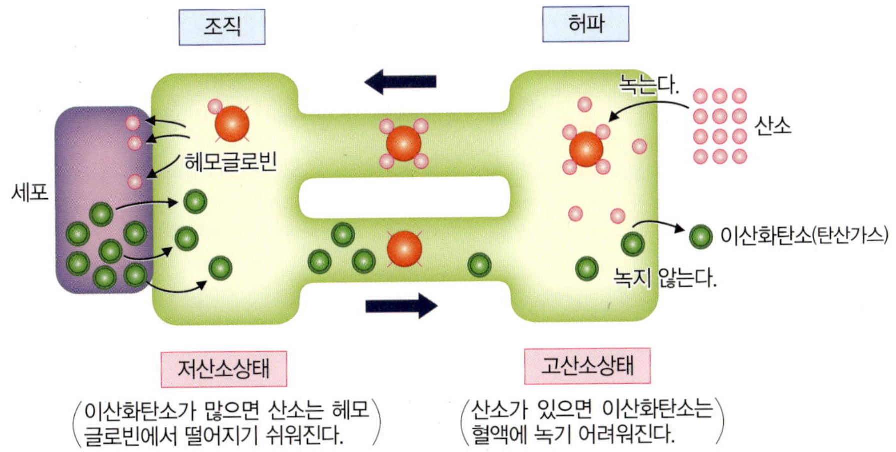

그림 10-9 **가스교환기전**

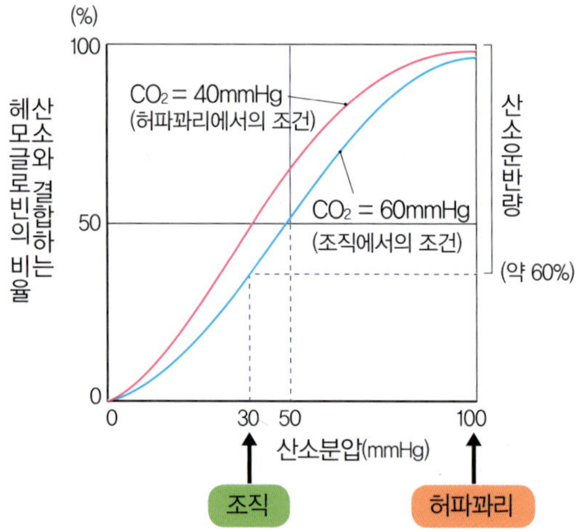

조직에서는 pH가 약간 낮은데 이것도 산소가 헤모글로빈에서 해리되기 쉬운 이유가 된다.

그림 10-9 가스교환기전 (계속)

4. 비뇨계

비뇨계(urinary system)는 노폐물 등 인체에 불필요해진 물질을 몸 바깥으로 배설하기 위한 계통으로 넓은 의미에서 **배설계**라고도 한다.

혈액을 여과하여 소변을 만들어 내는 콩팥(신장, kidney)과 콩팥에서 만들어진 소변을 방광까지 운반하는 요관(ureter), 소변을 배설할 때까지 일시적으로 저장하는 방광(bladder), 방광 안의 소변을 몸의 표면까지 유도하는 요도(urethra)로 구성된다. 요관, 방광, 요도를 모두 요로(urinary tract)라고 한다(그림 10-11).

1) 콩팥

체내에 불필요한 질소는 암모니아로서 분자에서 제거된 후 간에 있는 **요소회로**(urea cycle)에서 요소로 변환되어 콩팥에서 여과 · 배출된다. **콩팥**(신장, kidney)은 완두콩 모양의 기관으로 배의 등쪽에 좌우 1쌍이 있으며, 내부에는 소변을 만드는 단위인 **콩팥단위**(네프론, nephron)가 다수 있다. 콩팥단위는 **콩팥소체**(신소체, renal corpuscle)와 **요세관**(uriniferous tubule)으로 이루어지며, 콩팥소체는 토리를 싸는 주머니인 **토리주머니**(사구체주머니, glomerular capsule)와 내부의 모세혈관인 **토리**(사구체, glomerulus)로 이루어진다(그림 10-10). 콩팥소체를 나온 혈관은 다시 모세혈관이 되어 요세관에 감겨 콩팥정맥으로 되돌아간다.

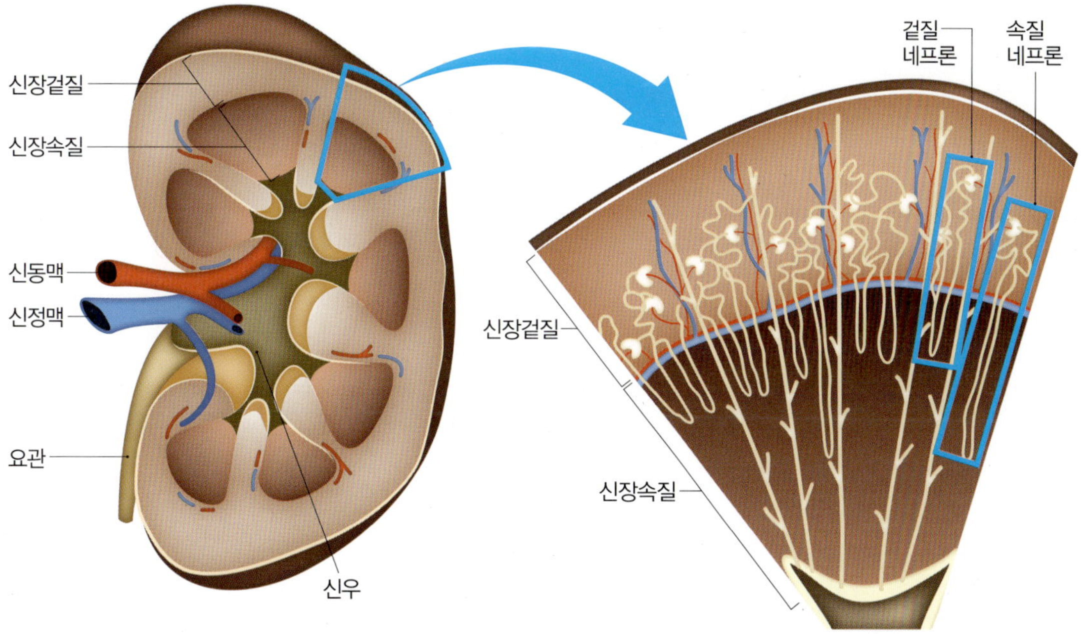

그림 10-10 **신장의 구조 및 네프론의 종류**

신장 하나에는 약 100만 개의 네프론이 있으며 이 중 약 85%는 겉질네프론이고 나머지가 속질네프론이다.

콩팥소체에서는 단백질 이외의 혈장성분이 혈액에서 여과되어 **원뇨**가 되어서 **요세관**으로 들어간다. 정상 상태에서는 하루에 약 1,600L의 혈액이 신장으로 흘러 들어가서 약 180L의 여과액(원뇨)이 형성된다. 요세관에서는 99%의 물, 글루코스, 아미노산, 무기염류, 요소 등이 혈액으로 **재흡수**되고, 나머지 약 1.5L는 **소변**이 되어 **요관**(ureter)을 거쳐 **방광**(bladder)에 고인다(그림 10-11, 표 10-3). **생식기**는 비뇨기와 같은 발생적 기원을 가지고 있으며 어류 등에서는 수정관과 요관이 일체화되어 있다.

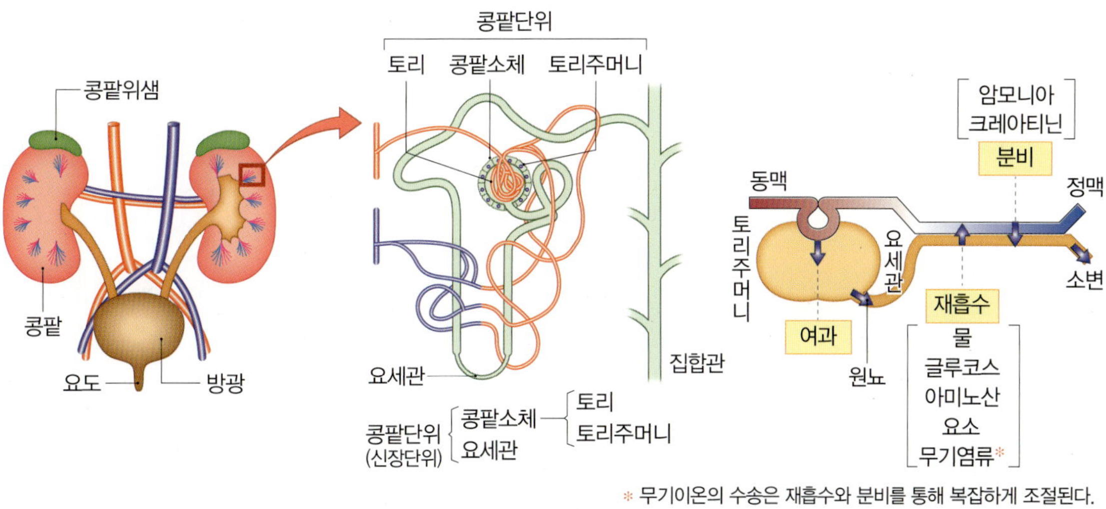

그림 10-11 **비뇨계의 구성과 콩팥의 기능**

표 10-3 소변의 성분비율과 배설물의 농축효율

성분	혈장(%) A	원뇨(%)	소변(%) B	농축률 B/A
단백질	7~9	0.02	0	0
글루코스	0.10	0.10	0	0
요소	0.03	0.03	2.00	67
요산	0.004	0.004	0.05	13
크레아티닌	0.001	0.001	0.08	80
암모니아	0.001	0.001	0.04	40
Na^+	0.30	0.30	0.35	1.2
K^+	0.02	0.02	0.15	7.5
인산염	0.009	0.009	0.15	17

해설

소변의 생성 경로 (그림 10-12)

콩팥동맥 → 토리 → 토리주머니 → 요세관 → 집합관 → 콩팥깔대기(신우) → 요관 → 방광 → 요도

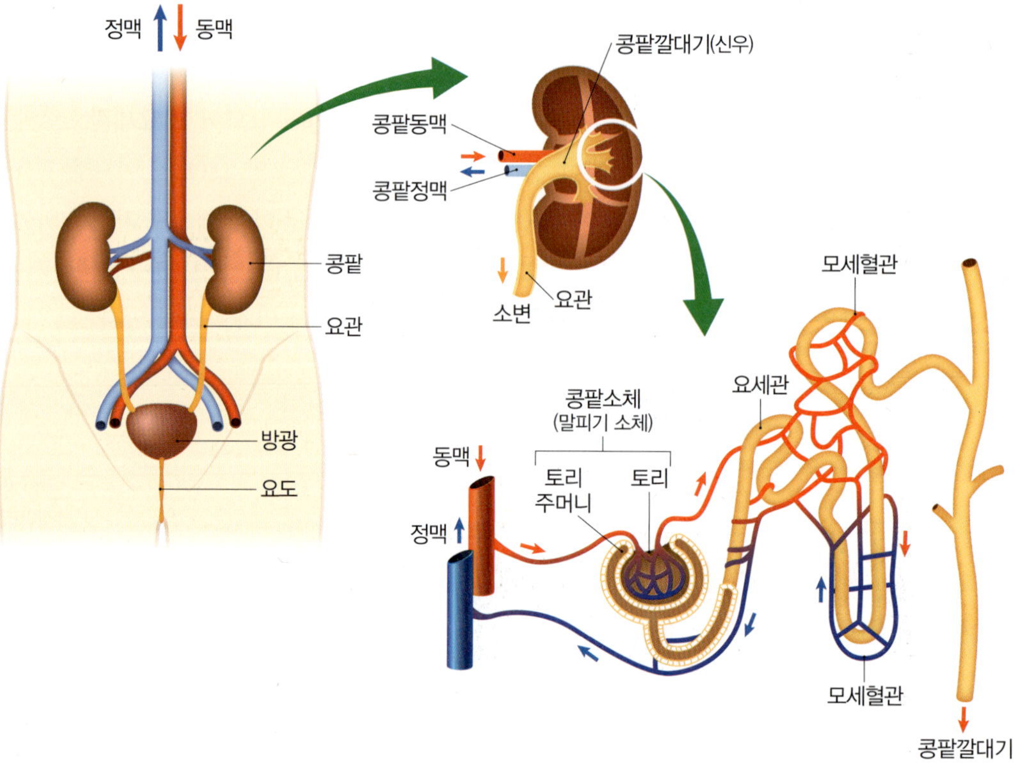

그림 10-12 **소변의 생성 경로**

※ 이눌린(탄수화물의 다당류) : 토리(사구체)에서 여과된 후 요세관에서 재흡수나 분비가 일어나지 않고 바로 소변으로 배설되기 때문에 사람의 콩팥에서 여과되는 혈액량을 조사하기 위해서 이눌린이라는 물질을 사용한다.

5. 순환계

인체를 구성하는 세포는 살아가는 데 필요한 산소와 영양소를 공급하고 이산화탄소와 노폐물 등을 회수할 필요가 있다. 이러한 물질의 운반이나 전신의 세포 환경이 같아지도록 유지하는 것이 혈액이 맡은 중요한 역할이며, 혈액은 혈관 안을 지나 온몸을 흐른다.

이 혈관계와 혈관 안의 혈액을 순환시키는 기능을 하는 심장을 함께 **순환계**(circulatory system)라고 한다. 혈관은 기본적으로 닫힌 루프(closed loop)를 형성하고 있으며, 생리적인 상태에서는 혈관 안의 혈액이 밖으로 새지 않고 특정 물질만 혈관벽을 통과하여 출입한다(그림 10-13).

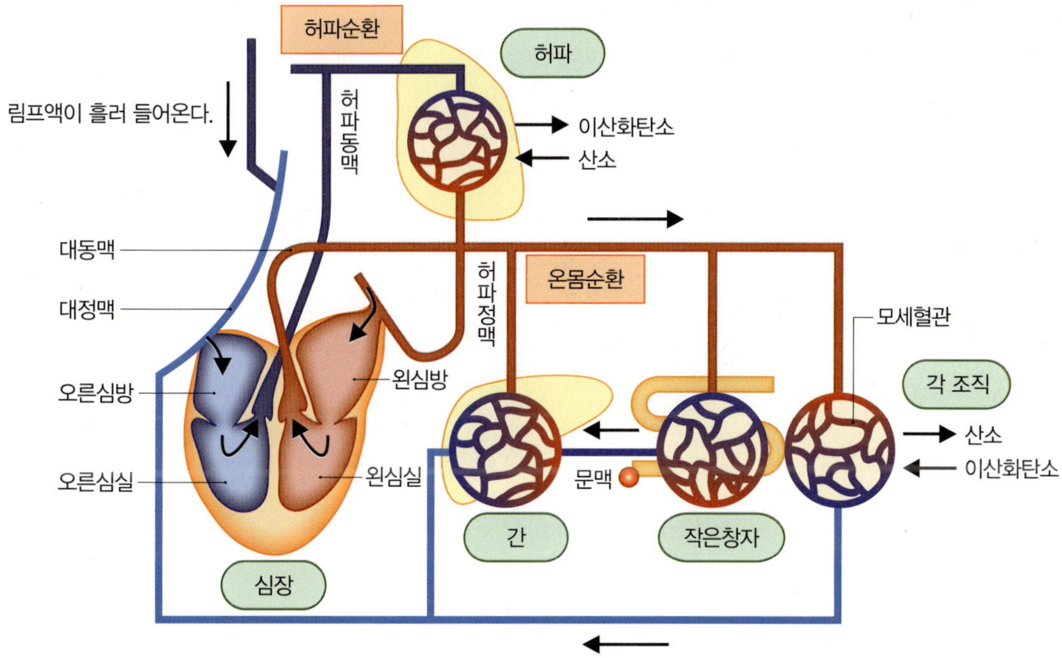

양서류와 파충류는 2심방 1심실, 어류는 1심방 1심실

● : 다른 소화관에서도 간으로 문맥(간문맥)이 지나고 있다. 정맥이 다시 모세혈관이 되는 문맥은 뇌하수체에도 있다.

그림 10-13 **포유동물의 혈액순환계**

1) 심장

심장(heart)은 혈액을 순환시키는 펌프이다. 사람의 심장은 근육으로 된 주먹 크기의 기관으로, 가슴의 거의 중앙에 있다(왼쪽에서 박동을 느끼기 쉬우므로 왼쪽에 있다고 오해받기 쉽다). 심장은 4개의 방으로 나뉘는데 혈액을 내보내는 쪽을 **심실**(cardiac ventricle), 혈액이 들어오는 쪽을 **심방**(atrium)이라고 한다. 포유류와 조류는 **2심방 2심실**로(다른 척추동물은 더 간단한 구조를 가진다), 혈액은 **대정맥**(vena cava)에서

오른심방(우심방, right atrium)으로 들어가고, **오른심실**(우심실, right ventricle)로 이동한 후 허파를 지나 **허파동맥**(폐동맥, pulmonary artery)으로 나온다. 허파에서 나온 혈액은 **허파정맥**(폐정맥, pulmonary vein)에서 **왼심방**(좌심방, left atrium)으로 들어가고, **왼심실**(좌심실, left ventricle)로 이동한 후 **대동맥**(aorta)에서 전신을 향한다. 허파와의 왕복을 **허파순환**(폐순환, pulmonary circulation), 다른 조직과의 왕복을 **온몸순환**(체순환, systemic circulation)이라고 한다(그림 10-14).

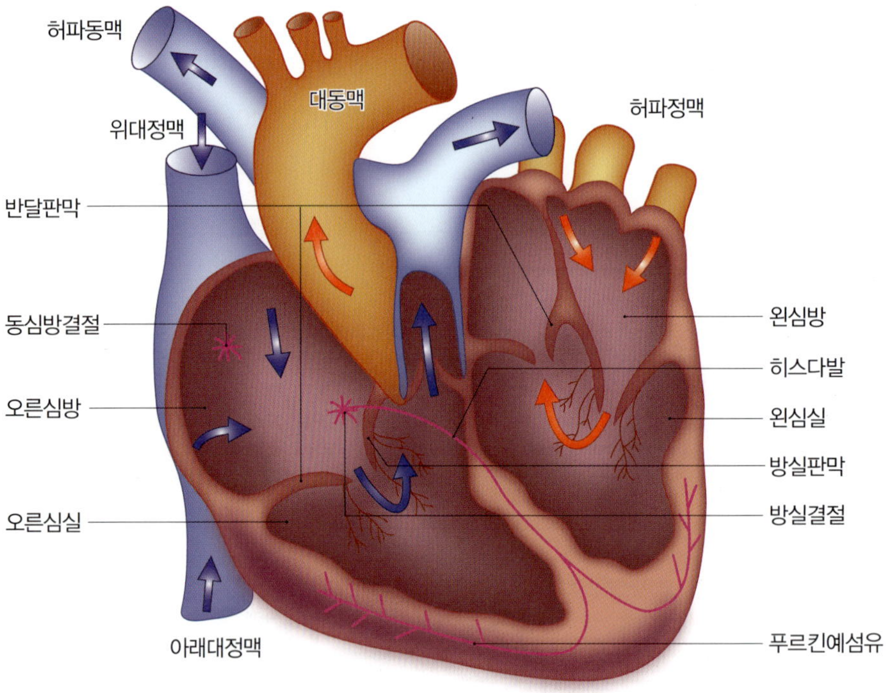

그림 10-14 사람의 심장 구조와 자극전달계

질환노트

• **심장동맥**

심장에 산소와 영양을 보내는 동맥을 심장동맥(관상동맥, coronary artery)이라고 한다. 혈관이 협착되거나 막히면 협심증(angina pectoris)이나 심근경색(myocardial infarction)의 원인이 된다.

• **심실세동**

심장에 가해지는 물리적 쇼크, 심장병, 혈액성분이상 등에 의해 심장이 조율적 박동을 할 수 없게 되거나 경련, 경직상태에 빠지는 것을 심실세동(ventricular fibrillation)이라고 한다. 심실세동은 매우 위험하며, AED(외부형 자동세동제거기, automatic external defibrillator)로 치료할 수 있다.

해설

박동리듬의 발생

심장은 평생 계속해서 움직이며 심장의 정지는 법률상의 죽음을 의미한다. 심박수는 자율신경에 의해 조절되는데, 박동 자체는 심장이 독립된 자극전도계를 가지기 때문에 신경의 지배 없이 자율적으로 일어난다. 자극은 오른심방의 **동심방결절**(sinoatrial node)에서 나와 심방 → **방실결절**(atrioventricular node) → **히스다발**(His bundle) → **푸르킨예섬유**(Purkinje fiber) → 심실로 전달된다. 동심방결절은 박동리듬을 만들어내므로 **박동조율기**(pacemaker)라고도 불린다(그림 10-14).

2) 혈관계와 림프계

(1) 혈관계

혈액이 지나는 맥관을 혈관(blood vessel)이라고 하며 심장에서 나오는 것을 **동맥**(artery), 심장으로 되돌아가는 것을 **정맥**(vein)이라고 한다. 동맥은 혈압이 가해지기 때문에 혈관벽이 두껍고 몸의 심부를 지난다(손목이나 팔목과 같이 표면에 있는 부분에서는 만지면 맥이 느껴진다). 정맥에는 역류를 방지하는 판막이 있다. 조직 내에서는 **모세혈관**(capillary)이 동맥과 정맥을 연결하고 있는데, 이러한 형태를 **닫힌 루프**(closed loop)라고 한다[곤충이나 패류는 모세혈관의 끝이 닫혀 있지 않은 **열린 루프**(open loop)를 형성한다]. 온몸순환의 기능은 산소나 영양소를 동맥에서 조직으로 운반하고, 노폐물을 조직에서 정맥으로 운반하는 것인데, 혈액은 이 외에도 체액, 수분의 운반, 체온유지 등의 기능이 있다. 모세혈관은 모든 세포와 접해 있지 않지만 세포 사이는 조직액으로 채워져 있어서 산소나 영양분은 모세혈관의 세포를 통과하고 조직액에 녹아 인근 세포에 도달한다(그림 10-15).

(2) 림프계

조직액은 말단의 닫혀 있는 **림프모세관**(lymphatic capillary)으로 들어가기 때문에 내부액인 림프액의 성분은 **조직액**(intercellular fluid)과 유사하다. **림프관**(lymphoduct)은 합류하여 굵어지고 림프절(lymph node)을 경유하여 **가슴림프관**(흉관, thoracic duct)에서 **빗장밑정맥**(쇄골하정맥, subclavian vein)으로 합류하는데, 이 전체를 **림프계**(lymphatic system)라고 한다(그림 10-16).

림프계에는 심장과 같은 펌프는 없고 근육의 움직임으로 자연적인 흐름이 생긴다(내부에는 판막이 있다). 림프계는 조직액의 회수 이외에 **지질운반** 기능이 있고 나아가 림프구를 비롯한 백혈구와 함께 생체방어에도 관여한다. **림프절**은 몸의 다양한 부위(다리가 붙은 곳, 겨드랑이 아래, 목, 배안)에 있는 입자 모양의 조직으로, 내부에 다수의 림프구를 포함하는 면역기관이기도 하다.

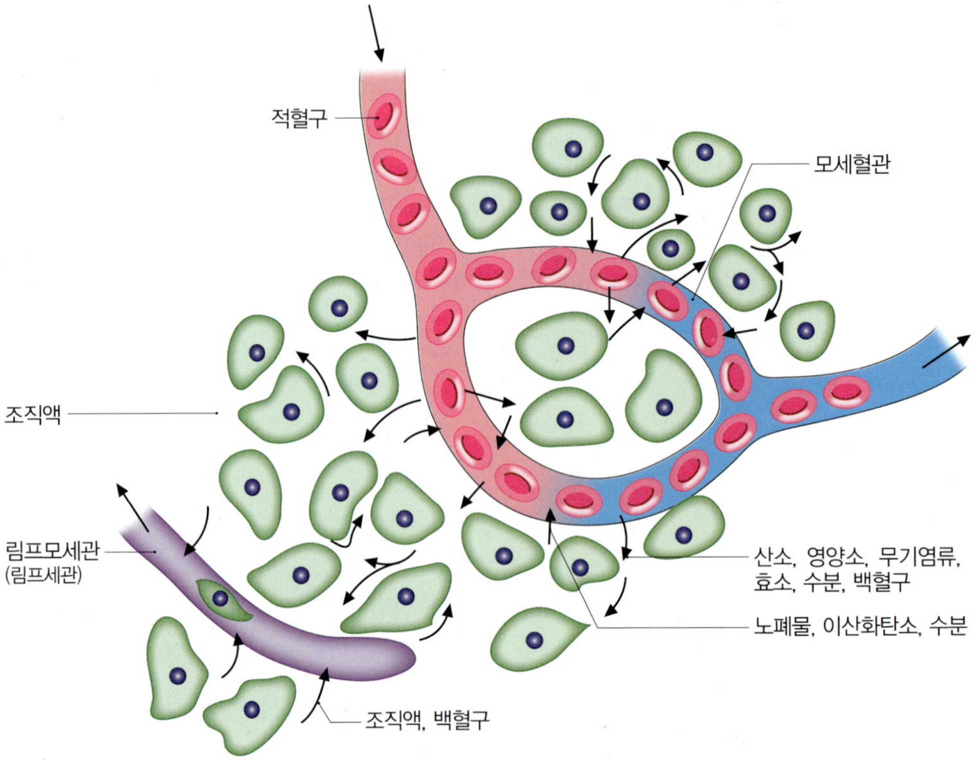

그림 10–15 조직의 말초혈관계와 그 기능

해설

지라

지라(비장, spleen)는 배의 왼쪽 위에 있는 적자색 장기로 림프구나 형질세포의 성숙에 관여하기 때문에 면역계에도 포함되지만, **적혈구파괴**나 **혈액저장**에 관여해서 순환계에도 포함된다. 급격한 운동으로 산소가 필요하게 되면 지라가 수축해서 혈액을 공급하기 때문에 '배가 아픈' 증상이 나타난다.

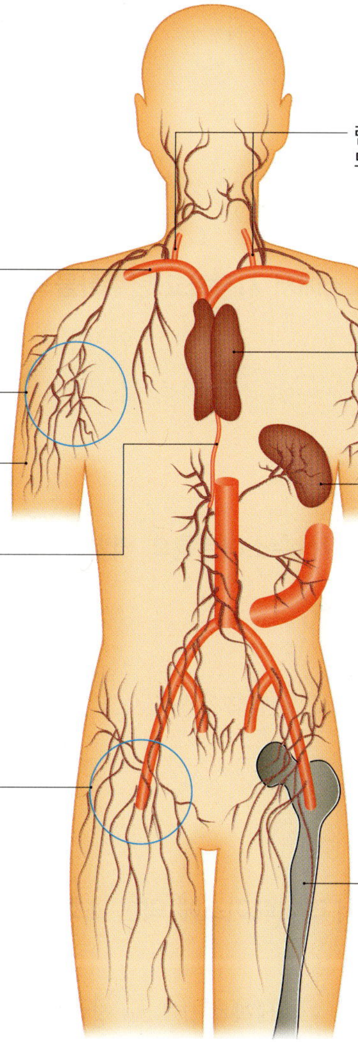

그림 10-16 **림프계**

림프관과 림프절 이외에 붉게 나타낸 부분을 포함하는 전체가 림프계 기관이다. 그 밖에도 편도, 막창자꼬리, 아데노이드, 작은창자의 파이어판(Peyer's patch)이 림프계에 포함된다.

확인학습

01. 단백질의 소화는 ( )에서 시작하고 탄수화물의 소화는 ( )에서 시작한다.

① 입, 위
② 위, 입
③ 위, 소장
④ 소장, 위

02. 이자액에 들어 있는 탄산수소나트륨의 역할은?

① 염기성을 중화시킨다.
② 산성을 중화시킨다.
③ 펩시노겐을 펩신으로 활성화시킨다.
④ 지방을 유화시킨다.

03. 사람의 소화과정에서 라이페이스에 의한 소화산물의 흡수 및 이동경로가 옳은 것은?

① 가슴관 → 암죽관 → 좌쇄골하정맥 → 상대정맥 → 우심방
② 암죽관 → 가슴관 → 좌쇄골하정맥 → 상대정맥 → 우심방
③ 모세혈관 → 간문맥 → 간 → 간정맥 → 하대정맥 → 우심방
④ 모세혈관 → 간정맥 → 간 → 간문맥 → 하대정맥 → 우심

04. 다음 중 토리(사구체)에서 여과되지 않는 것은?

① 포도당
② 수분
③ 단백질
④ 무기염류

05. 콩팥단위(네프론)의 구성은?

① 토리(사구체) + 콩팥깔때기(신우) ② 토리 + 보우만주머니 + 요세관
③ 토리 + 보우만주머니 + 요관 ④ 보우만주머니 + 콩팥깔때기

06. 건강한 사람의 콩팥에서 여과, 재흡수, 분비 과정을 거쳐서 생성된 소변에는 물 이외에 어떤 성분이 존재하는가?

① 혈구 ② 포도당
③ 무기염류, 요소 ④ 단백질

07. 토리에서 여과는 되지만 재흡수가 전혀 일어나지 <u>않는</u> 물질은?

① 요소 ② 아미노산
③ 포도당 ④ 이눌린

05. 사람이 일상적으로 콩팥에서 하루 동안 여과되는 혈액의 양은?

① 180L ② 250L
③ 300L ④ 350L

06. 입에서 아밀레이스가 녹말을 엿당으로 분해하는데, 위에서는 녹말의 분해가 일어나지 <u>않는</u> 이유는?

① 효소 활성에 필요한 온도 범위가 서로 다르기 때문
② 아밀레이스의 작용이 뮤신에 의해 억제되기 때문
③ 효소 활성에 필요한 pH가 다르기 때문
④ 염산에 의해서 아밀레이스가 모두 파괴되었기 때문

07. 대부분의 산소는 (   ) 혈액에 의해 이동하고 대부분의 이산화탄소는 (   ) 혈액에 의해 이동한다.

① 혈장에 녹아서, 헤모글로빈과 결합하여
② 헤모글로빈과 결합하여, 혈장에 녹아서
③ 헤모글로빈과 결합하여, 중탄산이온의 형태로
④ H+의 형태로, 중탄산이온의 형태로

08. 간의 기능에 대하여 설명하라.

9. 들숨(흡기) 시의 상태는?

10. 날숨(호기) 시의 상태는?

11, 허파꽈리(폐포)와 비교했을 때 체조직의 O_2와 CO_2의 분압은?

12. 소변의 생성경로는?

13. 요세관에서 모세혈관으로 재흡수되는 물질 중 포도당, 아미노산, 무기염류는 능동수송된다. (○, ×)

14. 온몸순환(체순환), 허파순환(폐순환)에 대하여 설명하라.

15. 헤모글로빈과 산소의 해리가 잘 되는 조건은?

16. 심장의 구조는?(혈관과 판막의 위치를 그림으로 명시)

CHAPTER

11 내분비계

1. 생체조절과 호르몬 (그림 11-1)

생물은 내 · 외부의 자극이나 생명프로그램에 따라 성장, 죽음, 분화, 대사조절과 같은 응답을 나타내는데, 이 과정에는 세포에서 세포로 정보의 전달과 수용(**정보전달**)이 관여한다.

세포간 정보전달(그림 11-2)은 세포간의 접촉에 의한 경우와 체액인자의 분비에 의한 경우가 있다. 그리고 다세포동물의 정보전달에 의한 조절에는 **신경조절**(neuroregulation)과 체액인자의 분비에 의한 **체액조절**(humoral regulation) 2종류가 있다. 체액조절은 분비물질의 표적이 떨어져 있는 **내분비**(endocrine), 주변에 있는 **주변분비**(paracrine)와 **자가분비**(autocrine) 3종류의 정보전달수단이 있으며, 내분비물질을 **호르몬**(hormone)이라고 한다.

호르몬은 특정 기관에서 분비되는 생리활성물질로 혈액에서 전신으로 운반되며 특정 표적기관에 대해 미량으로 효과를 발휘한다(체외나 체강에 분비되는 경우는 **외분비**라고 한다). 호르몬을 생산하는 기관을 **내분비기관**(endocrine organ), 그 전체를 **내분비계**(endocrine system)라고 한다.

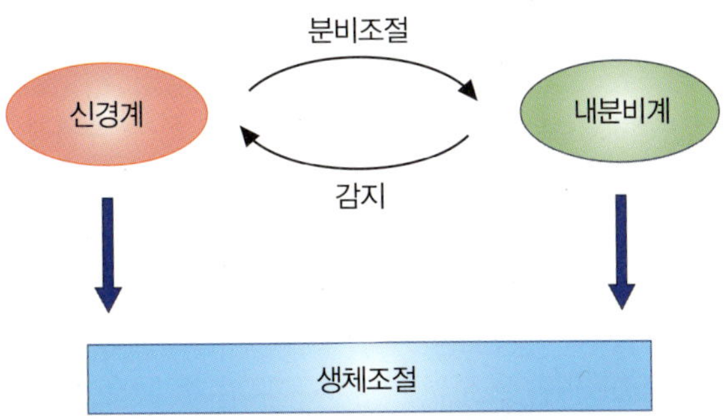

그림 11-1 다세포생물에서의 생체조절시스템

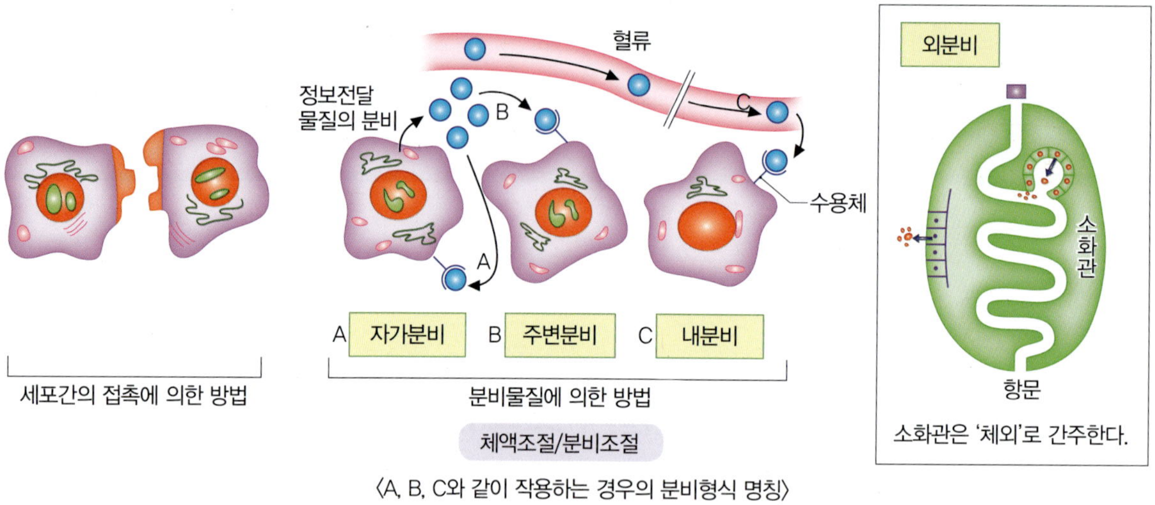

그림 11-2 세포간 정보전달

2. 내분비기관에서 분비되는 호르몬과 그 작용

호르몬은 화학구조에 따라 크게 펩티드호르몬(peptide hormone), 스테로이드호르몬(steroid hormone), 아민 · 아미노산호르몬(amine · amino acid hormone)의 3종류로 나뉘며, 항상성 유지, 세포의 증식이나 분화 혹은 대사조절에 관여한다(표 11-1, 그림 11-4).

표 11-1 화학구조에 따른 호르몬의 분류

분류	종류	성질	수용체의 위치
펩티드호르몬	시상하부호르몬, 소화관호르몬 등	수용성	세포막
스테로이드호르몬	글루코코르티코이드	지용성	세포질
스테로이드호르몬	무기질코르티코이드	지용성	핵
스테로이드호르몬	성호르몬	지용성	핵
아민호르몬	카테콜아민	수용성	세포막
아미노산호르몬	갑상샘호르몬(T_3, T_4)	지용성	핵

해설

호르몬의 작용기전 (그림 11-3)

호르몬의 성질이 수용성인 경우 수용체의 위치는 세포막에 있고, 지용성인 경우는 핵 안이나 세포질에 수용체가 위치한다.

호르몬의 성질이 지용성인 경우 유전자 발현을 조절하여 그 작용을 나타내기 때문에 그 반응속도가 수용성 성질의 호르몬보다 느리다.

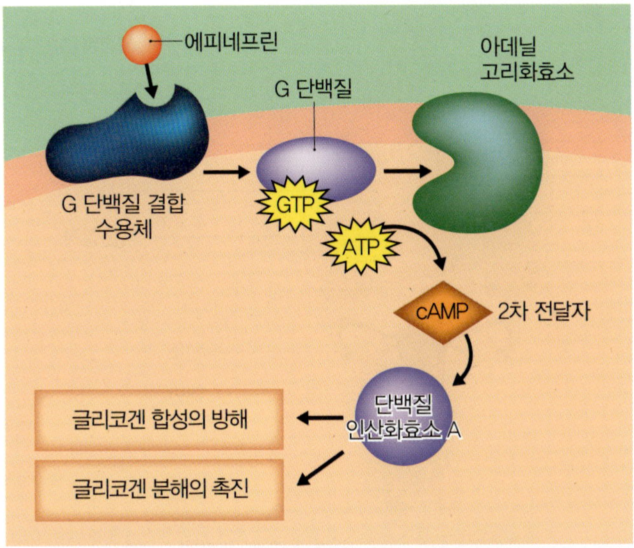

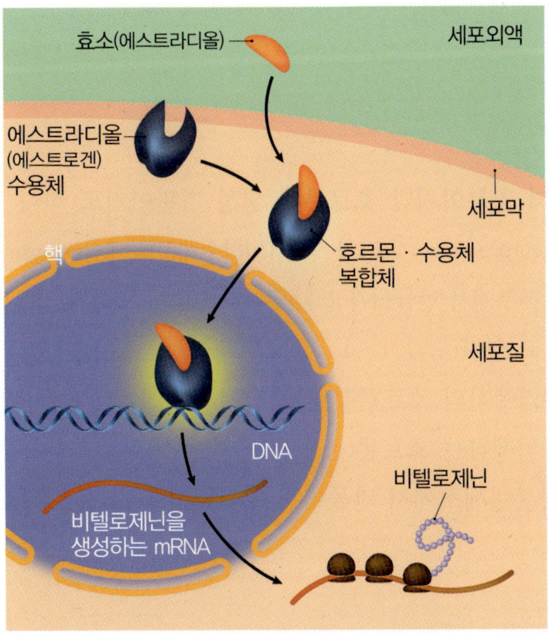

그림 11-3 호르몬의 작용기전

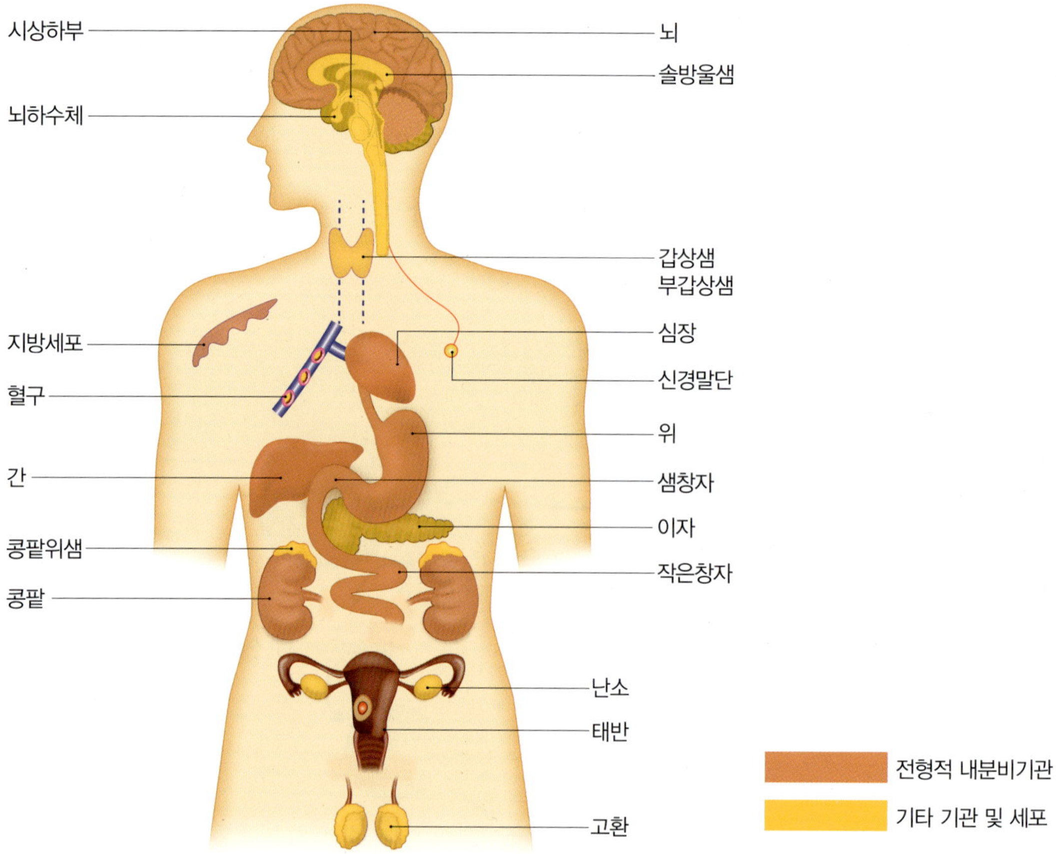

그림 11-4 **호르몬분비기관**

1) 시상하부

시상하부(hypothalamus)는 뇌의 일부이지만 호르몬의 생성 기관이기도 하다. 시상하부에는 뇌하수체가 매달려 있어 **신경분비세포**(neurosecretory cell)와 혈관(**뇌하수체문맥**, hypophyseal portal vessel)에 의해 각각 **뇌하수체 후엽**(호르몬은 시상하부에서 만들어지고 뇌하수체 후엽에 축적되므로 뇌하수체 후엽이 외견상 분비기관이 된다)과 전엽을 연결하고 있다(그림 11-5).

시상하부에서는 **뇌하수체 전엽**에서의 호르몬분비를 촉진하는 호르몬(생식샘자극호르몬분비호르몬, 갑상샘자극호르몬분비호르몬 등)과 억제하는 호르몬(성장호르몬억제호르몬, 황체자극호르몬억제호르몬)이 분비된다(표 11-2). 시상하부의 신경분비세포에서 만들어진 **옥시토신**(oxytocin), **바소프레신**(vasopressin)은 뇌하수체 후엽에 축적된다.

표 11-2 시상하부에서 만들어지는 호르몬

	약어	명칭	생리작용
분비호르몬	TRH	thyroid-stimulating hormone(TSH)-releasing hormone, 갑상샘자극호르몬분비호르몬	TSH의 분비자극
	CRH	corticotropin-releasing hormone, 코르티코트로핀분비호르몬	ACTH의 분비자극
	GnRH	gonadotropin(FSH, LH)-releasing hormone, 생식샘자극호르몬분비호르몬	FSH 및 LH의 분비자극
	GHRH	growth hormone(GH)-releasing hormone, 성장호르몬분비호르몬	GH의 분비자극
	PRH	prolactin(PRL)-releasing hormone, 프로락틴분비호르몬	PRL의 분비자극
억제호르몬	PIH	prolactin release-inhibiting hormone, 프로락틴억제호르몬	PRL의 분비억제
	GHIH (somatostatin)	growth hormone-inhibiting hormone, 성장호르몬억제호르몬	GH의 분비억제

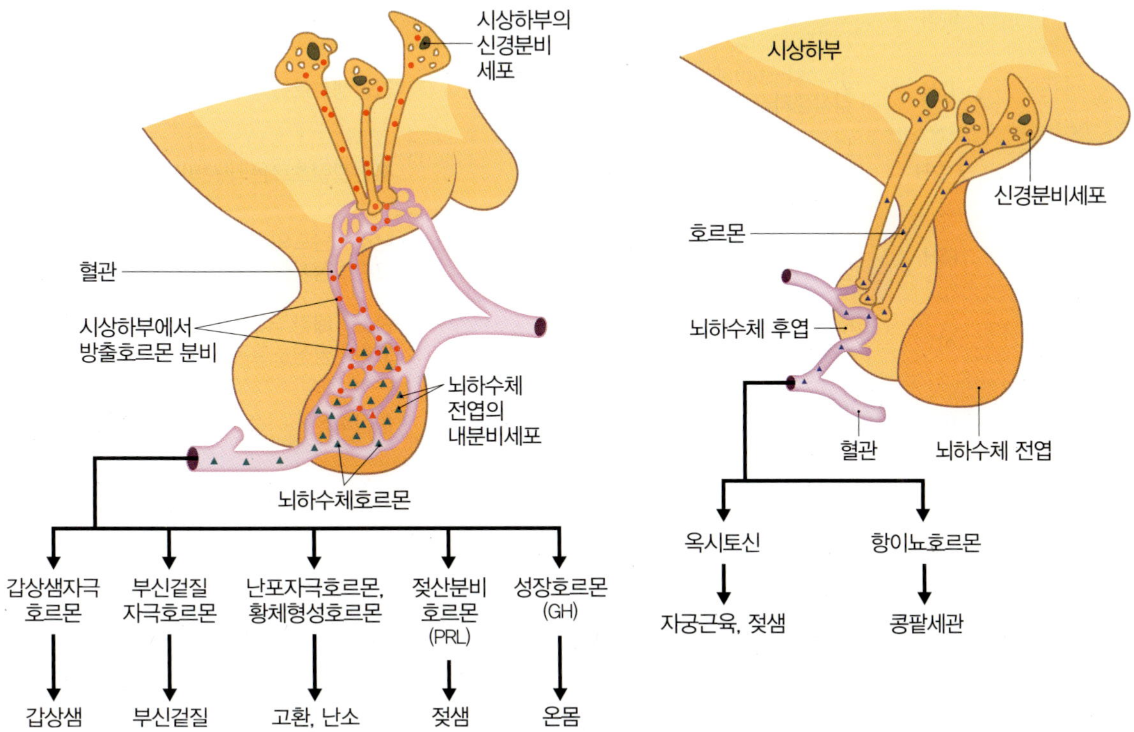

그림 11-5 시상하부와 뇌하수체의 연결

2) 뇌하수체

뇌하수체(hypophysis)는 전엽, 중엽, 후엽으로 이루어지며 전엽에서는 **성장호르몬**(growth hormone), **프로락틴**(prolactin), **부신겉질자극호르몬**(adrenocorticotropic hormone, ACTH), **갑상샘자극호르몬**(thyroid-stimulating hormone, TSH), 2종류의 **생식샘자극호르몬**(gonadotrophin), 즉 **황체형성호르몬**(luteinizing hormone, LH)과 **난포자극호르몬**(follicle-stimulating hormone, FSH)이 분비된다(표 11-3).

여성에서 LH는 배란이나 황체에서의 황체호르몬 분비, FSH는 난포의 발육과 난포호르몬 분비를 촉진하며, 남성에서 LH는 테스토스테론 생산을 촉진하고 FSH는 정자 성숙에 관여한다.

성장호르몬에는 성장촉진 외에 단백질 합성이나 당신생 촉진 등의 다양한 효과가 있다. ACTH는 부신겉질에서의 스테로이드호르몬 분비를 촉진하고, TSH는 갑상샘에 작용하여 요오드 흡수와 갑상샘호르몬 분비를 촉진한다. **바소프레신**(vasopressin)은 **항이뇨호르몬**(antidiuretic hormone, ADH)으로, 콩팥에서의 물 재흡수를 높임과 동시에 혈관민무늬근육 수축에 동반하는 혈압상승이나 ACTH 분비촉진작용을 하며, 그 분비는 혈액삼투압 상승(농축, 염농도 상승)이나 조직액 감소 시에 증가한다. **옥시토신**(oxytocin)에는 자궁수축이나 젖샘수축작용이 있다.

표 11-3 뇌하수체에서 분비되는 호르몬

기관	약어	명칭	생리작용
전엽	TSH	thyroid-stimulating hormone(= thyrotropin), 갑상샘자극호르몬	갑상샘호르몬의 분비자극
	ACTH	adrenocorticotropic hormone, 부신겉질자극호르몬	부신겉질호르몬의 분비자극
	FSH	follicle-stimulating hormone, 난포자극호르몬	난소 : 난포의 발육을 자극 고환 : 정자형성 촉진
	LH	luteinzing hormone, 황체형성호르몬	난소 : 배란 유도(LH 서지), 황체형성 고환 : 남성호르몬의 분비자극
	GH	growth hormone, 성장호르몬	성장촉진
	PRL	prolactin, 프로락틴, 젖분비호르몬	젖분비
후엽	ADH	antidiuretic hormone, 항이뇨호르몬[= 바소프레신(vasopressin)]	먼쪽세관, 집합관의 수분 투과성 항진 → 소변량 감소(ADH의 기능저하 : 요붕증)
	OX	oxytocin, 옥시토신	① 자궁 민무늬근육의 수축작용 ② 젖분비작용

MEMO

• **솔방울샘**

솔방울샘(송과체, pineal body)은 뇌에 있으며 멜라토닌(melatonin; 최면작용, 생물리듬 조절)을 분비한다.

3) 갑상샘과 부갑상샘

갑상샘(thyroid gland)은 방패연골(갑상연골, thyroid cartilage) 아래 기관(trachea)에 위치해 있다. **갑상샘호르몬**(thyroid hormone)에는 이화와 활동을 촉진하는 다양한 기능이 있다(산소소비, 당신생, 지방분해 등). 갑상샘호르몬은 **요오드**(iodine)를 포함하는데, 요오드 4개를 가지는 **티록신**(thyroxin, T_4)은 3개를 가지는 **삼요오드티로닌**(triiodothyronin, T_3)으로 변환되어 호르몬으로써 충분한 기능을 발휘한다. 그 밖에 갑상샘에서는 **칼시토닌**(calcitonin)이 분비된다.

부갑상샘(parathyroid gland)은 갑상샘 뒤에 부수하는 4개의 작은 입자로 **부갑상샘호르몬**(parathormone)을 분비한다. 부갑상샘호르몬과 칼시토닌은 칼슘대사에 관여한다(표 11–4).

11

표 11–4 갑상샘 및 부갑상샘에서 분비되는 호르몬

기관	약어	명칭	생리작용
갑상샘	T_4	thyroxin, 티록신	대사항진, 카테콜아민 감수성 증가, 당신생과 지방분해 촉진
	T_3	triiodothyronin, 삼요오드티로닌	
	CALC	calcitonin, 칼시토닌	혈중 칼슘농도나 인산농도의 저하
부갑상샘	PTH	parathormone, 부갑상샘호르몬	혈중 칼슘농도 상승, 뼈의 골흡수 촉진, 콩팥의 칼슘 재흡수 촉진

질환노트

• **그레이브스병**

그레이브스병(Graves' disease)은 자가면역에 의해 갑상샘이 자극을 받아 갑상샘 비대와 갑상샘호르몬 과다분비를 동반하는 질환이다. 25~50세에 많이 발생하며 주로 여자에게 많고, 안구돌출, 목비대, 빈맥, 발한, 설사 등의 주요 증상이 나타난다.

4) 이자

이자(췌장, pancreas)는 내분비기관이기도 하며, 호르몬은 **랑게르한스섬**(islands of Langerhans)에서 분비된다. 랑게르한스섬에는 A(α)**세포**, B(β)**세포**, D(δ)**세포** 등이 있고 각각 **글루카곤**(glucagon), **인슐린**(insulin), **소마토스타틴**(somatostatin)을 분비한다(표 11-5). 글루카곤은 글리코겐 분해나 당신생을 활발하게 하여 혈중에 글루코스를 공급하도록 작용하는데 혈중 글루코스가 높으면 분비가 억제된다. 인슐린은 혈중 글루코스에 의해 분비가 항진되며, 글루카곤과 반대 작용을 한다. 인슐린은 세포의 글루코스 흡수를 촉진하는 작용이 있으며 글루코스의 농도를 낮춘다.

표 11-5 이자에서 분비되는 호르몬

세포	호르몬	생리작용
A(α)	글루카곤(glucagon)	혈당량 상승, 글리코겐 분해, 당신생 촉진, 혈중 글루코스 상승에 따른 분비 억제
B(β)	인슐린(insulin)	혈당량 저하, 세포의 글루코스 흡수 촉진, 글리코겐 합성, 당신생이나 지방분해 억제
D(δ)	소마토스타틴(somatostatin)	성장호르몬, 인슐린, 글루카곤, 가스트린, 세크레틴의 분비 억제

5) 소화관

소화관에서 분비되어 특정 소화기관의 운동을 촉진하고 소화액 분비를 조절하는 호르몬을 총칭하여 **소화관호르몬**(gastrointestinal hormone)이라고 한다. 소화관호르몬은 모두 펩티드호르몬으로 예전에는 그 분비세포와 분비기전 등이 명확하지 않아 일반적인 호르몬과 구별하였다.

소화관호르몬에는 **가스트린**(gastrin), **세크레틴**(secretin) 및 **콜레시스토키닌-판크레오지민**(cholecystokinin-pancreozymin, CCK-PZ)이 있다(표 11-6).

표 11-6 소화관호르몬

종류	분비세포	생리작용
가스트린(gastrin)	안뜰부위 G세포	위산분비 촉진
세크레틴(secretin)	S세포	위산분비 억제, 이자액분비 촉진
CCK-PZ (cholecystokinin-pancreozymin)	I세포	위산분비 억제, 쓸개 수축 · 이자효소분비 촉진

6) 콩팥위샘

콩팥위샘(부신, adrenal gland)은 콩팥 위에 있는 반달 모양의 기관으로, 외측의 겉질과 내측의 속질로 이루어진다(겉질은 중배엽에서 유래, 속질은 외배엽에서 유래).

(1) 부신겉질호르몬

겉질(피질, cortex)에서는 여러 종류의 스테로이드호르몬이 분비되는데, 글루코코르티코이드인 **코티솔**(cortisol), **코티손**(cortisone), 무기질코르티코이드인 **알도스테론**(aldosterone) 및 남성호르몬인 **안드로겐**(androgen)이 있다(표 11-7).

알도스테론은 콩팥에서의 나트륨이온 재흡수 촉진 및 칼륨이온의 배출 촉진을 통해 혈액의 이온균형을 조절함과 동시에 물의 재흡수를 촉진하고, 혈액량 증가를 통해 **혈압상승 효과**를 발휘한다. 분비는 주로 **레닌-앤지오텐신계**(renin-angiotensin system)에서 조절된다.

코티솔은 간에서의 지방분해나 당신생을 촉진하고, 말초조직에서는 글루코스의 흡수를 억제하므로 **혈당량**이 상승한다. 면역억제작용이 있어서 **스테로이드계 항염증제**로 사용된다. **안드로겐**은 조직에서 남성호르몬의 활성이 강한 테스토스테론으로 변환된다.

11

질환노트

- **레닌-앤지오텐신계**

레닌(renin)은 콩팥에서 만들어지는 효소로 혈중 앤지오텐시노겐을 앤지오텐신 I(angiotensin I)로 바꾸고, 앤지오텐신 I은 앤지오텐신전환효소(angiotensin converting enzyme, ACE)에 의해 활성형의 앤지오텐신 II(angiotensin II)가 되어 부신겉질에 작용해서 알도스테론의 분비를 촉진한다. 앤지오텐신 II에는 혈관수축작용도 있어 종합적으로 혈압상승에 작용한다. ACE 억제제나 앤지오텐신 II 수용체 길항제는 혈압을 낮추는 혈압강하제(hypotensor)가 된다.

(2) 부신속질호르몬

부신속질(부신수질, adrenal medulla)에서는 **카테콜아민**(catecholamine), 즉 **아드레날린**(adrenaline = 에피네프린), **노르아드레날린**(noradrenaline = 노르에피네프린), **도파민**(dopamine)이 분비된다(표 11-7). 아드레날린이나 노르아드레날린은 **α수용체**나 **β수용체**를 가지는 전신의 세포에 작용하는데, 심기능항진, 글리코겐에서 글루코스의 생성에 의한 혈당상승, 혈관수축, 혈압상승을 일으킨다. 이들 호르몬은 신경전달물질이기도 해서(노르아드레날린은 주요 **교감신경전달물질**) 신경에 직접 작용하는 경우도 있다. 호르몬 분비 자체도 교감신경에 지배되며, 운동이나 정신적 긴장, 혈압저하나 체온저하 시 상승한다.

표 11-7 부신에서 분비되는 호르몬

기관	호르몬	화학물명	화학적 조성	작용 및 특징
부신겉질	글루코코르티코이드	코티솔 코티손 코르티코스테론 덱사메타존* 프레드니솔론*	스테로이드	당대사 조절, 주로 간에서 당신생, 글리코겐 합성 촉진, 말초에서 글루코스 흡수 억제와 혈당치 상승, 단백질 분해 촉진, 면역반응의 억제와 항염증작용
	무기질코르티코이드	알도스테론 등	스테로이드	콩팥에서의 나트륨 재흡수와 칼륨의 배출 촉진 및 물의 재흡수 촉진(혈액량 및 혈압상승), 레닌-앤지오텐신계에서 자극 받음
	안드로겐	안드로스텐디온 등	스테로이드	고환에서 남성호르몬활성이 강한 테스토스테론으로 변환
부신속질	카테콜아민	아드레날린 노르아드레날린 도파민	아민	α 및 β 수용체를 가진 체내 전역의 세포에 작용, 글리코겐을 분해하고 글루코스를 생성, 혈당, 혈압, 호흡, 대사촉진 효과, 혈관수축, 심박수증가, 뇌에서도(노르아드레날린은 교감신경에서도) 분비

* 합성스테로이드

7) 생식샘호르몬과 성주기의 조절

생식샘에서 분비되는 것은 모두 스테로이드호르몬으로 뇌하수체에서 분비되는 **FSH**와 **LH**의 지배를 받는다(표 11-8, 11-9). 여성에서 FSH는 이차성징 발현에 관여하는 **난포호르몬**(estradiol)/**에스트로겐**(estrogen)의 분비를 촉진한다. 한편 LH는 배란을 유발하고 **황체**를 형성하여 황체호르몬인 **프로게스테론**(progesterone) 방출에 효과가 있다.

생리적 상황 하에서는 우선 **생식샘자극호르몬분비호르몬**(gonadotropin releasing hormone, GnRH)이 **생식샘자극호르몬**(gonadotropic hormone, GTH)인 FSH와 LH 방출을 자극한다. FSH로 난포가 발달하면 난포호르몬이 상승하고 이어서 LH가 일시적으로 상승해서(LH surge) **배란**이 일어난다. LH로 성장한 황체에서 황체호르몬이 분비되어 **임신 지속**과 **배란 억제**에 작용한다. 수정하면 황체가 유지되고 황체호르몬으로 임신을 지속한다. 또한 **태반**에서도 **융모생식샘자극호르몬**(choriogonadotropin), 황체호르몬, 에스트로겐, **프로락틴**(prolactin; 임신 지속력, 젖샘 발달력을 가짐)이 생산되고 임신 지속에 작용한다. 수정하지 않으면 황체호르몬이 저하하여 자궁점막이 벗겨져 배란된다(**월경**). 황체호르몬은 출산이 가까워지면 저하하고, 뇌하수체 후엽에서 **자궁수축호르몬**(**옥시토신**)이 분비되어 출산이 이루어진다(그림 11-6).

남성의 경우는 LH에 의해 고환에서 남성호르몬인 **테스토스테론**의 분비가 촉진되고 FSH에 의해 **정자가 성숙**된다.

질환노트

• **경구피임제**

에스트로겐과 프로게스테론을 함께 복용하면 배란이 억제되기 때문에 경구피임제(oral contraceptive)로 이용된다.

표 11-8 생식샘에서 분비되는 호르몬

기관	호르몬	화학물명	화학적 조성	작용 및 특징
고환	안드로겐* (남성호르몬)	테스토스테론 안드로스텐디온 등	스테로이드	단백질 합성작용 촉진, 수컷의 성징, 생식기관 발달, 정자형성, 뼈대근육 발달
난소	에스트로겐 (난소호르몬 여성호르몬 발정호르몬)	에스트라디올 에스트론 에스트리올 등	스테로이드	발정작용, 암컷의 이차성징, 자궁 등 부속 생식샘의 발달, 난포 발달, LH 서지 유도(배란 촉진), 젖샘 발달, 뼈형성 촉진, FSH에 의해 분비 촉진
	황체호르몬	프로게스테론 등	스테로이드	배란 후에 형성되는 황체에서 분비, 시상하부 · 뇌하수체에 작용하여 배란 억제, 임신 유지, 자궁의 신장성 증대, LH에 의해 분비 촉진

* LH, FSH에 의해 분비가 촉진된다.

표 11-9 기타 기관 및 조직에서 분비되는 호르몬

장기 · 기관	호르몬	생리작용
콩팥	에리트로포이에틴(erythropoietin) 레닌(rennin) 활성형 비타민D_3	적혈구 생산 촉진 앤지오텐시노겐 분비 작은창자의 Ca^{2+} 흡수 촉진
심장	심방나트륨이뇨펩티드(atrial natriuretic peptide, ANP)	콩팥의 Na^+ 재흡수 억제에 의한 이뇨
소화관	가스트린(gastrin) 세크레틴(secretin) CCK-PZ(cholecystokinin-pancreozymin) 등	위산분비 촉진 이자액분비 촉진 쓸개 수축 및 이자효소분비 촉진
태반	사람융모성 생식샘자극호르몬 (human chorionic gonadotropin, hCG)	자궁 수축 억제
지방조직	렙틴(leptin)	포만중추 자극(식용억제), 혈당저하
종양조직	ACTH(adrenocorticotropic hormone)	코티솔분비 자극

11

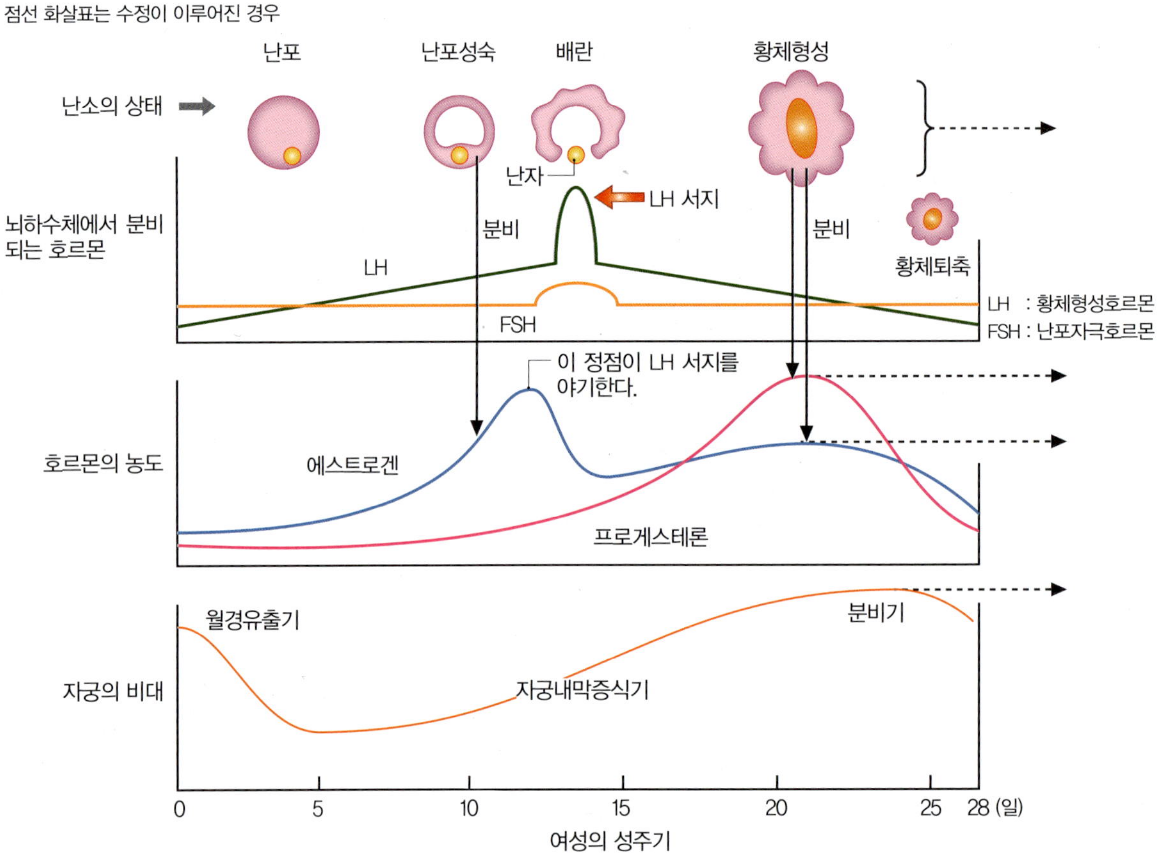

그림 11-6 성주기의 호르몬조절

3. 호르몬의 분비조절

시상하부에서 분비되는 자극호르몬분비호르몬이나 억제호르몬의 작용이 뇌하수체에 미치면 뇌하수체는 그 작용으로 자극호르몬을 분비하고, 자극호르몬은 표적기관에 작용하여 각각의 호르몬을 분비하는 **호르몬작용의 계층성**이 관찰된다.

호르몬에는 상호작용도 관찰된다(그림 11-7). **티록신**(thyroxin, T_4)은 뇌하수체나 시상하부에 작용하여 자신의 농도가 높을 때에는 억제하고 낮을 때에는 촉진하도록 한다. 이 현상을 **호르몬의 되먹임기전**이라고 하며, 이 현상은 난포호르몬이나 황체호르몬에서도 관찰된다. 이와는 별도로 어떤 생리현상이 각각의 호르몬에서 양과 음으로 조절되는 **호르몬의 길항작용**도 많은 호르몬에서 관찰된다. 또 호르몬의 분비는 감각신경에서 모니터된 후에 실행되는 등 **호르몬의 신경지배**도 일반적인 현상이다. 시상하부에서 뇌하수체로의 호르몬 전달에는 신경세포가 관여하며(위에서 설명) 또 카테콜아민, 세로토닌, 뉴로텐신, 소마토스타틴은 **신경전달물질**이기도 하다.

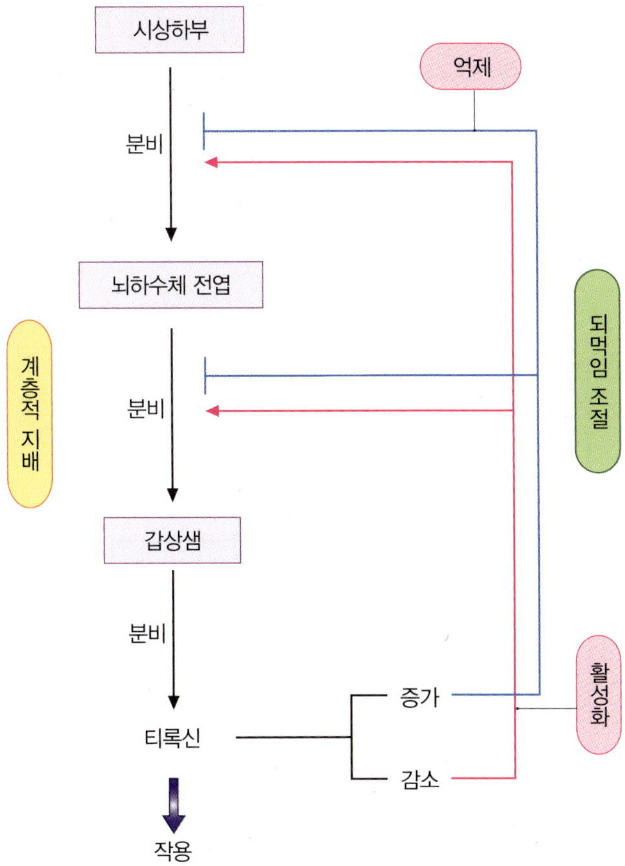

그림 11-7 호르몬분비의 상호작용(티록신의 예)

4. 호르몬에 의한 항상성 유지

생물의 체내 생리환경은 안팎의 환경에 변화가 있어도 일정하게 유지된다. 이러한 기능을 **항상성**(homeostasis)이라고 하며, 생명유지에 필수이다. 생리적 항상성 유지에는 내분비계와 신경계가 관여한다.

1) 염분과 수분의 조절 (그림 11-8)

체내 수분양이나 염분양은 혈액에 반영된다. **혈액량**(blood volume)은 심장에서 감지되어 줄어들면 목이 말라 음수행동이 유발되고 **바소프레신**(vasopressin)이 분비되어 콩팥에서 물의 재흡수가 증가해서(소변양이 감소해서) 혈액량이 증가한다. 콩팥에서는 **레닌**(renin)이 분비되고 이에 따라 증가한 **앤지오텐신**

Ⅱ(angiotensin Ⅱ)에 의해 음수행동과 바소프레신분비가 유발된다. 또한 혈액량 감소로 심장에서 분비되는 **심방나트륨이뇨펩티드**(atrial natriuretic peptide, ANP; 소변양을 늘리고 바소프레신이나 음수행동을 억제)가 감소되기 때문에 혈액량이 증가한다. 앤지오텐신 Ⅱ는 **알도스테론**을 분비시키기 때문에 콩팥에서의 나트륨이온 재흡수가 상승하고 혈액삼투압이 상승하여 수분이 유지된다. 소금 농도가 높은 경우도 동일한 기전이 작용하기 때문에 짜고 매운 것을 섭취하면 목이 마르게 되는 현상이 관찰된다.

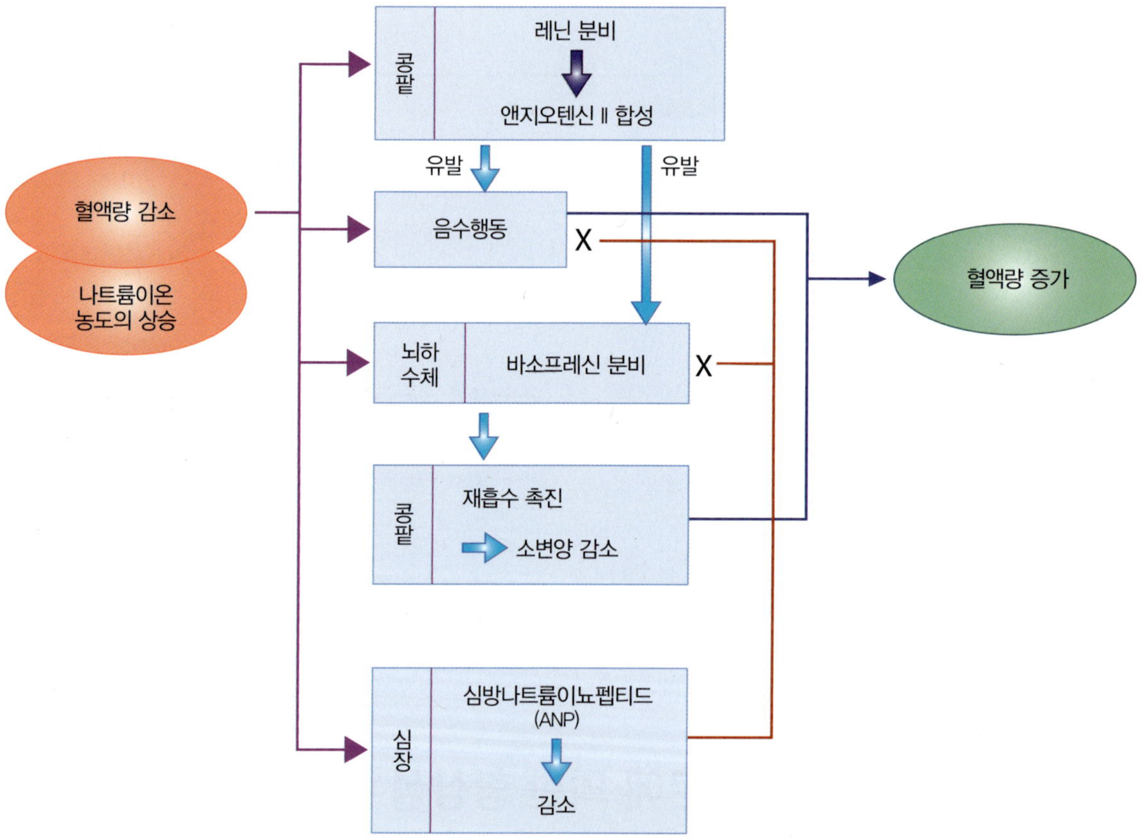

그림 11-8 혈중의 수분과 염분 조절

2) 혈당량 조절

혈중 **글루코스농도**(**혈당량**, 0.08~0.1%)도 일정하게 유지되고 있으며 저혈당이 되면 위험하다. 시상하부가 글루코스 저하를 감지하면 뇌하수체나 하위의 내분비기관에 정보가 전달되어 **글루카곤**(glucagon), **티록신**(thyroxin), **성장호르몬**(growth hormone)이 상승하고 신경계를 통해 **아드레날린**(adrenalin)이나 **글루코코르티코이드**(glucocorticoid)가 분비된다. 글루카곤과 아드레날린은 **글리코겐분해**를 촉진해서 글루코스를 늘리고 글루코코르티코이드는 단백질분해로 생긴 아미노산에서의 **당신생**을 촉진한다. 이들 혈당량 증가에 작용하는 호르몬은 주로 간에 작용하며 간에서 당이 혈중으로 방출된다. 혈당을 낮추는 호르몬은 혈당상승을 감지해서 이자 B세포에서 분비되는 **인슐린**(insulin)뿐이다. 인슐린은 세포 표면의 글루코스수용체 작용을 높여 세포로 글루코스를 흡수시키기 위해 혈중 글루코스의 양이 정상상태로 되돌아온다. 인슐린은 당신생을 억제하고 단백질합성을 촉진하는데, 그 작용은 근육이나 지방세포에서 높으며 각각 글리코겐 합성과 중성지방 합성의 촉진에 관여한다. 인슐린에는 글루카곤의 분비를 억제하는 작용도 있다(그림 11-9, 표 11-10).

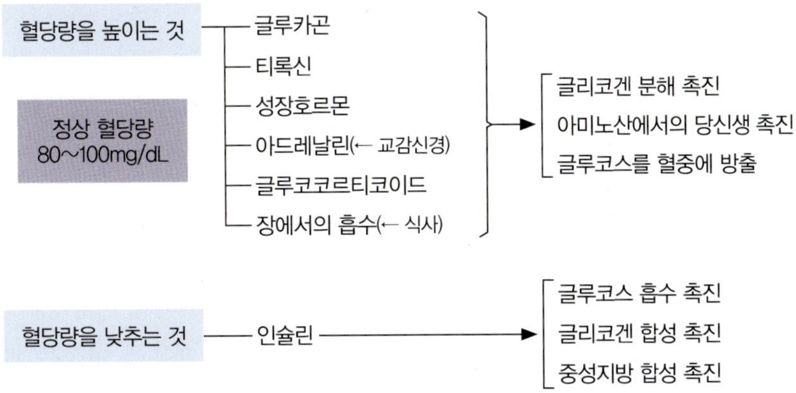

그림 11-9 **호르몬에 의한 혈당량 조절과 그 작용**

표 11-10 **혈당 조절에 관여하는 대표적 호르몬**

	인슐린	글루카곤	아드레날린	코티솔
혈당 변화	저하(정상치로 되돌림)	상승(정상치로 되돌림)	상승(긴급 상승)	상승(예비적 상승)
조직에서 혈당소비	촉진	억제	촉진	억제
해당	촉진	억제	촉진	억제
당신생	억제	촉진	촉진	촉진
글리코겐	합성	분해	분해	합성
지방	합성	분해	분해	분해

3) 체온 조절

포유류 등의 항온동물은 에너지를 사용하여 체온을 유지하는데, 열은 주로 근육과 간에서 만들어진다. 체온조절은 자율신경에서 이루어지며, 체온 저하나 외부기온 저하가 있으면 모세혈관을 수축해서 체표 부근의 혈액량을 줄이고 땀샘을 닫으며 털세움근을 세워 열의 발산을 막는다. 또한 생체는 체온을 높이기 위해 **아드레날린**(adrenalin)을 분비하여 글리코겐에서 글루코스를 만들어 전신에 공급하고 세포는 그것을 대사하여 열을 얻는다. 이 밖에 성장호르몬(growth hormone)이나 갑상샘호르몬(thyroid hormone)도 발열에 관여한다.

4) 칼슘이온 조절

칼슘(calcium)은 **뼈형성**, 효소 활성화, 세포와 대사의 조절, 근육수축 등 많은 생리기능에 필수 성분이다. 칼슘의 90%는 인산칼슘으로 뼈에 있고, 나머지는 세포와 혈액 중에 있다. 혈중 칼슘량은 **부갑상샘호르몬**(parathormone)과 그에 의해 유도되는 **비타민 D**, 갑상샘에서 분비되는 **칼시토닌**(calcitonin)에 의해 조절된다. 부갑상샘호르몬은 뼈에서 혈중으로 칼슘의 이동(**뼈흡수**)이나 콩팥에서 칼슘이온의 재흡수를 촉진하고 비타민 D의 상승에 관여한다(인산이온도 칼슘이온과 동일하게 조절된다, 그림 11-10). 비타민 D는 부갑상샘호르몬과 같은 작용이 있으며 또 장관에서의 칼슘흡수를 촉진한다. 이들이 종합적으로 혈중 칼슘을 증가시켜 그 결과 뼈의 형성도 진행된다. 비타민 D가 감소하면 뼈형성부전으로 인해 **구루병**(rickets)에 걸린다. **에스트로겐**(estrogen)도 뼈흡수 억제력을 가지기 때문에 여성은 폐경 후 **골다공증**(osteoporosis)에 걸리기 쉽다. 혈중 칼슘농도의 증가는 칼시토닌을 상승시키고 부갑상샘호르몬과 반대로 작용하여 혈중 칼슘량이 감소하지만 농도가 내려가면 부갑상샘호르몬의 분비가 촉진된다.

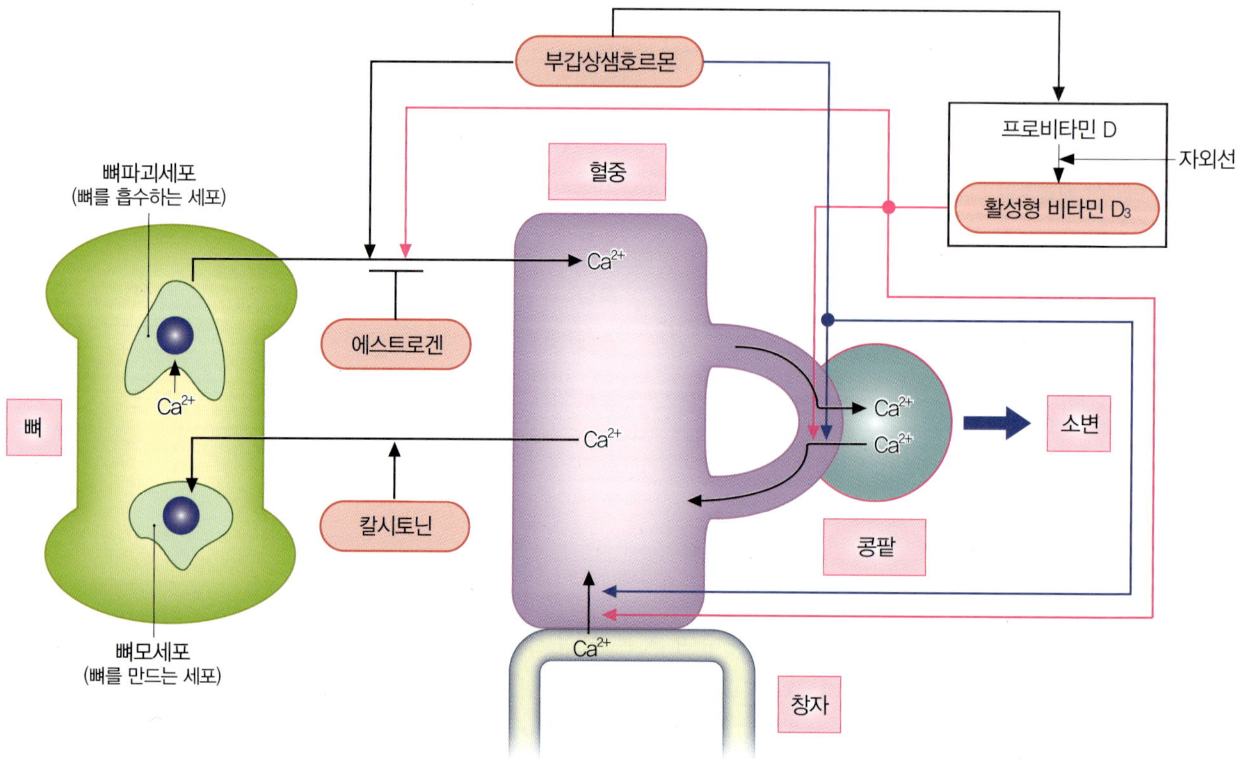

그림 11-10 **칼슘 농도에 따른 호르몬 조절**

해설

비타민 D의 기능발현

비타민 D의 작용은 직접 나타나는 것이 아니라 그에 의해 일어나는 유전자발현의 결과 생기는 단백질에 의해 나타난다. 활성형 비타민 D는 전구체인 프로비타민 D가 자외선의 작용을 받아 만들어진다.

column

스테로이드호르몬의 작용기구

스테로이드호르몬은 세포막을 지나 직접 세포질인 핵에 도달한다. 세포로 들어간 호르몬은 수용체와 결합하는데, 수용체 자신이 전사활성화 단백질이기 때문에 호르몬-수용체 복합체는 DNA에 직접 결합하여 표적 유전자의 전사를 상승시킨다. 이러한 형태의 수용체를 **핵 내 수용체**라고 한다(그림 11-11). 핵 내 수용체가 관여하는 리간드에는 스테로이드호르몬 외에 **비타민 A**나 그 유도체인 **레티노인산**, **비타민 D**, **갑상샘호르몬** 등이 있다.

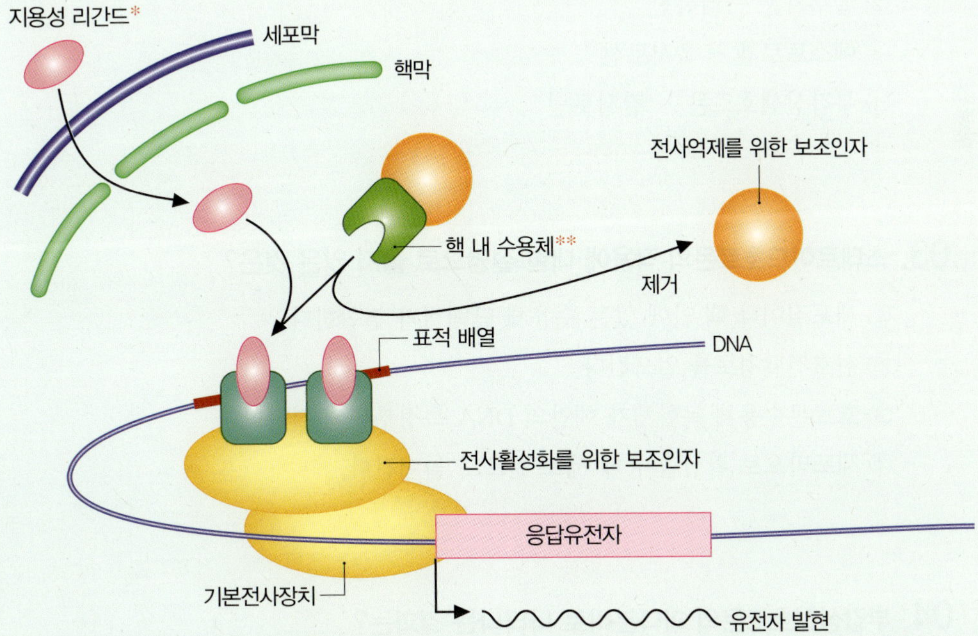

* 스테로이드호르몬 등

** 리간드와 특이적으로 결합하는 전사활성화 단백질

그림 11-11 **핵 내 수용체를 통한 세포조절**

11

확인학습

01. 알도스테론은?

① 갈증을 일으키는 호르몬이다.
② 이뇨를 일으킨다.
③ 고삼투농도의 혈액에 반응하여 부신에서 분비된다
④ 세뇨관에서 Na^+의 능동적 재흡수를 촉진한다.

02. 다음 중 길항작용 관계에 있는 것은?

① 에피네프린 – 노르에피네프린
② 글루카곤 – 티록신
③ 에스트로겐 – 옥시토신
④ 부갑상샘호르몬 – 칼시토닌

03. 스테로이드호르몬의 작용에 대한 설명으로 옳지 않은 것은?

① 세포질이나 핵 안에 있는 수용체 단백질과 결합한다.
② 신호전달경로를 일으킨다.
③ 호르몬수용체 복합체가 핵안의 DNA 특정부위에 결합한다.
④ 세포막으로 확산을 통해 세포 안으로 들어간다.

04. 부갑상선호르몬의 과다분비로 나타나는 결과는?

① 강축경련 ② 조절되지 않는 근육수축
③ 갑상선기능저하증 ④ 뼈에서 칼슘소실

05. 다음 중 아드레날린에 대한 반응이 아닌 것은?

① 심박동수가 증가한다.
② 혈압과 호흡률이 상승한다.
③ 간에서 포도당이 방출된다
④ 소화관에서 포도당 흡수가 증가한다

06. 다음 중 호르몬의 작용에서 수용체의 역할로 가장 적당한 것은?

① 호르몬의 작용이 더 이상 필요하지 않을 때 정지시킨다.
② 신호를 세포에 보내어 호르몬을 분비하게 한다.
③ 그 호르몬의 작용에 대해 정보를 제공한다.
④ 표적세포가 호르몬에 반응할 수 있게 한다.

07. 내분비계와 밀접하게 관련하여 신체반응을 조절하는 기관계는?

① 순환계　　② 근육계
③ 신경계　　④ 소화계

08. 시험을 준비하는 학생들의 혈액에는 (　　　　)에서 분비되는 호르몬의 양이 증가한다는 것을 밝혀냈다. 이 호르몬은 스트레스에 반응하여 생성된다.

① 갑상선　　② 뇌하수체 후엽
③ 부신　　④ 송과샘

09. 사춘기에 접어든 소년은 스테로이드호르몬인 테스토스테론에 의해 체모가 난다. 이것은 어떤 기전으로 인한 것인가?

① 세포의 형태를 변화시킨다.
② 효소를 활성화시킨다.
③ 세포에서 신경충격을 자극한다.
④ 세포의 핵 안에서 DNA와 상호작용한다

10. 선천적 내분비기능장애로 콩팥이 정상적인 양의 물을 재흡수하지 못하는 요붕증 환자들은 매일 과량의 소변을 만들고 콩팥을 지치게 한다. 이병의 치료와 관련하여 호르몬 대체요법이 있다. 어떤 호르몬일까?

① 에피네프린 ② 글루카곤
③ 항이뇨호르몬 ④ 당질코르티코이드

11. 다른 모든 내분비기관을 조절하는 곳은?

① 부신겉질 ② 뇌하수체 전엽
③ 갑상선 ④ 시상하부

12. 호르몬을 생성하는데 요오드를 이용하는 곳은 ( )뿐이기 때문에 이 내분비선의 종양을 치료하는데 때때로 방사성 요오드를 사용한다.

① 뇌하수체 ② 이자
③ 갑상선 ④ 정소

13. 출산 중 자궁의 수축을 강화하기 위해 때때로 호르몬을 주입한다. 이 호르몬은?

① 부신겉질자극호르몬 ② 티록신
③ 옥시토신 ④ 인슐린

CHAPTER

12 신경계

1. 신경계의 구성

1) 신경계의 구성요소

다세포동물 개체는 내분비계와 함께 **신경계**(nervous system)에 의해서도 조절된다. 신경계는 외배엽에서 유래한 기관으로 전기신호를 이용하여 신경전도를 하는 **뉴런**(**신경세포**, neuron)과 그것을 둘러싸는 **신경아교세포**(glial cell)로 이루어진다. 전신에 둘러쳐진 방대한 수의 뉴런이 다양하게 연락을 서로 취하며 복잡한 신경회로망을 형성하고 있다.

신경계에서의 전달은 뉴런 내에서 관찰되는 **흥분전도**와 뉴런 사이에서 관찰되는 **신경전달**로 이루어진다. 신경아교세포에는 축삭(axon)의 전기적 절연체인 **말이집**(미엘린, myelin)을 만드는 **희소돌기아교세포**(oligodendroglia; 중추신경의 경우)와 **슈반세포**(Schwann cell; 말초신경의 경우), 뉴런의 대사나 발육을 지지하는 **별아교세포**(astrocyte), 단핵구에서 유래하여 손상복구나 뇌 내에서의 생체방어에 관여하는 **미세아교세포**(microglia)가 있다(그림 12-1, 12-2).

척추동물의 신경계는 뉴런이 밀집한 **중추신경계**(central nervous system)와 그곳에서 뻗는 뉴런으로 구성된 **말초신경계**(peripheral nervous system)로 이루어진다. 척추동물, 특히 포유류는 고도로 발달한 **뇌**(brain)와 **척수**(spinal cord)로 이루어진 중추신경계를 가진다(그림 12-3).

해설

무척추동물의 신경계

원색동물(protochordata)은 척추동물과 동일한 관상의 신경계를 가진다. 연체동물인 두족류나 절지동물(**사다리 모양 신경계**를 가짐), 편형동물인 플라나리아(**바구니 모양 신경계**를 가짐)는 머리에 굵은 신경절(뇌라고 하는데 척색동물의 뇌와는 발생학적으로 다름)이 있다. 해파리는 **산재신경**을 가지고 있다.

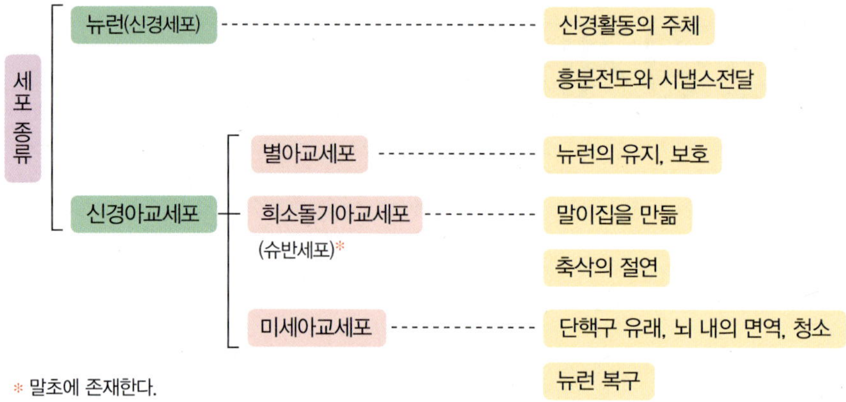

그림 12-1 신경계를 구성하는 세포

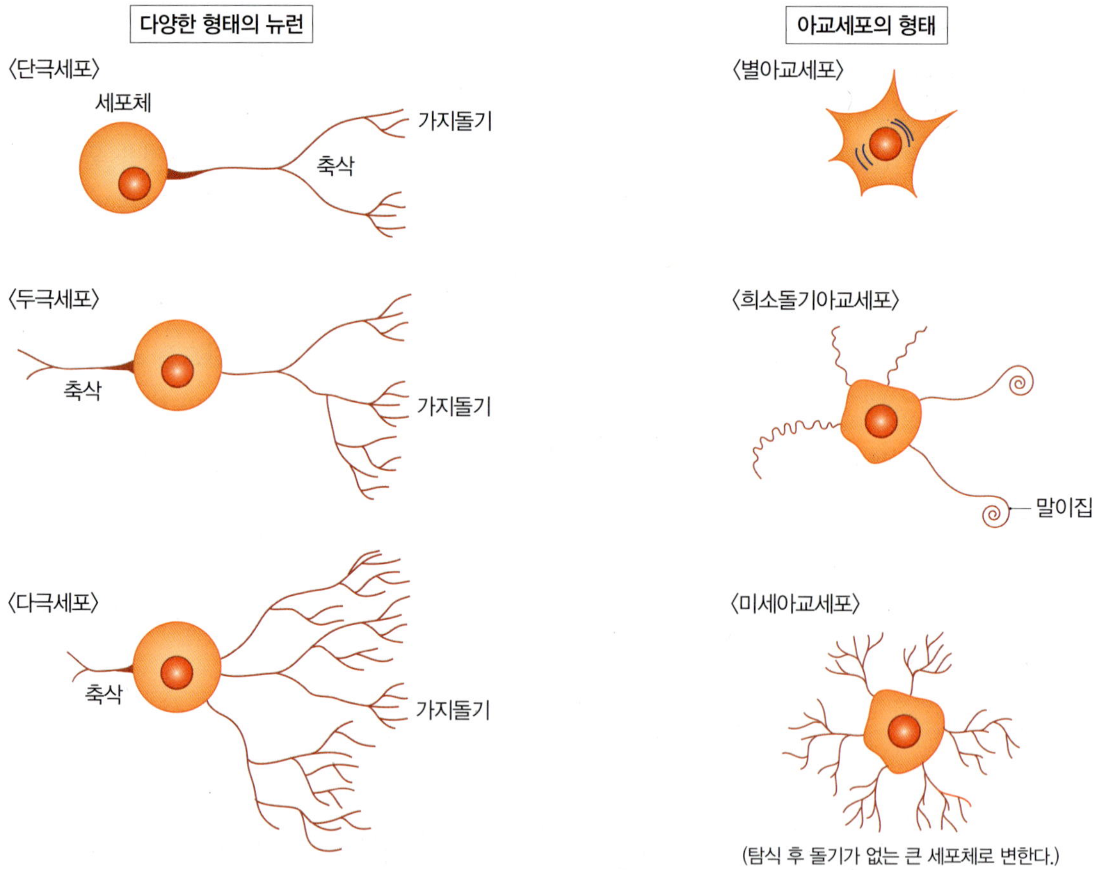

그림 12-2 뉴런과 신경아교세포의 형태

신경계의 분류

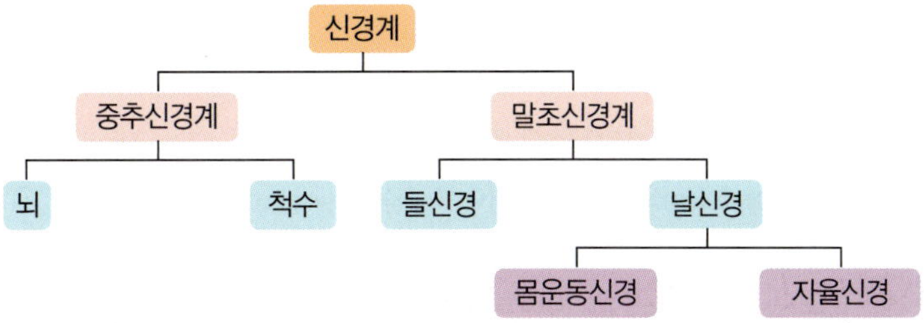

사람의 신경계 분포

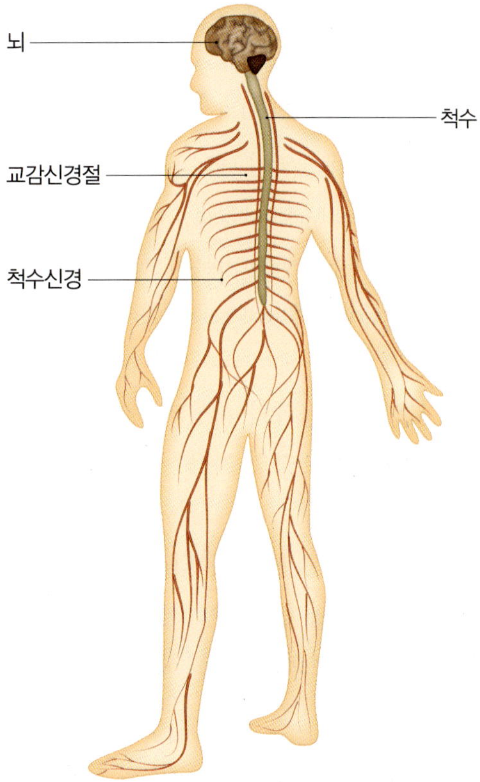

그림 12-3 **사람의 신경계**

질환노트

- **뇌변성질환**

뇌에 있는 뉴런의 변성이 진행되면 뇌위축이 일어나 죽음에 이른다. 뇌변성질환에는 다양한 종류가 있는데 모두 뉴런에 불용성 단백질의 침착이 관찰되며, 폴리글루타민병에서는 글루타민의 연속배열이 불용성에 관여한다(헌팅톤병, 척수소뇌실조증 등). 파킨슨병에서는 시누클레인(synuclein)의 침착, 프리온병[크로이츠펠트-야콥병(CJD), 감염성 CJD 등]에서는 프리온단백질(prion protein)의 침착이 관찰된다.

2) 뇌의 구성과 역할

척추동물의 **뇌**(brain)는 최상부에 **대뇌**(cerebrum), 그 심부에 **시상**(thalamus)과 **시상하부**(hypothalamus)로 이루어지는 **사이뇌**(간뇌, diencephalon)가 있다. 사이뇌에 직결하여 아래쪽으로 **중간뇌**(중뇌, mesencephalon), **다리뇌**(교뇌, pons) 그리고 **숨뇌**(연수, myelencephalon)의 순으로 이어져 **척수**(spinal cord)로 연결된다.

대뇌는 사람의 경우 가장 크지만, 동물에 따라서는 반드시 크지만은 않으며 **끝뇌**(종뇌, telencephalon)라고도 표현된다. 대뇌의 겉질은 **회색질**(gray substance)이라는 뉴런의 세포체가 풍부하게 존재하는 부분으로, 그 하부인 속질에 신경섬유가 모이는 **백색질**(white matter)이 있다. **대뇌겉질**(cerebral cortex)은 수의운동, 몸감각, 감정, 기억 외에 의지, 사고, 언어, 이해와 같은 고도의 정신활동을 담당하는데, 각 기능은 겉질의 특이적 부위에서 맡고 있다.

대뇌 바깥쪽의 **새겉질**(신피질, neocortex)에 대해 심부의 겉질은 진화적으로 오래된 **옛겉질**(고피질, paleocortex)이라고 하며, 진화도가 낮은 동물에서는 이 영역이 대뇌의 주요 부분을 차지한다. 옛겉질에 있는 **대뇌둘레계통**[limbic system; **해마**(hippocampus), **편도체**(amygdaloid body), **띠이랑**(대상회, cingulate gyrus)을 포함]은 단기기억의 형성, 욕구 및 감정, 본능, 자율신경기능 등 동물의 기본적 기능에 관여한다. 대뇌의 심부에서 겉질을 시상이나 뇌줄기로 연결하고 있는 부분은 **대뇌바닥핵**(basal ganglia)이라고 한다.

사이뇌에서 숨뇌까지의 영역은 생명유지에 필수이며 **뇌줄기**(뇌간, brain stem)라고 한다. 다리뇌의 등쪽에는 소뇌가 연결되어 있다. **사이뇌**는 등쪽의 시상과 배쪽의 시상하부로 이루어지며 체온이나 혈당량 조절과 같은 항상성 유지에 관여하고 내장의 자율신경과 연결되어 감정과 연동하는 몸의 변화에도 관여한다.

중간뇌는 자세조절이나 안구운동 등에 관여하고, **다리뇌**와 **숨뇌**는 호흡과 순환의 지배나 머리의 반사(침분비, 재채기, 삼킴, 구토, 눈물분비 등)에 관여한다.

소뇌는 뇌줄기를 통해 대뇌나 숨뇌와 연결되어 근육운동에서의 자세조절이나 팔다리운동, 운동기억에 관여한다(눈을 감아도 좌우의 손을 맞출 수 있거나 한번 기억한 운동기능은 평생 잊지 않는다, 표 12-1, 그림 12-4).

표 12-1 중추신경계의 기능

부위			역할
대뇌	겉질(새겉질)		수의운동, 몸감각, 감정, 기억, 의지, 사고, 언어, 이해, 판단
	옛겉질		단기기억, 욕구, 감정, 본능, 자율신경
소뇌			근육운동의 조화, 자세조절, 운동기억
뇌줄기	사이뇌	시상	정동, 감정의 표현, 감각의 대뇌로 중계
		시상하부	자율신경의 중추(내장, 체온, 혈당량, 항상성), 수면
	중간뇌		자세조절, 안구운동, 눈동자 신축
	다리뇌 및 숨뇌		호흡과 순환, 머리의 반사(침분비, 재채기, 삼킴, 눈물분비)
척수			뇌신경과 말초신경의 연결, 척수반사

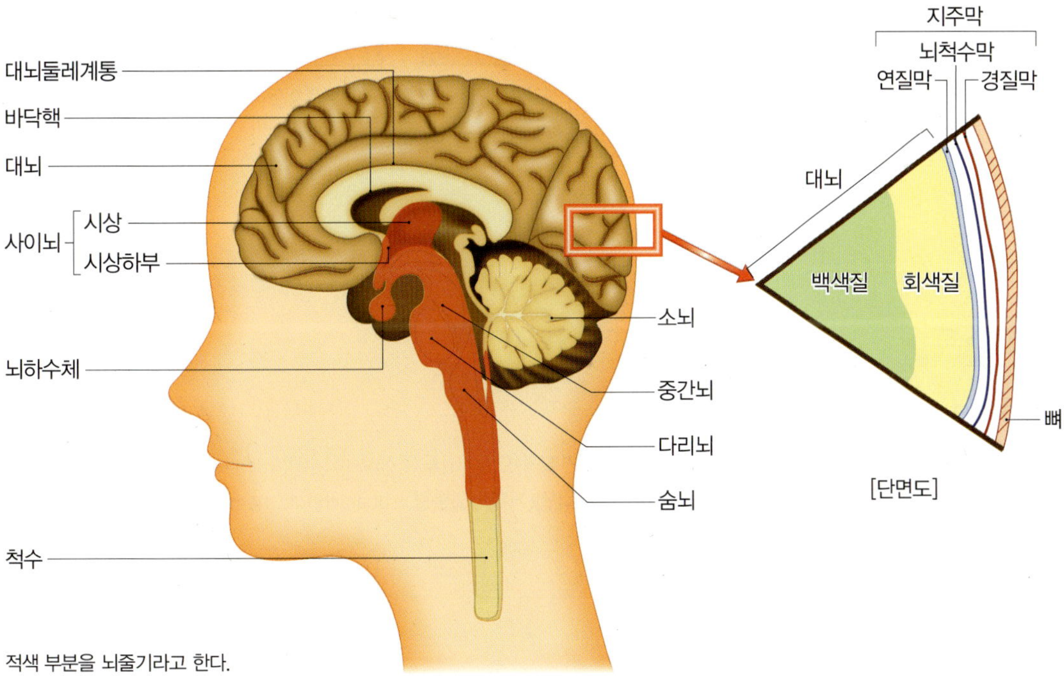

그림 12-4 뇌의 구조

해설

신경계의 탄생

중추신경은 외배엽의 신경판에서 발생한다. 앞에서부터 **앞뇌**(전뇌, prosencephalon), **중간뇌**(중뇌, mesencephalon), **뒤뇌**(후뇌, metencephalon)가 형성되며 앞뇌에서는 대뇌(동물에서는 **끝뇌**라고도 한다)와 사이뇌가, 뒤뇌에서는 다리뇌, 소뇌, 숨뇌가 생긴다(그림 12-5).

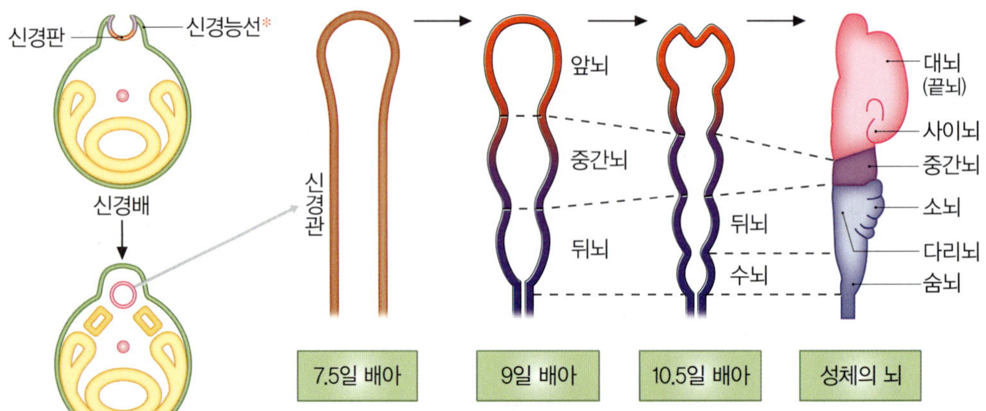

* 말초신경은 신경능선의 일부가 내부로 이동하여 분화해서 생긴다.

그림 12-5 척추동물의 뇌 발생

질환노트

• 거미막밑출혈

뇌와 척수의 표층은 3층(바깥쪽에서 경질막, 지주막, 연질막)으로 이루어진 뇌척수막(meninge)으로 덮여 있다. 뇌척수액으로 채워진 거미막밑공간에서 출혈이 일어나면(거미막밑출혈, subarachnoid hemorrhage) 뇌척수액에 혈액이 혼입된다.

column

혈액뇌장벽

뇌는 인간의 행동, 사고나 감정을 조절하는 중요한 장기이다. 뇌를 유해한 생체 이물질로부터 보호하기 위해서 뇌의 혈관에는 **혈액뇌장벽**(blood-brain barrier, BBB)이라고 불리는 방어기능을 갖추고 있다. 뇌의 모세혈관 내피세포에 있는 밀착결합에 의해 기체 이외의 물질 이동이 제한되고 수송운반체가 존재하는 아미노산이나 글루코스 등만 수송된다.

2. 말초신경계와 신경전달경로

1) 말초신경계

말초신경은 다양하게 분류된다. 감각기관 등에서의 정보가 중추로 향하는 것을 **들신경**(구심신경, afferent nerve), 중추신경에서 근육세포나 샘세포 등의 효과기로 향하는 것을 **날신경**(원심신경, efferent nerve)이라고 한다.

운동이나 분비에 관여하는 뇌줄기나 척수에서 나오는 날신경은 **운동신경**(motor nerve)이라고 하는데, 크게 **몸운동신경**(somatomotor nerve)과 자율신경에 속하는 **내장운동신경**(visceromotor nerve)으로 나뉜다.

뼈대근육에 연결된 몸운동신경은 의지로 움직일 수 있는 **수의신경**이다(다만 소뇌에서 무의식적으로 운동통합이 이루어진다). 자율신경은 **불수의신경**으로 뇌줄기나 척수에서 나와 내장, 혈관, 체표, 샘 등 전신에 뻗어 있다.

2) 자율신경계

자율신경계(autonomic nervous system)는 **교감신경**(sympathetic nerve)과 **부교감신경**(parasympathetic nerve)으로 나뉜다(그림 12-6). 자율신경의 지배를 받는 표적장기 및 세포는 눈이나 눈물샘, 땀샘, 기관, 털세움근, 각종 내장에 많은데 대부분의 표적에는 두 자율신경이 모두 들어가 있다(콩팥위샘은 교감신경하고만 연결되어 있다).

교감신경은 활동 시나 흥분 시에 작용하는 신경으로 동공확대, 박동촉진, 혈관수축 · 혈압상승과 같은 작용을 한다. 이에 대해 **부교감신경**은 동공축소, 박동억제, 혈관이완 · 혈압하강과 같은 반대작용을 하며, 안정 시나 수면 시에 작용한다. 교감신경은 불수의신경이지만 뇌의 다른 부분과 연결되어 있으며 긴장하면 맥박이나 혈압이 올라가는 현상이 관찰된다.

교감신경 말단에서는 신경전달물질인 **노르아드레날린**(noradrenalin)이, 분비되고 부교감신경 말단에서는 **아세틸콜린**(acetylcholine)이 분비된다.

12

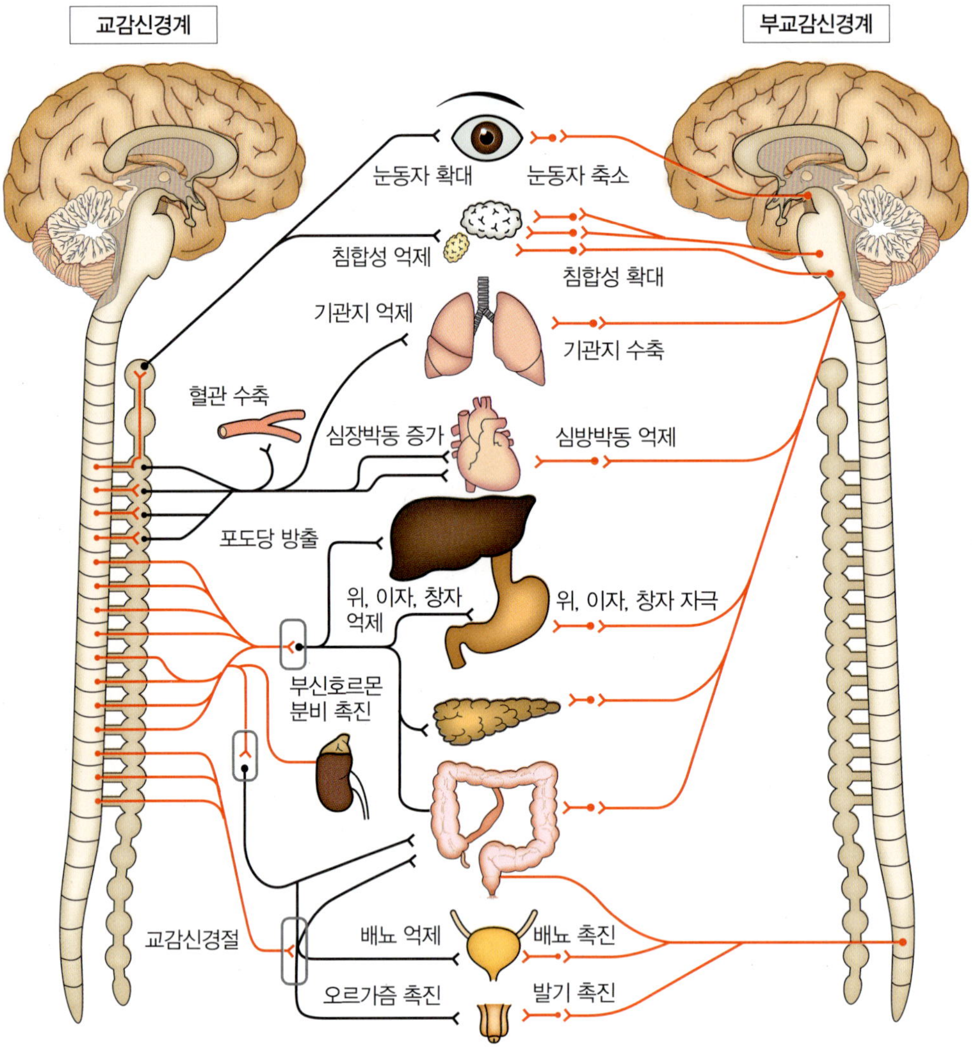

그림 12-6 **자율신경계**

3) 척수에서의 신경연결

척수(spinal cord)는 척추 내부의 막대 모양 기관으로 등쪽과 배쪽에 홈이 있어 H형의 단면을 가진다. 뇌와 다르게 바깥쪽에 백색질, 안쪽에 회색질이 있다. 배쪽에는 **운동신경세포**(motor neuron), 등쪽에는 **감각신경세포**(sensory neuron)가 모이며, 각각 **척수신경**(spinal nerve)이 총 31쌍 나와 있다.

말초의 감각기관에서 수용된 정보는 감각신경을 통해 척수에 들어가며 백색질에서 대뇌를 향한다. 한편, 대뇌의 정보는 척수의 백색질을 통해 회색질로 가고 그곳에서 운동신경을 통해 근육 등의 효과기에 도달한다. 이와 같이 척수는 신경전달의 중계기지 역할을 한다. 척수에는 **사이신경세포**(개재뉴런, intercalated neuron)가 있으며 이를 통해 감각신경에 대해 운동신경이 직접 반응하는 반사가 일어난다(그림 12-7, **'해설'** 참조).

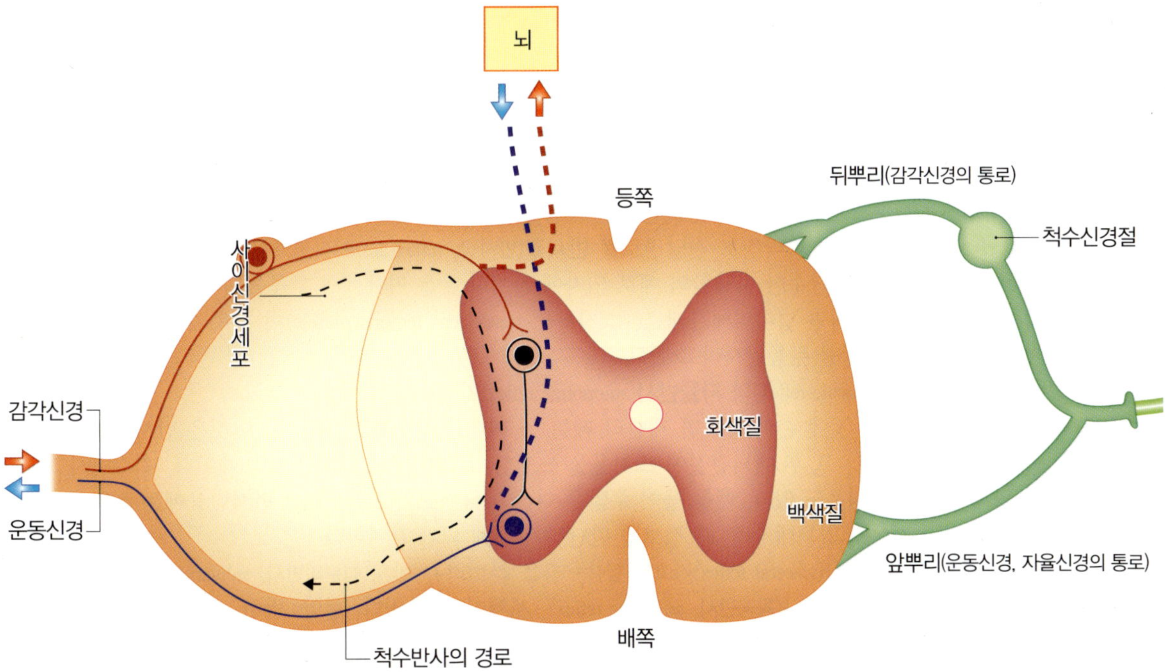

그림 12-7 척수의 단면과 신경연결

MEMO

- **사이신경세포**

중추에 있는 신경세포 가운데 들신경과 날신경을 연결하거나 뇌신경 사이를 다양하게 연결하는 뉴런으로 신경회로망 구축에 관여한다.

해설

척수반사

말초에서 보내온 자극정보가 구심로(감각신경)에 의해 척수의 반사중추(reflex center)에 도달한다. 그러면 의사와는 상관없이 무의식적이고(대뇌겉질을 통하지 않음) 반사적으로 즉시 원심로(운동신경)를 통해 그 자극정보가 말초에 전달되어 지배 근육을 수축하거나 샘분비가 이루어지는데 이것을 **척수반사**(spinal reflex)라고 한다. 이 자극정보 전달경로를 **반사활**(반사궁, reflex arc)이라고 한다. **무릎반사**(슬개반사, patellar reflex)는 가장 단순한 반사활의 예로 의자에 앉거나 누운 자세에서 무릎을 구부려 올리고 무릎힘줄을 망치로 두드리면 넙다리네갈래근(대퇴사두근, quadriceps femoris muscle)이 수축해서 종아리가 튕겨 올라간다. 이 반사를 무릎반사라고 한다(그림 12-8).

반사에는 **몸반사**(somatic reflex)와 **자율반사**(autonomic reflex)가 있다.

몸반사에는 뜨거운 것에 손이 닿으면 재빨리 떼는 등 뼈대근육의 반사가 있다. 이것은 반사적으로 손을 웅크리는 것으로, 그 후 대뇌겉질이 뜨거움을 느낀다. **무릎반사**도 척수반사의 예이다. 척수반사에는 뇌가 관여하는 경우도 있다. 예를 들어 수많은 다른 자극정보가 왔을 때 그 반사반응에는 정확성을 필요로 하는 경우가 있는데 이럴 때 정보를 판단하기 위해 뇌가 관여한다.

자율반사[또는 내장반사(visceral reflex)라고도 함]는 침을 분비하는 반사(**침분비반사**, salivary reflex)나 동공의 크기를 변화시키는 반사(**동공반사**, pupillary reflex), 재채기 등이 있다. 혈압, 발한, 소화, 배설 등도 자율반사로 조절된다.

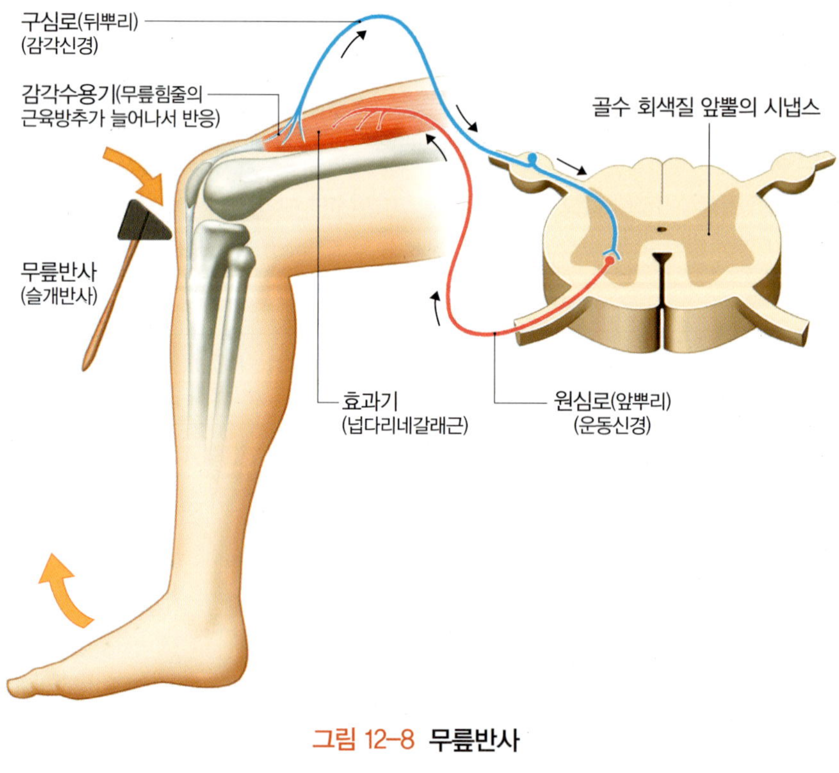

그림 12-8 무릎반사

3. 뉴런에서의 신경흥분전도

1) 뉴런의 구조 (그림 12-9)

뉴런의 세포체(cell body)에는 다수의 **가지돌기**(수상돌기, dendrite)가 나와 있으며 복잡하게 분지해 있다. 또 뉴런에는 1개의 긴 섬유인 **축삭**(axon)이 있고 그 끝은 나뉘어 있으며, 말단인 **신경종말**(nerve terminal)은 다른 뉴런의 가지돌기나 세포체에 접해 있다.

뉴런의 형태는 종류에 따라 다양하다. 뉴런이 다른 뉴런과 연결되는 경우 축삭에서 출력되어 가지돌기나 세포체에 입력된다. 뉴런 내부에서 정보는 전기적 흥분의 전도(**흥분전도**)로 전해진다. 중추에 있는 희소돌기아교세포나 말초에 있는 슈반세포의 세포막은 축삭에 감겨서 **말이집**(수초, myelin)을 형성하여 축삭을 외부와 전기적으로 절연 상태로 만든다. 말이집 사이의 틈새를 **랑비에결절**(node of Ranvier)이라고 한다.

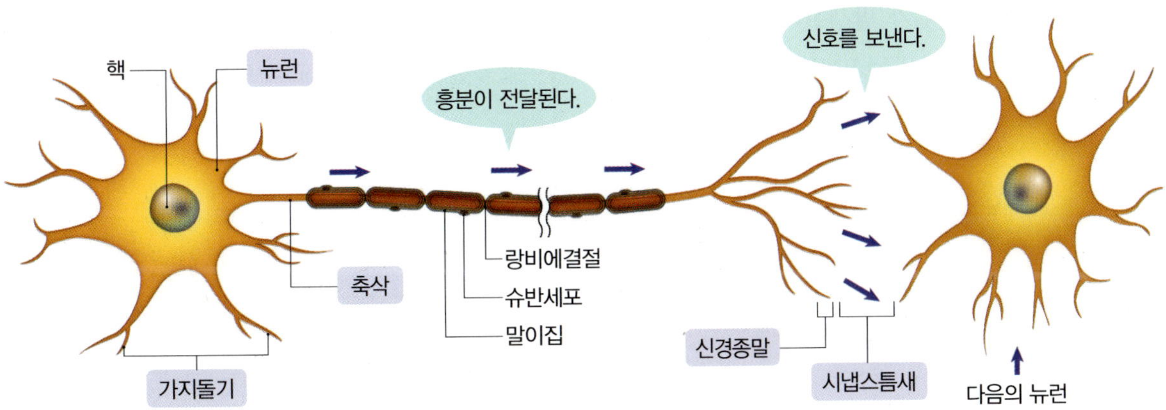

그림 12-9 **뉴런의 구조**

질환노트

- **탈수초질환**

말이집의 손상으로 발생하는 질환이며 신경전도의 손상이 나타난다. 중추의 다발경화증(multiple sclerosis)이나 말초의 길랑-바레증후군(Guillain-Barre syndrome) 등이 알려져 있다.

2) 뉴런에서의 활동전위 발생과 전도

뉴런에서의 **전기적 흥분**은 세포 안팎의 이온 농도차이로 생기는 전위차(= 전압)에 의해 일어난다. 세포는 펌프에 의한 능동수송(active transport)으로 세포 안의 나트륨이온(Na^+) 농도를 낮추고 칼륨이온(K^+) 농도를 높이고 있다. 그러나 K^+을 통과시키는 구멍(통로)에는 누설이 있어 밖을 향해 K^+이 나오도록 하기 때문에 세포는 내부를 음으로 하여 K^+을 세포 안에 유지해서 안팎의 이온균형을 취한다. 이 상태를 **분극**(polarization)이라고 하며, 그때의 세포 밖에 대한 내부의 전위를 **안정전위**(resting potential)라고 한다(약 −60mV). 이 상태에서 −40mV보다 높은 전위가 세포막에 가해지면 **전위의존성 Na^+ 통로**가 열리고 Na^+이 세포 안으로 유입해서(내향전류) +50mV가 되는데, 이를 **탈분극**(depolarization)이라고 한다.

일단 열린 Na^+ 통로는 바로 닫혀 한동안은 열리지 않는다(**불응기**, refractory period). 다음으로 전위에 반응해서 **K^+ 통로**가 열리고 K^+이 세포 밖으로 유출되고(외향전류) Na^+은 펌프로 배출되므로 세포안은 한 번에 음이 되어 이윽고 안정전위로 돌아온다. 이 일련의 막전위 변화를 **활동전위**(action potential, 그림 12-10)라고 하며, 그 과정을 **신경흥분**이라고 한다.

축삭의 근본인 **축삭둔덕**(축삭소구, axon hillock)에서 발생한 활동전위가 주위의 Na^+ 통로를 열고 이어서 근처에서 활동전위가 발생한다. 이러한 활동전위가 연쇄적으로 축삭 종말을 향해 전진하는 현상이 **흥분전도**이다. 활동전위는 일정하며 자극의 크고 작음은 활동전위의 발생빈도로 구별된다(그림 12-11).

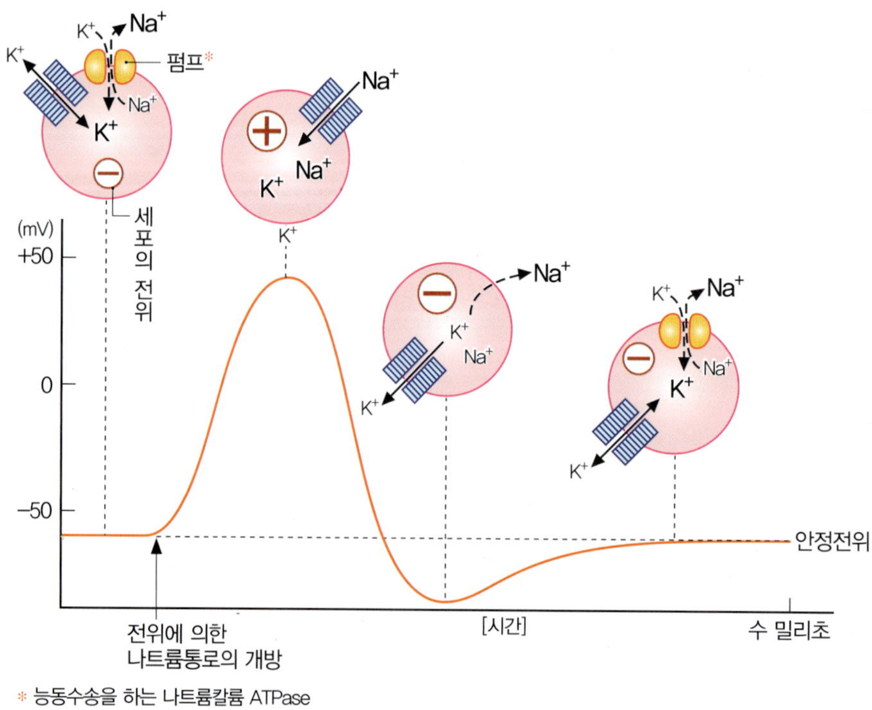

그림 12-10 **활동전위의 발생기전**

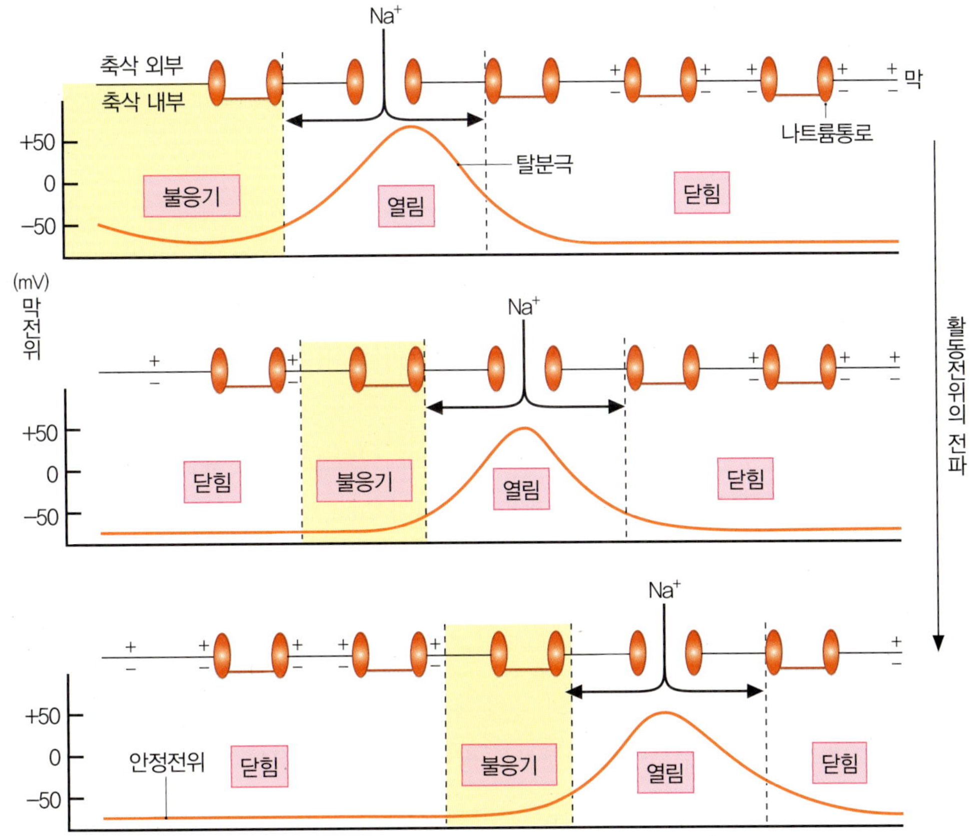

그림 12–11 **활동전위의 전파 모습**

12

해설

2종류의 이온통로

이온을 통과시키는 작은 구멍(**이온통로**, ion channel)에는 전위를 느껴서 열리는 **전위의존성 통로**(Ca^{2+} 통로, Na^{+} 통로, K^{+} 통로 등)와 신경전달물질(아세틸콜린, 세로토닌 등)의 결합에 의해 열리는 **신경전달물질 수용체 통로**의 2종류가 있다(표 12–2).

표 12–2 **이온통로의 종류**

전위의존성 통로와 그 기능
Na^{+} 통로 ····· 활동전위 발생(탈분극) Ca^{2+} 통로 ···· Ca^{2+} 의존성 생체반응을 일으킨다. K^{+} 통로 ······ 탈분극상태를 원래로 되돌린다(재분극).
신경전달물질 수용체 통로의 종류와 통과 이온
니코틴성 아세틸콜린수용체 통로 ····· Na^{+}, K^{+}, Ca^{2+} 세로토닌수용체 통로 ··················· Na^{+}, K^{+}, Ca^{2+} γ–아미노산(GABA) 수용체 통로 ······· Cl^{-} 글리신수용체 통로 ······················ Cl^{-} 글루타민산 통로* ························ Na^{+}, K^{+}, Ca^{2+}

* 많은 유형이 있으며(AMPA형, NMDA형 등) 이온 선택성이 다소 다르다.

4. 신경간 전달과 신경전달물질

1) 시냅스

시냅스(연접, synapse)는 신경종말에 존재하는 뉴런 사이의 연결부분으로 흥분전도는 이곳을 통해 다른 세포로 전달된다. 시냅스에서 축삭쪽 끝을 **시냅스 앞부분**, 정보를 받아들이는 쪽을 **시냅스 뒷부분**이라고 한다. 뉴런에 따라서는 가지돌기 위에 작은 가시 모양의 돌기(**극돌기**, spine)가 다수 있어 시냅스 후부 형성부위가 된다(그림 12-12).

시냅스에서의 정보전달방식은 **전기시냅스**(electrical synapse, 그림 12-13)와 **화학시냅스**(chemical synapse)의 2종류가 있고 시냅스틈새(연접틈새, synaptic cleft)는 전자가 2nm, 후자가 20nm이다. 전기시냅스 부분의 세포막은 이온이 통과할 수 있는 작은 구멍으로 연결된 **틈새이음**(간극연결, gap junction)이라는 구조로 연결되어 있기 때문에 시냅스 앞부분에서 발생한 활동전류가 틈새이음을 지나 시냅스 뒷부분에 도달하면 뒷부분의 세포막이 탈분극한다.

전기시냅스는 심장근육, 민무늬근육, 중추의 특정 뉴런에서 관찰된다. 화학 시냅스는 시냅스의 대부분을 차지하고 있으며, 시냅스 앞부분에서 뒷부분을 향해 신경전달물질이 방출된다.

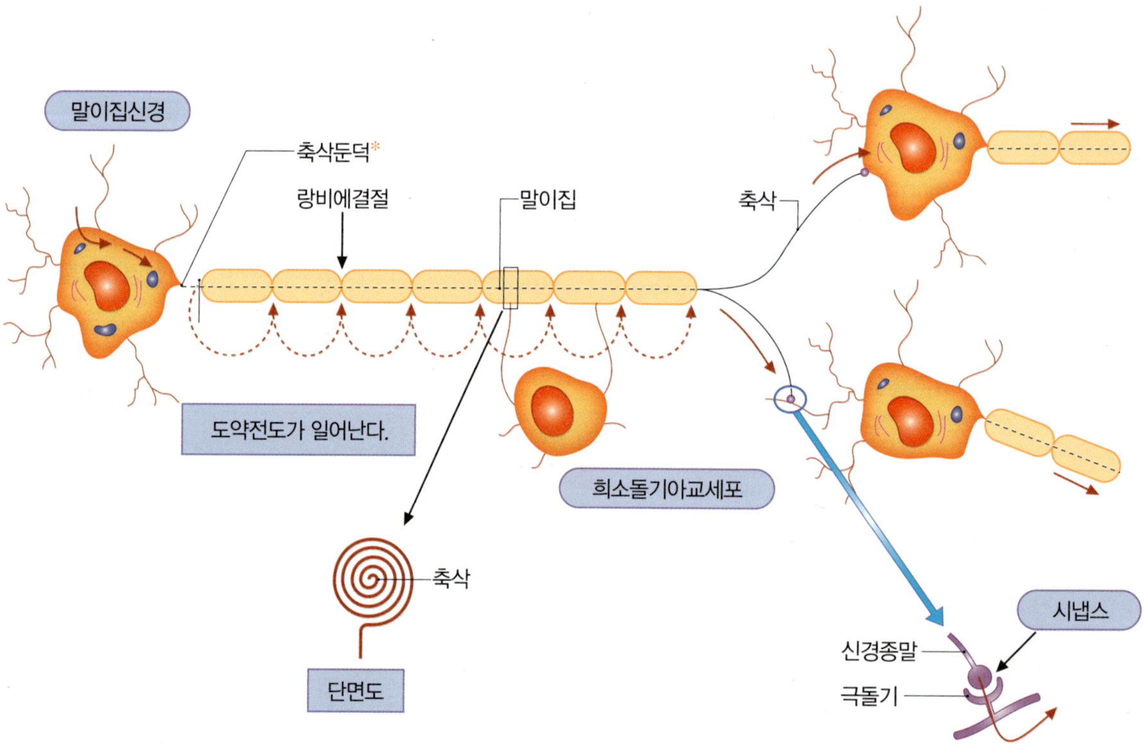

* 새롭게 활동전위를 발생하는 장소

그림 12-12 말이집신경세포에서의 활동전위 전도와 전달

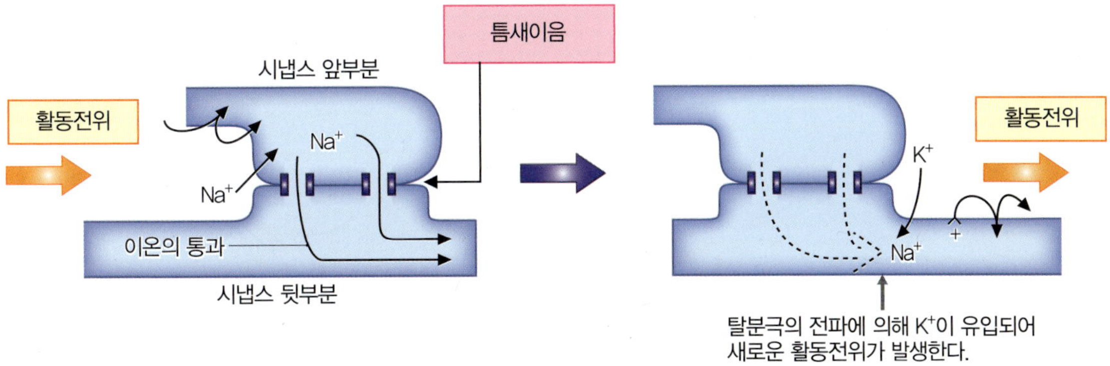

그림 12-13 **전기시냅스**

해설

흥분전도의 가속화(도약전도)

말이집을 갖는 **말이집신경**(유수신경, myelinated nerve)은 활동전위가 랑비에결절에서 랑비에결절로 뛰어넘듯이 일어나기 때문에 **도약전도**(saltatory conduction)라고 하는 빠른 전달이 일어난다[교감신경이나 무척추동물의 뉴런은 **민말이집신경**(무수신경, unmyelinated nerve)이다].

12

2) 화학시냅스에서의 전달기전

화학시냅스(chemical synapse, 그림 12-14)에서는 시냅스 앞부분에 도착한 활동전위에 의해 **전위의존성 칼슘통로**가 열린다. 이에 따라 칼슘이온(Ca^{2+})이 유입되면 시냅스소포(synaptic vesicle)에 축적되어 있던 **신경전달물질**(neurotransmitter)이 방출되고 그것이 시냅스 뒷부분의 신경전달물질 수용체형 이온통로에 리간드로 결합한다. 그러면 내부에 이온이 흐르고 뒷부분 세포에서 새로운 활동전위가 생긴다.

유입되는 이온에는 Na^+, K^+, Ca^{2+}의 양이온과 Cl^-과 같은 음이온이 있다. 양이온이 유입되면 시냅스 뒷부분에서 활동전위가 생기지만(이러한 시냅스를 **흥분성 시냅스**라고 한다), 음이온이 유입되면 시냅스 뒷부분에서 분극이 더 진행되어(**과분극**) 시냅스이후신경세포(postsynaptic neuron)의 흥분이 억제된다(이러한 시냅스를 **억제성 시냅스**라고도 한다). 방출된 화학물질은 시냅스 앞부분에서 회수된다(아세틸콜린은 콜린에스테라아제에 의해 분해된다).

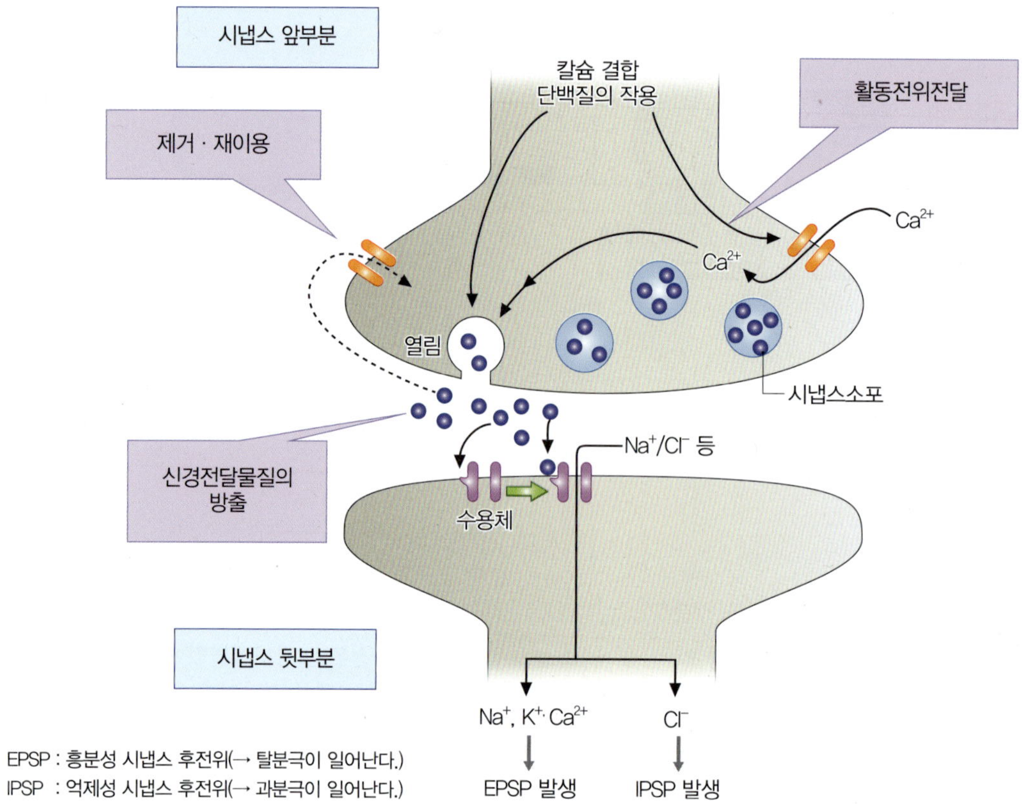

그림 12-14 화학시냅스의 구조와 기능

해설

감각수용기와 뉴런

감각수용기에는 근육에 들어가 근육의 신장을 감지하는 수용기와 같이 감각기 자체가 뉴런인 경우와 청각세포와 같이 자극에 의해 신경전달물질을 시냅스 뒷부분으로 방출하는 유형의 2종류가 있다.

3) 신경전달물질

주요 신경전달물질에는 **아세틸콜린**(acetylcholine; 중추, 운동뉴런, 부교감신경에서 분비된다), **노르아드레날린**(noradrenalin; 중추, 교감신경에서 분비된다), **세로토닌**(serotonin), **도파민**(dopamine), **글루타민산**(glutamic acid), **γ-아미노부티르산**(gamma-aminobutyric acid, GABA), 글리신(glycine) 등이 있으며 이중 γ-아미노부티르산과 글리신은 염소이온을 통과시키는 억제성 시냅스에서 이용된다.

해설

글루타민산수용체

시냅스 가소성(synaptic plasticity; 'column' 참조)에도 관여하는 시냅스 뒷부분의 글루타민산수용체에는 이온통로형 글루타민산수용체와 **대사형 글루타민산수용체**의 2종류가 있다. 대사형 글루타민산수용체에서는 글루타민산의 결합정보가 세포 내 신호전달계를 경유하여 이온통로에 전달되고 그 결과 통로가 열리게 된다.

질환노트

신경전달물질이 관여하는 질환

정신안정이나 활동에 관한 노르아드레날린(noradrenalin)이나 세로토닌(serotonin) 등의 분비 저하는 우울증(depression)의 원인이 된다(세로토닌은 굵은 혈관을 확장시키기 때문에 편두통의 원인이 되기도 한다). 알츠하이머병(Alzheimer's disease)에서는 뇌 안의 아세틸콜린 분비세포의 저하가 관찰되고 파킨슨병(Parkinson's disease)에서는 도파민 방출 뉴런의 죽음이 관찰된다.

column

기억과 학습

기억이나 **학습**에는 지속적인 시냅스 전달효율의 변화[이를 **시냅스 가소성**(synaptic plasticity)이라고 함]가 관여한다. 가소성의 성립에는 시냅스 전달효율의 계속적 상승에 의해 장기간 증가나 장기간 억제, 뉴런수나 시냅스수 및 면적의 증가 그리고 유전자 발현이 변하는 등의 기전이 있다. 어떤 종류의 전사활성화 단백질(예 : CREB)이 없는 동물에서는 학습능력의 저하가 관찰된다.

확인학습

01. 휴지상태의 세포막이 자극을 받을 때 일어나는 전기적 변화를 순서대로 나타낸 것은?

① 분극 → 탈분극 → 재분극
② 탈분극 → 재분극 → 분극
③ 재분극 → 분극 → 탈분극
④ 재분극 → 탈분극 → 분극

02. 시냅스의 특징으로 옳은 것은?

① 전기적으로만 신호전달을 한다.
② 화학적으로만 신호전달을 한다.
③ 전기적 또는 화학적으로 신호전달을 한다.
④ 전기적 신호전달도 아니고 화학적 신호전달도 아니다

03. 체온, 혈당량, 삼투압 조절 등 항상성 유지의 조절 중추는?

① 대뇌
② 사이뇌(간뇌)
③ 숨뇌(연수)
④ 척수

04. 다음 중 둘레계통과 관련이 있는 것은?

① 수면과 각성
② 언어, 청각
③ 정서, 기억, 학습
④ 호흡조절

05. 다음 중 뉴런 안팎의 전하차인 휴지전위를 유지하여 세포가 신호를 전달할 수 있게 하는 것은?

① 막의 나트륨통로와 칼륨통로의 개방
② 이온의 출입을 방해하는 수초
③ 막을 통해 나트륨과 칼륨을 끌어당기는 전하
④ 나트륨과 칼륨의 세포안팎으로의 이동

06. 다음은 자극과 반응의 경로를 나타낸 것이다. (　　)에 알맞은 용어를 순서대로 나열한 것은?

자극 → 감각기 → (　　) → 뇌(척수) → (　　) → 반응기 → 반응

① 감각신경, 중추신경　　② 감각신경, 운동신경
③ 운동신경, 감각신경　　④ 중추신경, 운동신경

07. 화학적 시냅스에 대한 설명으로 옳은 것은?

① 시냅스 전 뉴런에서 나온 물질이 시냅스 후 뉴런의 수용체와 결합한다.
② 시냅스 전 뉴런에서 나온 물질이 시냅스 후 뉴런의 원형질막과 융합한다.
③ 시냅스 전 뉴런과 시냅스 후 뉴런이 통로로 연결되어 있다.
④ Na^+을 방출하여 시냅스 전 뉴런과 후 뉴런을 연결한다

08. 자율신경계에 대한 설명으로 옳은 것은?

① 수의운동을 조절한다.
② 환경의 모든 감각정보를 통합한다.
③ 뇌와 척수로 구성된다.
④ 체내환경을 조절한다.

09. 다음 중 랑비에결절에 대한 설명으로 옳은 것은?

① 시냅스후막에 위치한 수용체 단백질 무리
② 활동전위가 시작되는 뉴런 부위
③ 시냅스 말단에 위치하며 신경전달물질이 들어 있는 소포
④ 슈반세포들 사이의 틈으로 활동전위가 발생하는 부위

10. 활동전위일 때 뉴런의 흥분전도부위의 상태는?

① 막 외부는 양전하이고 내부는 이온 출입이 없음
② 막 외부는 양전하이고 K^+이 들어감
③ 막 외부는 음전하이고 K^+이 들어감
④ 막 외부는 음전하이고 Na^+이 들어감

11. 신경의 흥분전달이 한쪽 방향으로만 일어나는 이유는?

① 신경세포의 특성 때문
② 말이집이 절연체 역할을 하기 때문
③ 가지돌기 말단에 시냅스소포가 있기 때문
④ 축삭돌기 말단에 시냅스소포가 있기 때문

12. 중추신경계에서 신경전달물질 GABA의 주작용은?

① 흥분성 시냅스후전위를 만든다.
② 통증을 증가시킨다.
③ 억제성 시냅스후전위를 만든다.
④ 통증을 감소시키고 흥분을 유도한다.

13. 신경전달물질이 신호를 받는 뉴런의 원형질막에 결합한 후에는 어떤 일이 일어나는가?

① 신경전달물질은 신경세포체로 보내진다.
② 신경전달물질은 그 뉴런의 원형질막을 따라 이동한다.
③ 신경전달물질은 분해되거나 신호를 보내는 뉴런으로 다시 이동하여 재활용된다.
④ 신경전달물질은 그 뉴런의 원형질막에 흡수되어버린다.

14. 신경전달물질인 세로토닌의 감소가 특징적으로 나타나는 질병은?

① 정신분열증 ② 알츠하이머병
③ 우울증 ④ 파킨슨병

15. 중추신경계의 구성과 기능에 대한 설명으로 옳지 않은 것은?

① 소뇌는 신체의 균형과 무의식중의 운동을 조절한다.
② 숨뇌는 안구운동과 동공수축을 조절한다.
③ 대뇌는 고등인지기능과 행동반응을 계획한다.
④ 시상하부는 내분비계와 신경계를 조화시켜 항상성을 유지한다.

12

CHAPTER

13 면역계

1. 면역이란?

홍역을 한번 앓고 나면 다시는 걸리지 않게 되거나 걸린다 해도 가볍게 지나간다. 이처럼 '역병(疫)을 피하는(免)' 현상을 **면역**(immunity)이라고 한다. 면역은 이물질이나 병원체로부터 몸을 보호하는 가장 중요한 생체방어시스템으로, 많은 세포와 이들이 생산되는 단백질이 관여한다(그림 13-1).

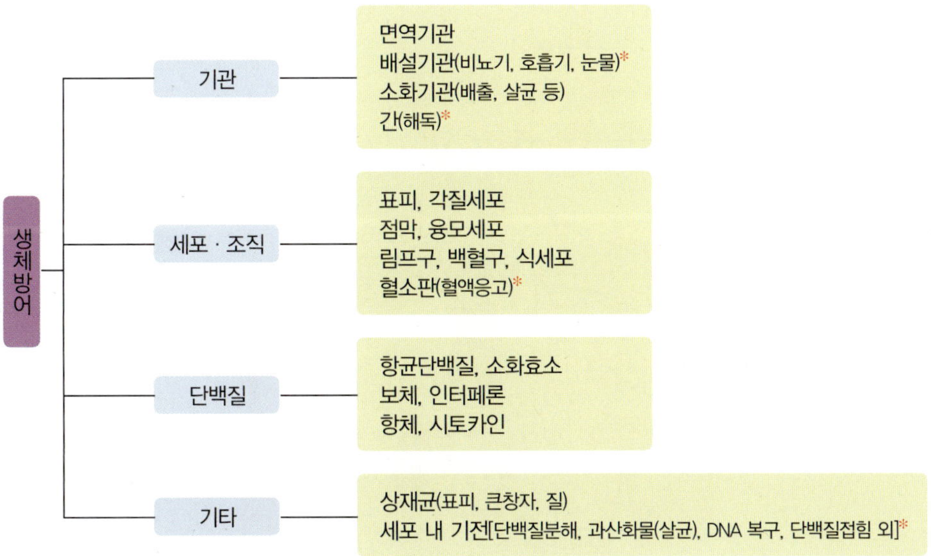

* 이들 몇 가지는 보통 면역에 포함되지 않는 경우가 많다. 넓은 의미에서 항상성 유지기전도 생체방어의 하나라고 할 수 있다.

그림 13-1 생체방어에 관여하는 요소

1) 면역계 (그림 13-2)

면역계(immune system)는 면역 담당세포의 생산(분화 및 성숙)에 관여하는 골수(bone marrow)나 가슴샘(흉선, thymus) 등의 **1차 림프기관**과 그곳에서 생성한 림프구를 저장하고 순환계에서 운반되는 체외 침입물이나 이물질을 처리하는 지라(비장, spleen), 림프절(lymph node) 등 **2차 림프기관**으로 이루어진다.

면역 담당세포는 **골수계 전구세포**와 **림프계 전구세포**에서 유래하는 한 무리의 백혈구세포로, 전자에는 혈액 중에 존재하는 **큰포식세포**(대식세포, macrophage; 조직에도 있다), **단핵구**(monocyte), 복수의 **과립구**(granulocyte), **비만세포**(mast cell)와 조직에 존재하는 단핵구 혹은 단핵구 전구세포에서 유래하는 **가지세포**(수지상세포, dendritic cell)가 있다. 후자의 **림프구**에는 가슴샘에서 성숙하는 **T세포**(T cell; = **T림프구**)와 골수에서 성숙하는 **B세포**(B cell; = **B림프구**) 그리고 **NK세포**(**자연살해세포**, natural killer cell)가 있으며 혈액 중에서 관찰된다.

백혈구에서는 많은 **시토카인**(cytokine; 인터페론, 인터루킨, 기타)이 분비되어 면역세포의 분화나 증식, 면역반응의 조절, 다른 생리작용과의 연결에 관여한다.

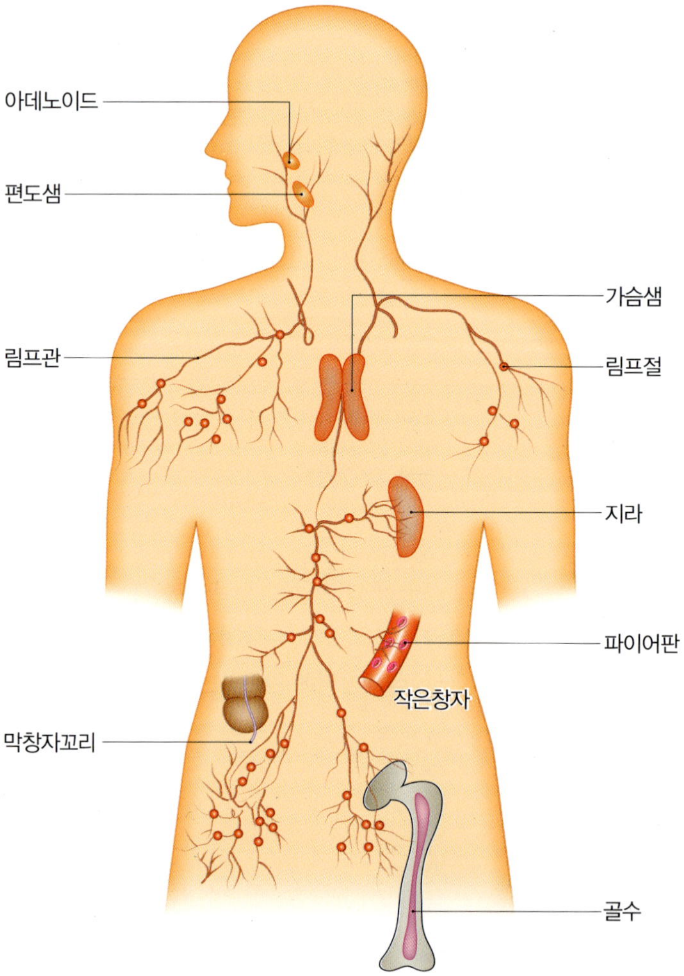

그림 13-2 사람의 면역계

2) 두 종류의 면역

면역은 **선천면역**(natural immunity)과 **후천면역**(acquired immunity)으로 나뉜다(그림 13-3).

선천면역의 경우 모든 동물(식물도 마찬가지이다)이 선천적으로 갖추고 있으며 이물질 침입에 대해 침입물이 가지는 분자 공통의 구조패턴을 인식해서 신속하게 처음으로 작용하는 비특이적 생체방어기전(nonspecific defence mechanism)이다.

후천면역의 경우 척추동물에 특이적인 것으로 이물질(항원)에 접촉하여 얻게 된다. 그 성립에는 시간이 걸리지만 반응은 특이적이고 강하다. 선천면역은 병원체의 침입이 반복되어도 같은 반응이 반복될 뿐이지만, 후천면역에서는 항원과의 접촉이 반복되는 만큼 면역반응은 더 강해진다. 생체는 이물질 침입에 대해 우선 선천면역으로 대응하고 이어서 후천면역을 작용시킨다(표 13-1).

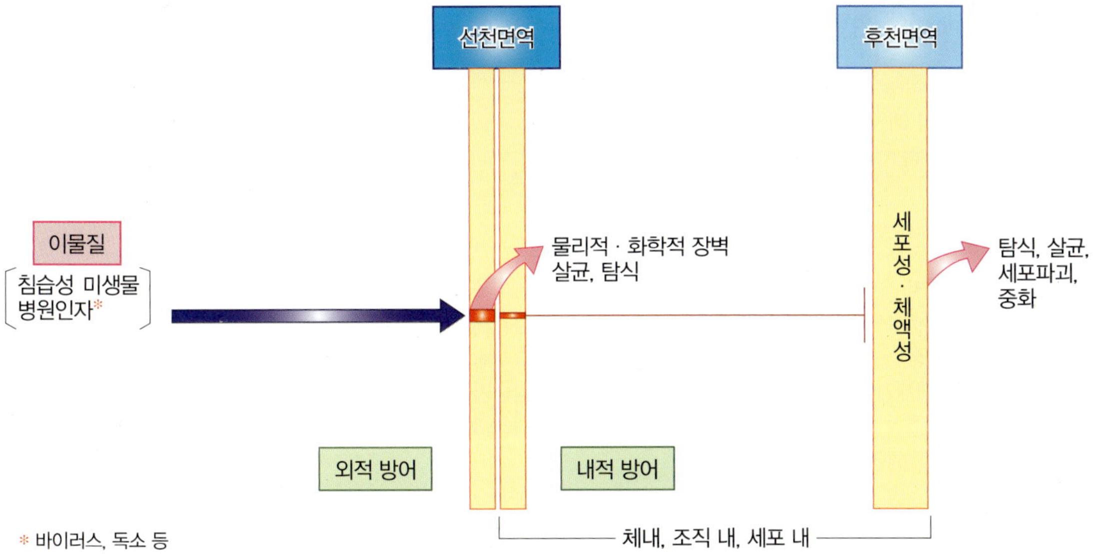

그림 13-3 **선천면역과 후천면역의 면역체계**

표 13-1 **선천면역과 후천면역의 특징**

	선천면역*	후천면역
개요	대부분의 동 · 식물이 가지는 선천적인 자연저항력	척추동물이 생후 획득하는 저항력
작용 기간	초기	후기
역할	외적 제거, 세포 파괴, 후천면역 유도	외적 제거, 이물질 소화, 무독화, 세포 파괴
반응특이성	분자구조를 그룹으로 나누어 대응, 병원체를 패턴인식 수용체에서 인식	항원에 대해 1 : 1로 대응
작용 세포	가지세포, 큰포식세포, 과립구, NK세포	가지세포, 림프구, 큰포식세포
특징	반응은 빠르지만 약하다. 보체활성화, 항균펩티드 생산, 수용체 재구성은 없다.	반응에 시간이 걸리지만 특이적으로 작용하여 강하다. 면역기억이 있고, 수용체의 재구성이 있다.

* 주로 내적 방어에 관한 예를 들었다.

2. 선천면역 (표 13-2)

1) 선천면역의 제1단계 – 외적 방어

병원체가 숙주에 감염을 일으키려고 하면 생체는 우선 물리적 장벽으로 이를 저지한다(**외적 방어**).

각질화되어 있는 표피는 기계적으로 병원체의 침입을 막을 수 있다.

점막 표면에는 분비액 · 점액이 있어 침, 눈물, 소변이나 기관의 융모운동에 의한 이물질 배출이 관찰되며 분비물 자체도 **항균성 물질**을 포함한다. 항균성 물질 중에서 특히 중요한 것은 **용균효소**(라이소자임, lysozyme)로 몸의 다양한 곳에 존재한다.

소화관에서는 위액이나 각종 소화액이 항균작용을 발휘하며, 큰창자나 질에서는 **토박이균**(상재세균, indigenous bacterium)에 의해 만들어지는 환경이 병원체의 감염을 저지하고 있다.

표 13-2 선천면역의 예

선천면역	
제1단계 – 외적 방어	**제2단계 – 내적 방어**
• 피부의 기계적 장벽 • 점막의 분비액 · 점액에 의한 이물질 제거 • 분비물에 의한 세정 • 융모운동, 기침, 재채기에 의해 제거 • 배출계에 의한 배출 • 토박이균에 의한 유해균 살균 • 기타	• 탐식세포에 의한 탐식처리 • 항균성 단백질[용균효소, 보체, 인터페론, C-반응단백질(C-reactive protein, CRP) 등]에 의한 처리 • 염증반응에 의한 방어 • NK세포에 의한 처리

2) 선천면역의 제2단계 – 내적 방어

병원체가 외적 방어를 돌파하여 감염이 성립되면 다음과 같은 **내적 방어**가 작용한다.

(1) 염증

이물질이 조직으로 들어오면 **비만세포**(mast cell)에서 혈관확장과 혈관투과성 항진작용을 가진 **히스타민**(histamine)이 방출되며 이에 따라 항체나 보체, 단핵구나 큰포식세포 등의 탐식세포, 림프구가 침입 부위에 모여 서로 작용함으로써 염증을 일으킨다. **염증**(inflammation)이란 발적, 발열, 부기, 통증을 특징으로 하는 조직의 방어반응으로 세포활동이나 조직복구가 활발하게 일어나고 있는 상태이다(그림 13-4).

(2) 탐식세포

탐식능력을 발휘하는 중심적 세포는 호중구와 단핵구로, 모세혈관으로부터 염증부위로 새어 나와 병원체를 **탐식**(포식, engorgement)하여 리소좀효소(lysosomal enzyme)로 소화하거나 활성산소나 일산화질소로 살균한다.

혈액을 통해 이물질이 운반되어 오는 부위(지라 등)나 이물질이 침입하기 쉬운 부위(피부 밑, 점막, 허파꽈리 등)에는 **큰포식세포**(대식세포, macrophage)가 상재하고 있으며 그 처리를 담당한다. 그 밖에 **호산구**(eosinophil)나 **가지세포**(수지상세포, dendritic cell)도 탐식에 관여한다. 가지세포나 큰포식세포에는 **항원제시**(antigen presentation) 능력이 있어 후천면역 유도에도 중요하다.

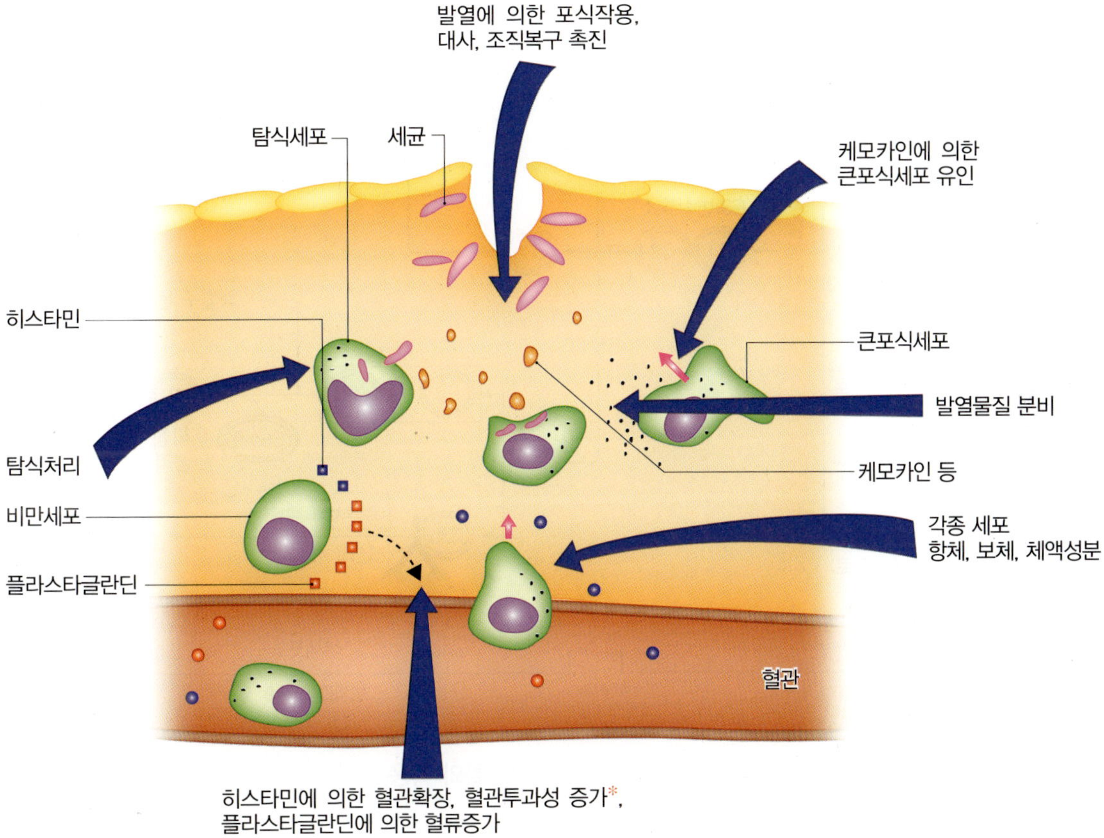

* 출혈 등이 있으면 혈액응고도 일어나 상처를 덮는다.

그림 13-4 **염증의 발생**

(3) 보체

보체(complement)는 혈청의 β글로불린 분획에 있는 한 무리의 단백질이다. 불활성 상태로 존재하며, 이물질과의 접촉으로(세균벽이나 막 성분에 반응하여) 한정 분해되어 활성화되는데, 활성화된 보체가 다른 보체를 활성화하는 연쇄반응이 관찰된다.

후천면역에서는 항체가 있으면 보체가 항원항체복합체와 결합해서(**보체결합반응**, complement fixation reaction) 세균을 공격한다. 주체가 되는 보체는 C3과 그 표적의 C5로, 이들이 비만세포의 히스타민 분비나 큰포식세포의 **유주촉진물질**인 **케모카인**(chemokine) 분비를 촉진하여 **옵소닌효과**(항체와 공동으로 병원체에 결합하여 쉽게 탐식된다)를 발휘하고 나아가 이물질 세포에 직접 작용해서 다른 보체와 공동으로 세포막을 파괴하여 **세포용해반응**을 일으킨다(그림 13-5).

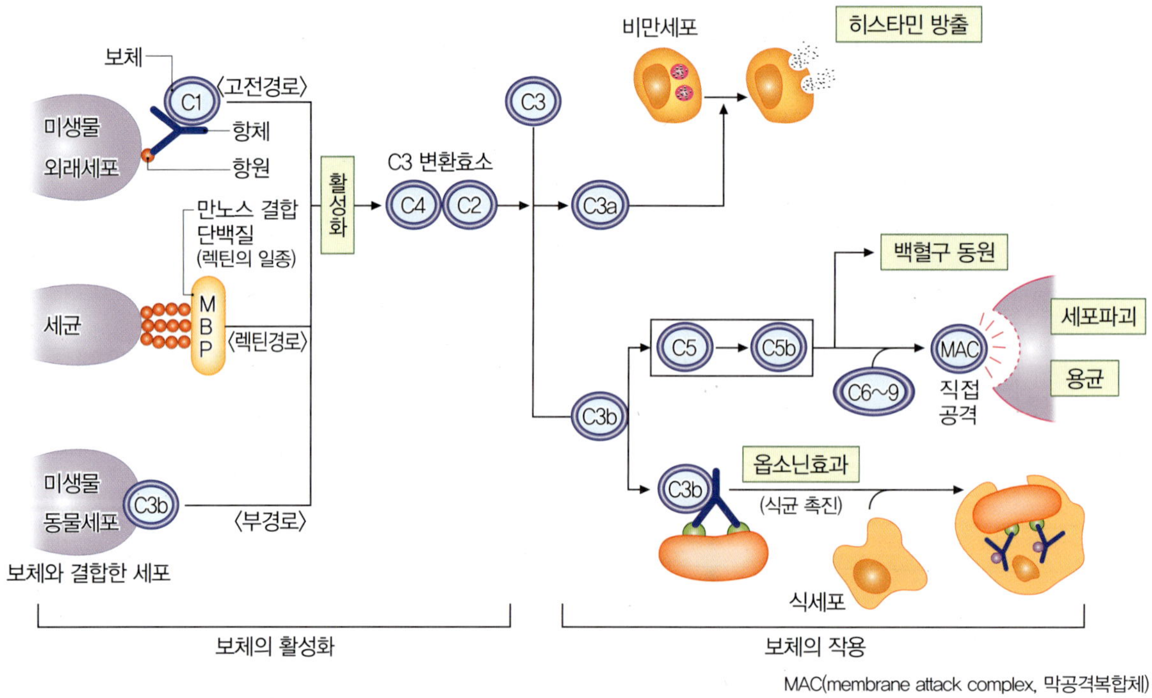

그림 13-5 **보체의 활성화와 작용**

(4) 인터페론(INF)

인터페론(interferon, INF)은 보체와 함께 중요한 생체방어단백질로, 바이러스 침입에 의해 만들어지며 **항바이러스활성**을 가진다. 백혈구가 만드는 IFNα와 섬유모세포가 만드는 IFNβ의 I형 IFN과 주로 T세포에서 분비되는 IFNγ의 II형 IFN이 있는데, 항바이러스작용은 I형 IFN에 의해 일어난다. IFNγ는 백혈구를 활성화하여 비정상세포 및 종양세포의 제거에 관여한다.

(5) NK세포

NK세포(자연살해세포, natural killer cell)는 생체 내를 순환하는 림프구로, **면역감시**에 중요한 역할을 하며 바이러스감염세포나 종양세포의 처리를 담당한다.

해설

선천면역과 후천면역의 협조작용

이물질에 항체나 보체가 결합해 있으면 탐식작용이 증강되며(옵소닌효과) 또 후천면역이 성립된 후에는 림프구가 분비하는 시토카인에 의해 큰포식세포가 활성화된다. 가지세포나 큰포식세포는 탐식한 이물질 분해물을 세포 표면으로 내보내어 후천면역을 시작하기 위한 항원제시세포로 작용한다(그림 13-6).

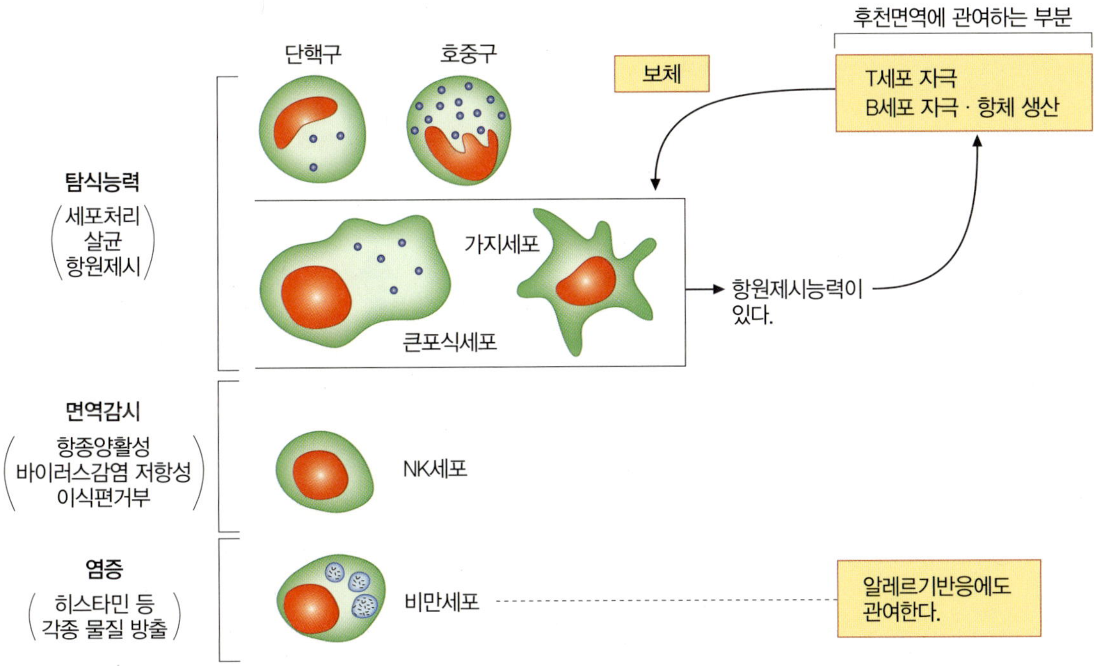

그림 13-6 선천면역을 담당하는 세포와 후천면역과의 관계

13

3) 면역 담당세포의 이물질 인식과 그 후의 반응

내적 방어에서는 이물질 표면에 있는 **분자구조패턴**을 면역 담당세포 표면에 있는 **패턴인식 수용체**(TLR 등)가 인식하게 함으로써 반응이 시작되는데, 이 과정에는 병원체의 침입부위 등에 밀접하게 존재하는 **가지세포**(수지상세포, dendritic cell)의 관여가 특히 중요하다.

TLR에 미생물이 결합하면 시토카인이 생산된다. 가지세포 표면의 렉틴(lectin; 다당류 결합 단백질)을 통해 세균과 결합하고(보체도 관여) 흡수하여 분해한다. 분해된 세균성분은 세포 표면에 **항원제시**(antigen presentation)되고 그것이 그 후의 후천면역 시작, 즉 T세포 활성화의 계기가 된다(그림 13-7).

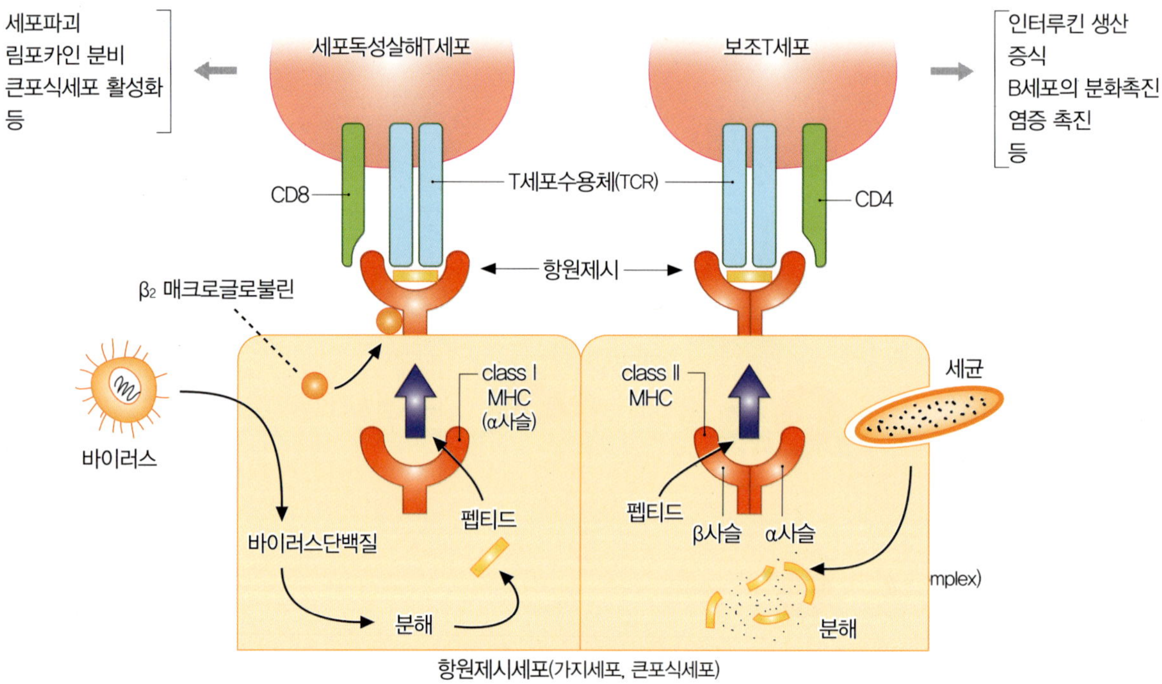

그림 13-7 항원제시기전

해설

항원제시세포(antigen-presenting cell)

이물질을 탐식 · 소화해서 분해물을 **MHC분자**(그림 13-7)와 함께 세포 표면에 항원으로 발현시켜(**항원제시**) T세포의 표적을 만드는 세포이다. **큰포식세포**와 **가지세포**가 중심적 역할을 하는데 **B세포**도 일부 관여한다(B세포는 담당하는 항원분자를 흡수한다).

3. 후천면역

대부분의 병원체는 선천면역으로 제거되지만, 이를 빠져나간 병원체는 그 후에 유도되는 **후천면역**(acquired immunity)에 의해 특이적으로 제거된다.

1) 후천면역의 특징

면역반응을 일으키는 물질을 **항원**(antigen)이라고 한다. 항원이 되는 것은 **비자기**(nonself)의 분자(주로 단백질이나 다당류 등의 고분자)인데, 실제 반응에 관여하는 부분은 비자기 분자 중에 있는 국한된 특정 부위로 이곳을 **항원결정인자**(epitope)라고 한다.

면역반응은 미생물이나 이물질, 후천적으로 출현한 암세포 등을 비자기로 인식하여 일어나게 된다. 어떤 항원에 의해 성립한 면역은 다른 항원에 대해서는 반응하지 않아 면역반응에는 열쇠와 열쇠구멍과 같은 특이성이 있다. 특이성의 종류는 무한할 정도로 많다.

2) 면역의 성립 양식과 종류

항원에 대해 스스로 면역을 만드는 경우를 **능동면역**(active immunity), 자신 이외의 면역을 이입하는 경우를 **수동면역**(passive immunity)이라고 한다. 능동면역에는 감염[**선천면역**(natural immunity), **감염면역**(infection immunity)], **예방접종**(vaccination; **인공획득면역**)이 있다. 수동면역에는 항혈청 주사와 감작된 림프구의 이식, 모체에서 얻은 면역이 있는데 면역력은 비교적 단기간에 소실된다.

면역을 담당하는 주체가 세포인 경우를 **세포면역**(cellular immunity), 혈청부분(혈청 중의 항체)인 경우를 **체액면역**(humoral immunity)이라고 한다. 체액면역의 성립에는 세포면역의 관여가 필수이다.

13

해설

면역기억

항원 자극으로 증식한 림프구는 비교적 조기에 사멸되는데, 일부는 기억세포로 장기간 계속 생존하기 때문에 다음번에 항원이 침입한 경우에는 처음(**1차 면역반응**, primary immune response)보다 강하고 빠른 면역반응(**2차 면역반응**, secondary immune response)이 일어난다. 이 현상을 **면역기억**(immunologic memory)이라고 한다(그림 13-8). 여러 차례 백신을 접종하면 더 높은 면역 효과를 나타내는 것은 이러한 이유 때문이다. 홍역 등에서 관찰되는 평생 계속되는 **영구면역**(permanent immunity)도 기억세포의 존재에 의해 발생한다.

질환노트

• **신생아면역**

태아는 태반을 통해 항체와 림프구를 받기 때문에 신생아는 태어나면서 모체와 같은 면역을 가진다(약 6개월간 계속된다). 신생아와 영아는 모유를 통해서도 항체를 받는다.

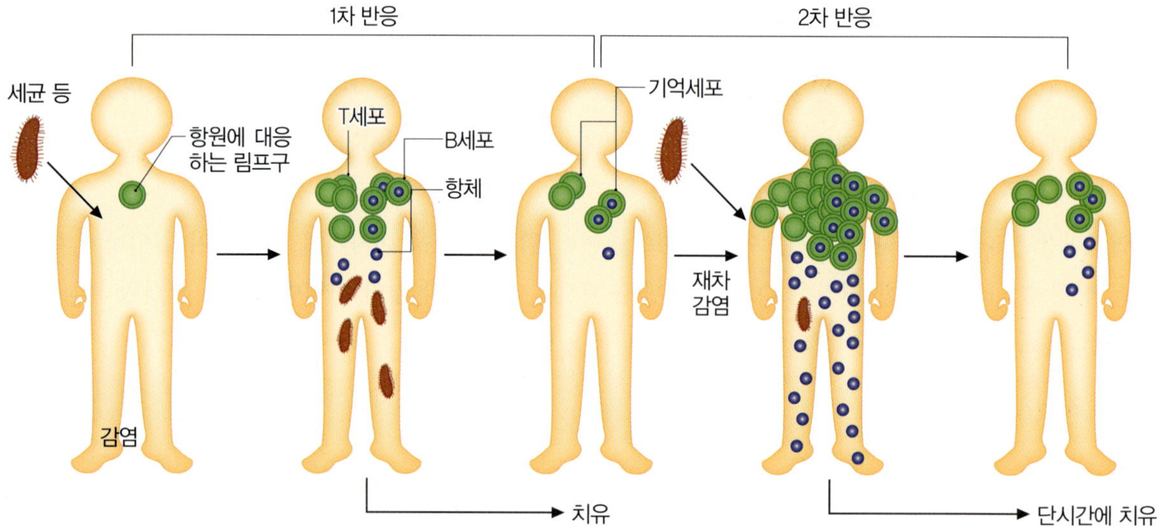

그림 13-8 **면역기억과 2차 면역반응**

3) 면역반응기전

후천면역에 직접 관여하는 세포는 **T세포**(T림프구)와 **B세포**(B림프구)의 2종류 림프구이다. **림프구** 표면에는 특정 항원에 대응하는 **항원인식수용체**가 있는데, 1개의 림프구는 1개의 항원결정인자에만 대응하는 1종류의 세포(**클론**)이다. 체내에는 원래 방대한 종류의 클론이 준비되어 있는데, 어떤 항원이 들어오면 여기에 상당하는 림프구 클론이 다음과 같은 기전으로 자극을 받아 T세포는 가슴샘에서, B세포는 골수에서 증가한다(**감작**, sensitization). 이러한 개념을 **클론 선택**(clonal selection)이라고 한다(그림 13-9).

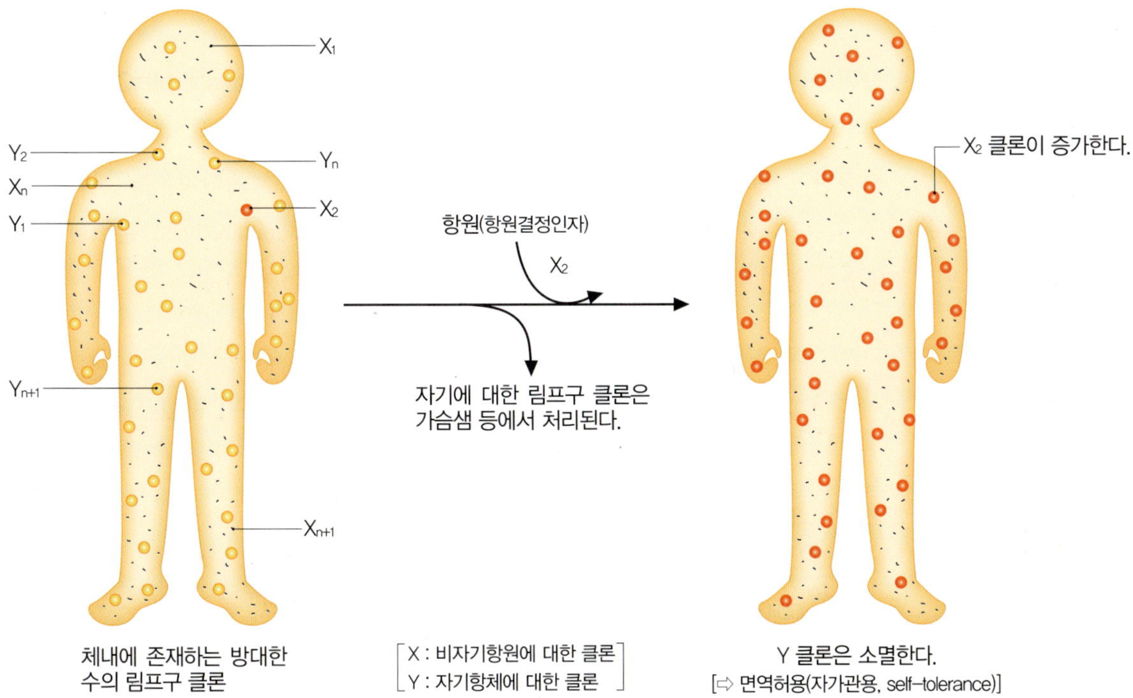

그림 13-9 **후천면역에서의 클론 선택**

(1) T세포의 반응

이물질 등이 가지세포나 큰포식세포에 흡수되어 림프절이나 지라로 이동해서 **항원제시**(antigen presentation)가 이루어진다. 항원제시는 **주조직적합항원**(major histocompatibility complex, MHC)이라는 세포의 단백질과 결합한 형태로 일어나는데, 세균 등의 경우는 class II MHC가 관여하며 **보조T세포**(helper T cell)에서 인식된다.

한편 체내에서 발생한 이물질(바이러스 감염세포 등)의 경우 class I MHC가 관여하며 **세포독성살해T세포**(cytotoxic T cell)에서 인식된다. 제시된 항원에 **T세포수용체**를 통해 결합한 T세포는 자극을 받아 증식한다. 보조T세포의 하나인 **Th1세포**는 인터페론이나 인터루킨 등의 시토카인을 분비해서 큰포식세포나 세포독성살해T세포를 활성화하여 세포면역을 유도한다.

다른 보조T세포인 **Th2세포**는 다른 종류의 시토카인을 방출하여 B세포를 활성화해서 체액면역을 유도한다(그림 13-10).

13

(2) B세포의 반응

B세포가 담당하는 항원을 가진 세균 등을 만나면 항원을 약간 흡수하여 **class Ⅱ MHC**와 함께 **항원제시**가 이루어진다. 이 B세포를 Th2세포가 인식해서 활성화하면 B세포는 항체 생산형 **형질세포**(plasma cell)로 분화 · 증식하고 일부는 **면역기억세포**(memory cell)로 장기간 생존한다. 형질세포는 **항원수용체**(**B세포수용체**)와 같은 분자(다만 세포막 관통 부분은 제외된다)를 **항체**(antibody)로 분비한다. 어떤 종류의 B세포는 T세포를 통하지 않고 직접 항체분자(IgM)를 생산한다(그림 13-10).

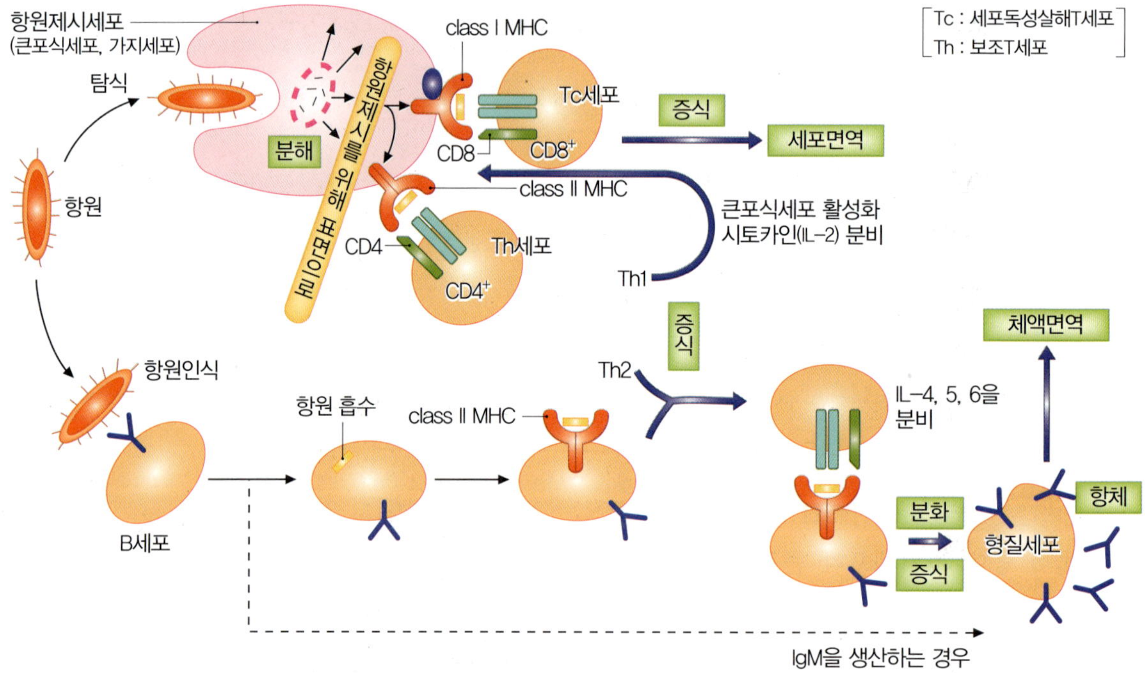

그림 13-10 림프구에서 관찰되는 면역반응

4) 체액면역과 항체

체액면역(humoral immunity)에서는 **항체**가 작용한다. 항체는 혈청 중 γ**-글로불린분획**에 있어서 **면역글로불린**(immune globulin)이라고도 불린다. 항체는 항원과 특이적으로 결합해서 **항원항체복합체**(antigen-antibody complex)를 형성하여 독소를 중화하거나 세균을 응집시킬 수 있다(항체는 2곳의 결합부위를 가지며 침전하기 쉬운 그물 모양 복합체를 만든다). 항체는 그 밖에도 항원과 보체를 동반한 옵소닌효과 유도, NK세포 활성화, 비만세포 자극에 의한 염증 유발 등을 일으켜 선천면역에도 중요한 역할을 담당한다(그림 13-11).

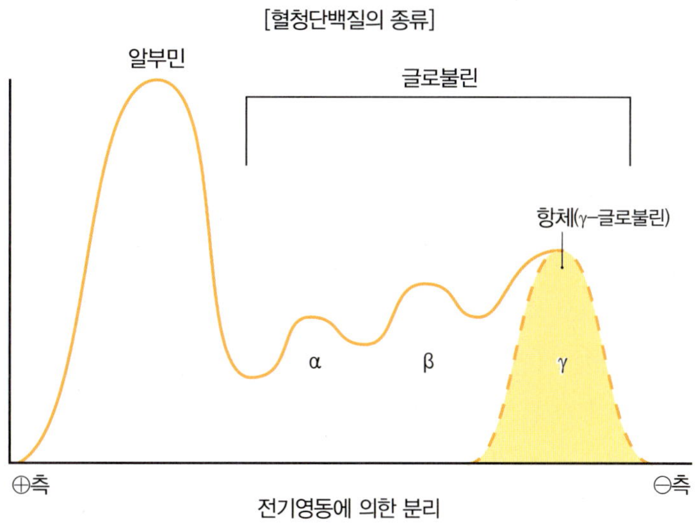

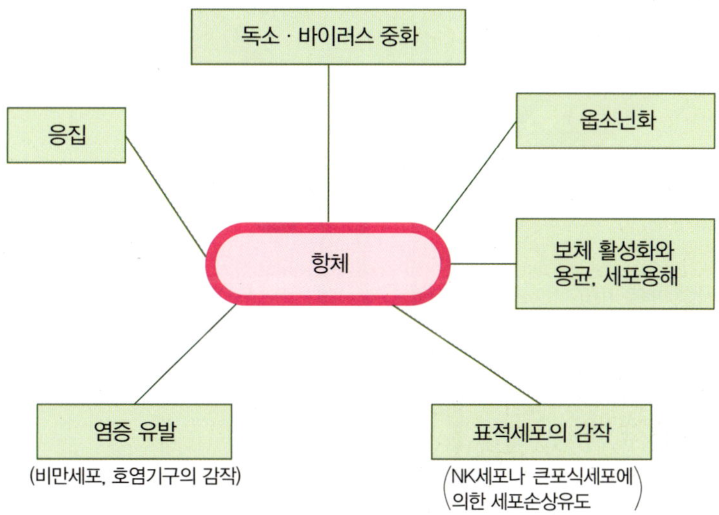

그림 13-11 **항체와 그 작용**

5) 항체의 구조와 분류

항체분자는 2개의 H사슬[무거운 사슬(중쇄, heavy chain)]과 L사슬[가벼운 사슬(경쇄, light chain)]로 구성되며 항원과의 결합에 관여하는 F_{ab}부분과 항체분자의 성질에 관여하는 F_c부분으로 나뉜다. 항원결합부분은 F_{ab} 끝의 가변영역에 있으며, 그 1차 구조는 대응하는 항원별로 다르다(그림 13-12).

항체단백질은 H사슬에 따라 5가지로 분류된다(표 13-3). **IgM**은 오량체 구조를 취하며 태반은 통과하지 않는다. **IgG**는 주요한 class로 항체로서의 표준적인 기능을 발휘하고 **IgA**는 분비형 항체로 국소의 감염방어에 작용한다. 또 **IgE**는 비만세포 등에 결합하여 기생충 감염예방에 도움이 되는 외에 알레르기에도 관여한다. 특정 항원에 대한 항체에서도 형질세포로의 분화정도에 따라 항체의 class가 유전자 재배열에 의해 IgM/D → IgG → IgA/E로 변한다(**클래스전환**, class switch).

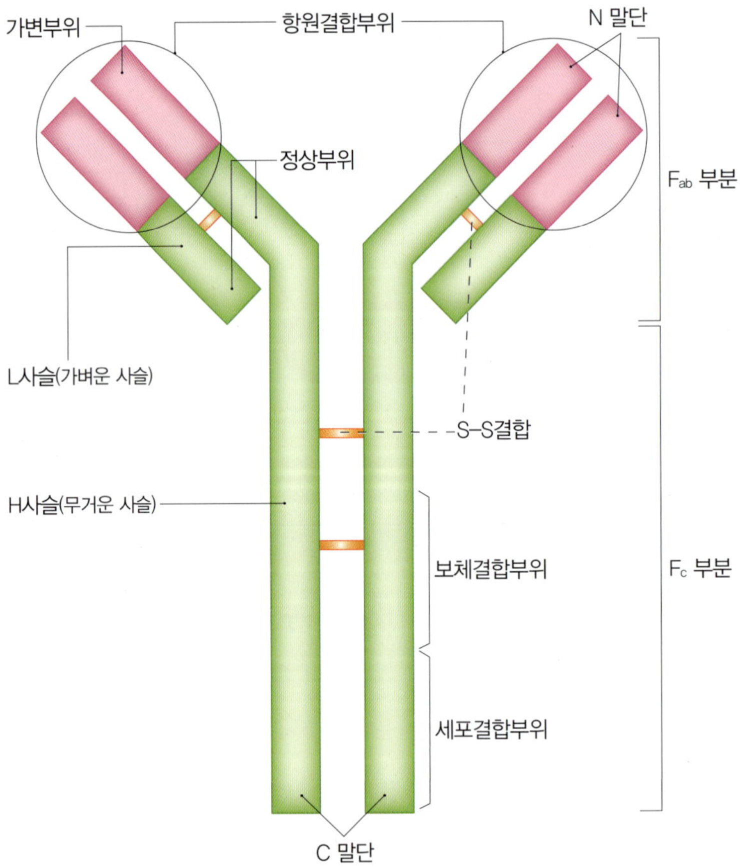

그림 13-12 **항체의 구조(IgG의 경우)**

표 13-3 항체의 분류

분류	IgM	IgG	IgA	IgD	IgE
구조	오량체	단량체	단량체(혈청형) 이량체(분비형)	단량체	단량체
비율(%)	5	80	14	1	1% 이하
특징	가장 먼저 생산된다. 태반을 통과하지 못한다.	주요 항체 감염방어의 주체이다.	분비형 항체로, 모유에 포함된다. 호흡기, 소화기, 비뇨생식기에서 작용한다.		비만세포나 호염기구의 표면에 결합한다. I형 알레르기의 원인이다.

6) 세포면역

세포면역에 관여하는 세포 중 하나는 큰포식세포를 활성화하는 보조T세포(**Th1세포**)로 항원제시된 세포를 발견하면 시토카인을 방출하여 큰포식세포를 활성화해서 살균작용을 높이고 세포 내 기생체도 공격한다.

또 다른 T세포는 **Tc세포**이다. Tc세포는 바이러스나 세포 내 기생체의 감염세포, 종양세포 등 성질이 변한 비정상세포를 공격한다. 이러한 세포 표면에는 비자기항원이 class I MHC와 함께 제시되고 있기 때문에 Tc세포는 Th1세포에 의해 활성화되어 세포를 파괴한다(그림 13-13). 세포면역은 세포 내 기생균이나 바이러스가 감염된 세포의 사멸, 진균이나 기생충의 감염방어, 이식에서의 **거부반응**(rejection reaction) 발현이나 **지연과민**(delayed-type hypersensitivity) 등에 관여한다.

질환노트

- **종양면역**

생체는 암 등의 악성종양세포를 NK세포, 큰포식세포, Tc세포에 의해 항상 감시하고 있으며 발견하면 세포면역으로 제거된다. 암세포 표면의 정상세포에 없는 분자가 종양(암) 특이항원으로 인식된다. 생체에서는 빈번하게 암세포가 발생하는데, 이 기전에 의해 간단하게는 병리적인 암조직으로 발전하지 않는다고 판단된다.

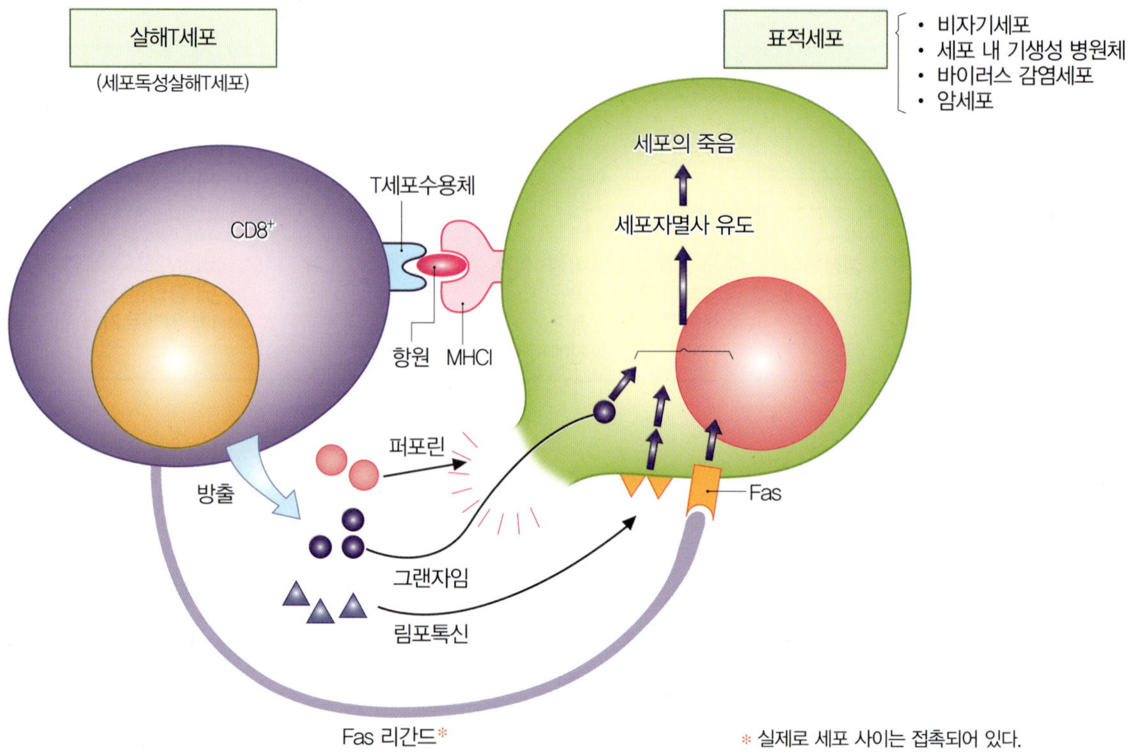

그림 13-13 T세포에 의한 세포손상효과

4. 의학영역에서의 면역

1) 이식

이식(transplantation)에는 조직 및 기관의 제공자(donor)와 수용자(recipient)가 동일한 **자가이식**(autotransplantation; 일란성 쌍생아 간의 이식도 여기에 해당한다)과 제공자와 수용자가 다른 **타가이식**(allotransplantation)이 있는데, 타가이식의 경우 제공자 조직이 세포면역으로 제거되는 **거부반응**(rejection reaction)이 문제가 된다.

거부반응은 개개인의 세포 표면 단백질(항원)이 일치하지 않아 일어나는데 특히 중요한 항원은 **HLA**(사람백혈구항원, human leukocyte antigen)이다. HLA의 일치도가 이식면역(transplantation immunity)의 강도를 판단하는 기준이 되는데 혈연이 가까울수록 HLA도 가깝다. **수혈**(transfusion)도 동일한 적혈구 표면 항원(**혈액형물질**, 예 : ABO식 혈액형, Rh식 혈액형)을 가진 사람 사이에 이루어져야 한다.

해설

HLA

HLA(human leukocyte antigen)는 **사람백혈구항원**으로 사람의 MHC(주조직적합복합체, major histocompatibility complex) 그 자체이다. 유전자는 제6염색체에 MHC class I, II 모두 3개로 총 6개 있으며 각각에 여러 개의 대립유전자(allelic gene)가 알려져 있다. class I은 모든 세포에, class II는 항원제시 세포에 발현한다. 조합은 약 200만 정도이며 형이 다른 사람과 일치할 확률은 상당히 낮다(그림 13-14).

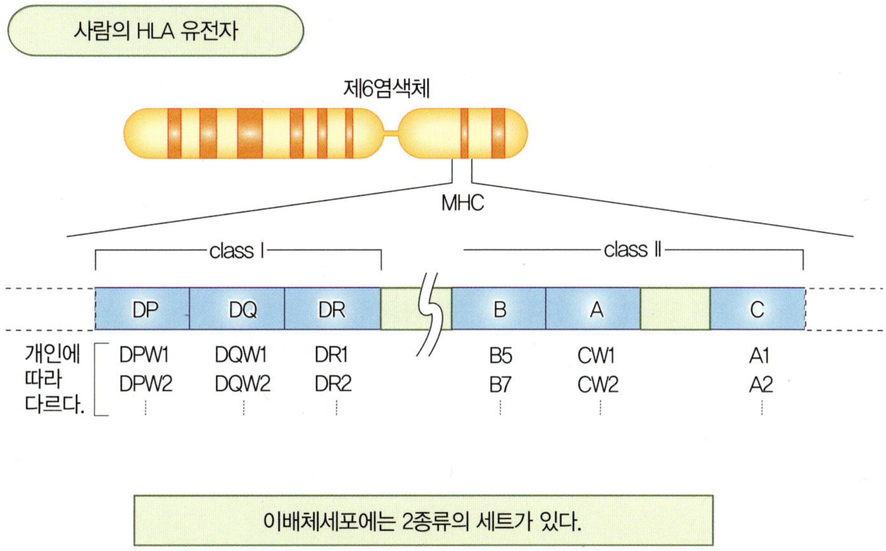

사람에게 관찰되는 HLA 대립유전자수

	유전자자리	대립유전자수	
class I	A B C	~670 ~1000 ~360	
class II		α	β
	DR DQ DP	3 33 27	669 93 128

그림 13-14 사람의 HLA

2) 백신과 혈청요법

감염병 예방을 위해 접종하는 인위적이고 능동적인 면역원을 **백신**(vaccine)이라고 한다. 백신으로 사용되는 것은 사멸시킨 병원체(혹은 그 성분)인 **불활성화백신**(비동화백신, inactivated vaccine)과 살아 있는 약독성 병원체인 **생백신**(live vaccine)이다.

한편 독소에 대한 치료에는 **항혈청**(antiserum)이나 정제 γ-글로불린을 사용한 **혈청요법**(serotherapy)/**γ-글로불린요법**(γ-globurin therapy)이 있다. 이는 약독화 또는 무독화한 독소(디프테리아독소, 뱀독 등)를 말 등에 주사하여 항체를 포함하는 동물혈청이나 정제 γ-글로불린을 사람에게 접종하는 수동면역의 일종이다.

질환노트

- **혈청병**

혈청병(serum sickness)은 Ⅲ형 알레르기의 일종으로, 항혈청을 주사한 환자에게서는 혈청을 만들 때 사용한 말의 혈청단백질에 대한 항체가 생성되기 때문에 다시 항혈청을 주사하면 체내에서 심한 항원항체반응(antigen-antibody reaction)이 일어나 발열과 부기 등의 병적 증상이 나타나게 된다.

3) 알레르기

면역이 과도하게 기능하여 생체에 유해하게 작용하는 것을 **알레르기**[allergy; **과민반응**(hypersensitivity reaction)]라고 한다. 알레르기를 일으키는 항원(**알레르기항원**, allergen)의 침입에 의해 성립된 면역이 반복적으로 노출됨으로써 증강되어 발병한다.

발병기전에 따라 I~IV형으로 분류된다(표 13-4). I형이 가장 많고 음식물, 꽃가루 등에 의해 야기되며 IgE가 관여한다(그림 13-15). 비염이나 **기관지천식**, **두드러기** 등의 국소증상 혹은 각종 전신증상이 단기간에 나타난다[**아나필락시스반응**(초과민반응, anaphylactic reaction)]. II형은 **세포손상형 알레르기**로 적혈구, 백혈구 등이 표적이 되어 세포손상반응이 일어나며 **부적합수혈**(incompatible blood transfusion) 등에서도 나타난다. III형은 면역복합체가 조직에 침착함으로써 각종 질병(**혈청병**, **전신홍반루푸스** 등)이 발생한다. IV형은 알레르기항원 침입 1~2일 후 나타나는 **지연성 알레르기**로 감작 T세포(T림프구)가 관여하는 세포면역반응이다.

질환노트

• 아나필락시스쇼크

아나필락시스쇼크(anaphylactic shock)는 전신성 아나필락시스(과민증, anaphylaxis)가 벌독, 약물, 음식 등에 의해 강하게 일어나 혈압저하 등의 쇼크증상이 나타나는 질환을 말한다.

표 13-4 알레르기의 종류

분류	I형 아나필락시스형 (즉시형)	II형 세포손상형 (독소형)	III형 면역복합체형 (혈청병형)	IV형 T세포 의존형 (지연형)
면역형	체액면역			세포면역
주체	IgE	혈청보체, IgG, IgM	IgG, IgA, IgM, 면역복합체	감작 T림프구
작용기전	비만세포, 호염기구에서 히스타민 방출	탐식세포, 보체에 의한 세포융해	면역복합체에 의한 조직이나 혈관의 장애	림포카인 생산
피내반응	15분 발적과 팽진	–	2~8시간 발적과 부종	24~48시간 발적과 경결
대표적 질환	• 아나필락시스 • 기관지천식 • 알레르기비염 • 음식알레르기 • 아토피피부염 • 두드러기	• 혈액형 부적합 수혈에 의한 용혈 • 혈소판감소증(ITP)	• 혈청병 • 전신홍반루푸스(SLE) • 급성사구체신염	• 알레르기성 접촉피부염 • 투베르쿨린반응 • 이식 후 만성거부반응

13

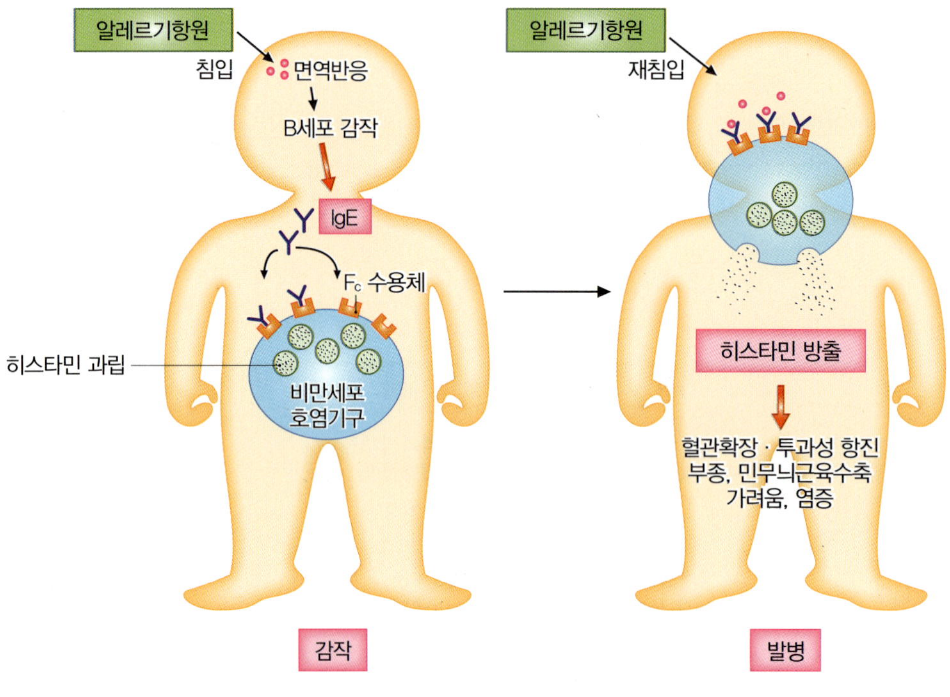

그림 13-15 I형 알레르기의 발병

질환노트

- **결핵균 감염검사와 예방**

결핵균(*Mycobacterium tuberculosis*) 감염검사에서 행해지는 투베르쿨린검사(tuberculin test)는 Ⅳ형 알레르기를 이용하고 있다(균체 성분을 피하에 주사했을 때 면역이 있으면 국소에 발적이 생긴다). 이 검사에서 발적이 없으면 면역이 없다고 판단하여 BCG[배양세포에서 증식하도록 길들여진(보통 약독화됨) 소결핵균] 백신을 접종한다.

4) 자가면역질환과 면역결핍질환

면역허용(immunologic tolerance; 'MEMO' 참조)이 작용하지 않아 정상적인 자신의 조직에 대한 자가항체(autoantibody)를 가지게 되면 **자가면역질환**(autoimmune disease)을 일으킨다(**표 13-5**). 항원의 종류나 분포에 따라 장기 특이성 혹은 전신성의 다양한 질환이 발생한다. 대표적인 장기 특이적 자가면역질환은 **중증근(육)무력증**(myasthenia gravis), **자가면역간염**(autoimmune hepatitis), **그레이브스병**(Graves' disease), **I형 당뇨병**(diabetes mellitus)이 있고, 전신성 자가면역질환은 **전신홍반루푸스**(systemic lupus erythematosus, SLE), **류마티스관절염**(rheumatoid arthritis) 등이 있다.

이와는 반대로 면역기능결핍이 원인이 되어 발생하는 질병이 있는데 이를 **면역결핍질환**(immunodeficiency disease)이라고 한다. **선천성(원발성) 면역결핍질환**은 선천이상에 의한 것으로 무감마글로불린혈증(agammaglobulinemia), 중증복합면역결핍질환(severe combined immunodeficiency syndrome, SCID) 등이 있다. **후천성(속발성) 면역결핍질환**은 바이러스감염, 암, 약물, 영양장애 등이 원인이 되어 발생하는데 **후천면역결핍증후군**[acquired immune deficiency syndrome, AIDS; 사람면역결핍바이러스(human immunodeficiency virus, HIV) 감염에 의해 발병하며 말기에는 카포시육종(Kaposi sarcoma)이나 정신질환을 합병한다, 그림 13-16]이 잘 알려져 있다. 면역결핍질환은 영양실조에 걸린 노인이나 기초질환을 앓고 있는 장기입원환자에게서도 종종 관찰된다.

MEMO

- **면역허용**

특정 항원에 대해 면역반응이 일어나지 않는 현상으로 생체에는 자기 성분에 대한 림프구가 생기지 않는 기전(자가관용, self-tolerance)이 있어, 그러한 림프구가 있어도 가슴샘에서 처리된다.

표 13-5 주요 자가면역질환

질환명	표적기관
만성갑상샘염(하시모토병)	갑상샘
그레이브스병	갑상샘
연소성 당뇨병 (인슐린 의존성 당뇨병)	이자
중증근(육)무력증	근육
자가면역용혈빈혈	적혈구
악성빈혈	위벽세포
종양성 대장염	큰창자
다발경화증(MS)	뇌
류마티스열	심장근육, 콩팥 바닥막
쇼그렌증후군	외분비샘
다발성근염 · 피부근염	근육, 피부
만성류마티스관절염(RA)	전신(IgG)
전신홍반루푸스(SLE)	전신(핵, DNA 등)

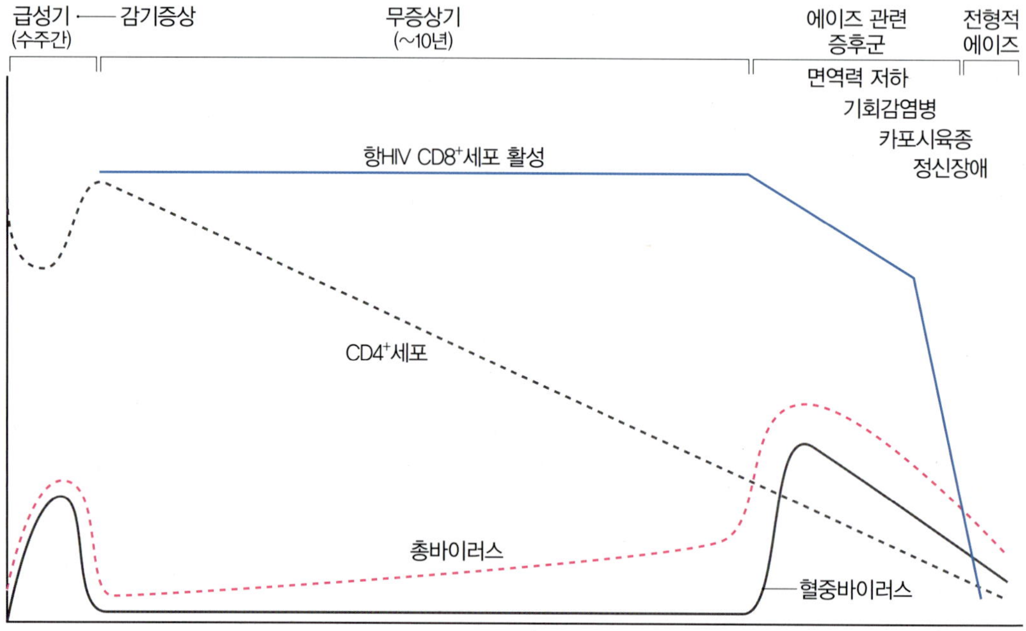

그림 13-16 AIDS의 발병 과정

확인학습

01. 선천성 면역반응에 해당하지 않은 것은?

① 피부와 점막에서 분비되는 물질

② NK세포

③ 보체계

④ MHC에 의한 항원의 제시

02. 다음 중 면역에 관여하는 혈장단백질은?

① 알부민 ② 글로불린

③ 피브리노겐 ④ 헤모글로빈

03. 항체를 생성하는 세포는?

① 큰포식세포(대식세포) ② 보조T세포

③ 형질세포 ④ 세포독성T세포

04. 항체의 구조에 대한 설명으로 옳지 않은 것은?

① 항원은 N부위에 결합한다.

② 항체마다 N 말단부위가 다르다.

③ 항체의 N 말단부위와 C 말단부위가 결합해서 항원결합 부위를 형성한다.

④ C부위에 의해 항체 종류가 결정된다.

05. 다음의 T세포에 대한 설명 중 옳은 것은?

① T세포는 가슴샘(흉선)에서 생성된다.
② 세포독성T세포가 시토카인을 분비하여 항원을 제거한다.
③ 보조T세포는 체액면역, 세포면역 모두를 촉진시킨다.
④ 세포독성T세포가 그랜자임을 분비해서 항원을 파괴한다.

06. 사람면역결핍바이러스(HIV)가 인간의 면역계를 약화시킬 때 그 주요 감염 대상이 되는 것은?

① B세포 ② 보조T세포
③ 형질세포 ④ 세포독성T세포

07. 왕벌에 쏘여서 죽는 사람도 있다. 그 이유로 옳지 않은 것은?

① 아나필락시스쇼크이다.
② IgE라는 항체에 의해서 알레르기반응이 나타난다.
③ 첫 번째 쏘였을 때보다 두 번째 쏘였을 때 치명적일 수 있다.
④ 호흡곤란이 오는 이유는 히스타민이 분비되어 말초혈관이 수축되기 때문이다.

08. 면역계의 작용에 대한 설명으로 옳지 않은 것은?

① B세포는 골수에서 생성, 성숙한다.
② T세포는 골수에서 생성, 가슴샘(흉선)에서 성숙한다.
③ B세포는 체액면역, T세포는 세포면역에 관여한다.
④ 에이즈를 일으키는 HIV는 B세포를 공격한다.

09. 항원, 항체 및 항원-항체반응에 대한 설명으로 옳은 것은?

① 항원은 항원결정인자(epitope)라 불리는 항체의 부위에 특이적으로 결합한다.
② 분비된 항체는 Y자 형태의 구조를 가지며 막 관통 영역이 있다.
③ 항A혈청에 있는 항A는 응집원 A와 특이적으로 결합한다.
④ 림프구는 항원을 생산한다.

10. AIDS를 유발하는 HIV에 감염되면 면역이 떨어지는 이유로 옳은 것은?

① 혈소판이 파괴되기 때문이다.
② 적혈구가 파괴되기 때문이다.
③ T세포가 파괴되기 때문이다.
④ B세포가 파괴되기 때문이다.

CHAPTER

14 생식계 · 감각계

1. 생식계

생식계(reproductive system)는 다음 세대를 만들어내는 데 관여하는 기관 계통이며, 생명을 이어나가는 생물의 본질에 관여한다. 사람은 남성과 여성이라는 구별이 있는 유성생식(gametogony)을 하므로 생식세포(생식자, gamete 다음 세대를 만들기 위한 정자나 난자)를 만들어 내는 생식샘(성선, gonad)이 다를 뿐만 아니라 생식계 전반에 걸쳐 남녀가 서로 상이하다.

또한 생식기는 발생학적인 유래나 기능에 따라 **바깥생식기관**(외생식기, external genitalia)과 **속생식기관**(내생식기, internal genitalia)으로 나뉜다. 바깥생식기관은 몸의 표면에서 보이는 부분으로 교접을 위한 기관이다. 속생식기관은 생식세포를 생산하기 위한 기관, 생산된 생식세포를 운반하는 경로, 정자와 난자가 결합하여 생긴 접합자(zygocyte)인 수정란(oosperm)을 일정한 크기까지 키우는 기관이다.

남성 생식기는 정자(sperm)를 만드는 **고환**(testis), 정자를 운반하는 통로인 정관(vas deferens), 정액을 분비하는 **샘**(선, gland), 교접기관인 **음경**(penis)으로 구성되고, 여성 생식기는 난자(ovum) 를 만드는 **난소**(ovary), 난자를 운반하여 태아를 키우는 통로, **외분비샘**(외분비선, exocrine gland), 교접기관인 **음부**(외음부, pudendum)로 구성된다(그림 14-1).

남성 생식기

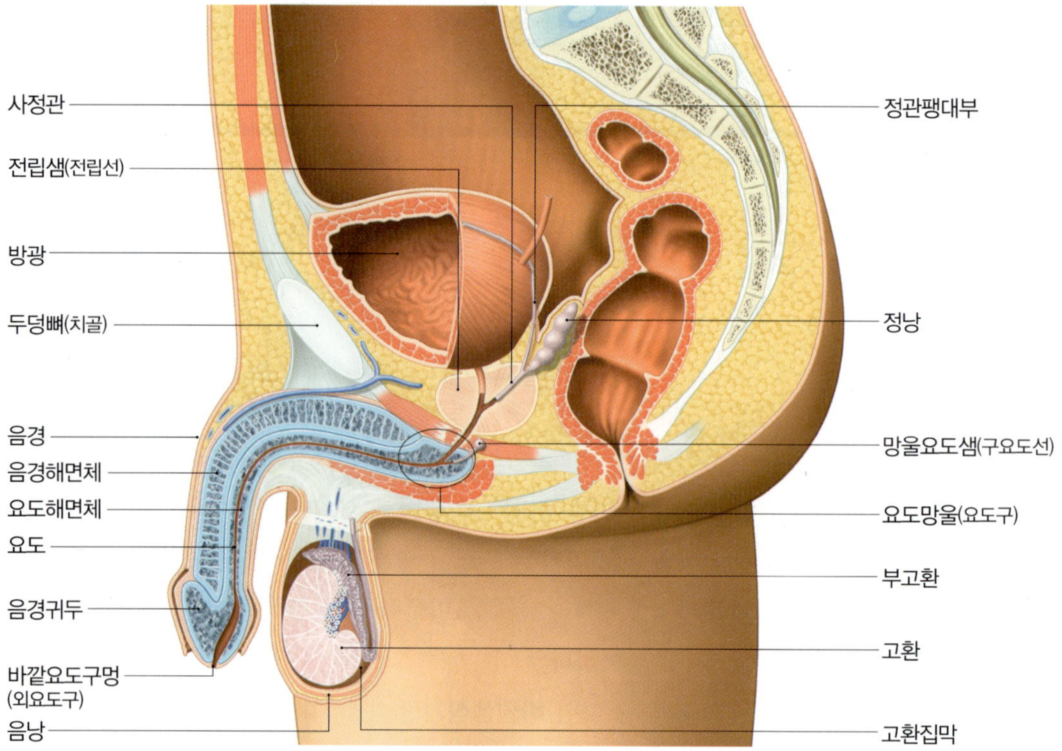

여성 생식기

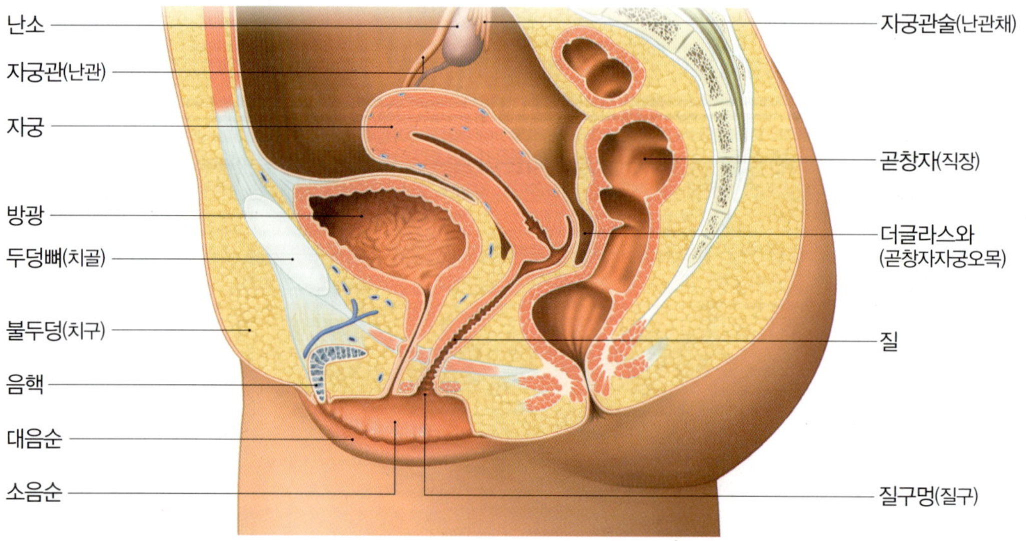

그림 14-1 남성 생식기와 여성 생식기

2. 감각계

감각정보를 받아들이는 수용체를 **감각기관**(sense organ)이라고 한다. 정보수용세포는 감각신경의 말단과 연결되어 감각정보로 중추신경계에 보내는데 감각기를 종합하여 **감각계**(sensory system)라고 한다.

1) 시각기관

눈(eye)의 바깥쪽은 각막(cornea)에 덮여 있고 그 안에는 **수정체**(crystalline lens)가 있다. 수정체는 **섬모체띠**(모양대, zonula ciliaris)를 통한 섬모체근의 움직임에 의해 두께가 변하는데, 멀리 볼 때는 얇아지고 가까이 볼 때는 두꺼워져 초점을 변화시킨다. 눈에 들어온 빛은 내부의 유리체를 통과하여 시각세포가 모여 있는 **망막**(retina)에 도달하여 상을 맺는다. 빛의 양이 적을 때에는 **홍채**(iris)가 줄어들어 **동공**(pupil)이 열리고, 빛의 양이 많을 때에는 홍채가 늘어나 동공이 닫힌다(그림 14-2). 이러한 구조의 눈을 **카메라눈**(camera eye)이라고 하는데, 하등동물의 눈은 더욱 단순하다.

곤충은 **단안**(ocellus)과 **복안**(compound eye)이라는 2종류의 눈을 가지며, 작은 수정체 바로 아래 시각세포가 있다. 편형동물이나 환형동물의 눈에는 수정체가 없고 단독 혹은 복수의 시각세포가 직접 빛을 감지한다. **시각세포**(visual cell)에는 **막대세포**(rod cell)와 **원뿔세포**(cone cell)의 2가지가 있으며, **두극세포**(bipolar cell)를 통해 시신경과 연결되어 있다. 막대세포는 약한 빛을 느끼지만, 단일한 **시각물질**(visual substance)밖에 없으므로 색은 그다지 식별할 수 없다. 원뿔세포는 강한 빛에 응답하는데, 여러 종류의 시각물질을 가지며 색을 느낄 수 있다. 이 때문에 어두운 곳에서는 색을 식별하기 어렵다.

14

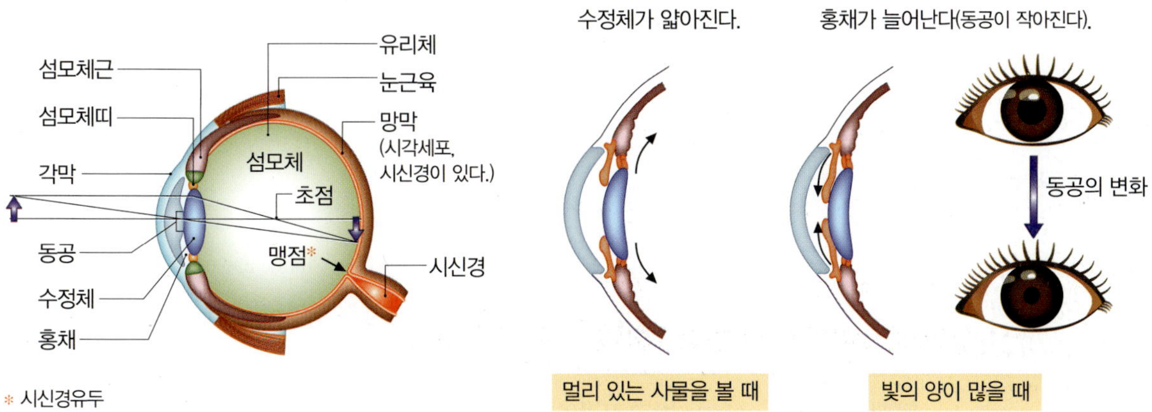

그림 14-2 **눈의 구조와 조절**

해설

빛수용기전

시각세포(visual cell)는 **시각물질**(visual substance)로서 **옵신**(opsin)이라는 단백질을 함유한다. 옵신은 비타민 A 유사물질인 **레티날**(retinal)과 결합해 있으며 빛을 받으면 레티날의 구조가 변화하여 해리되고, 복잡한 신호전달의 결과 신경세포에 흥분이 전달된다(빛이 없는 곳에서 레티날과 옵신은 재결합한다, 그림 14-3). 원뿔세포는 시각물질로서 청색, 녹색, 적색의 빛에 감수성이 있는 3종류의 옵신 중 하나를 가지며, 각각의 정보가 뇌에서 통합되어 색이 인식된다. 사람은 380nm(자색)~750nm(적색)의 빛을 인식하는데, 생물 중에는 자외선이나 적외선을 볼 수 있는 경우도 있다.

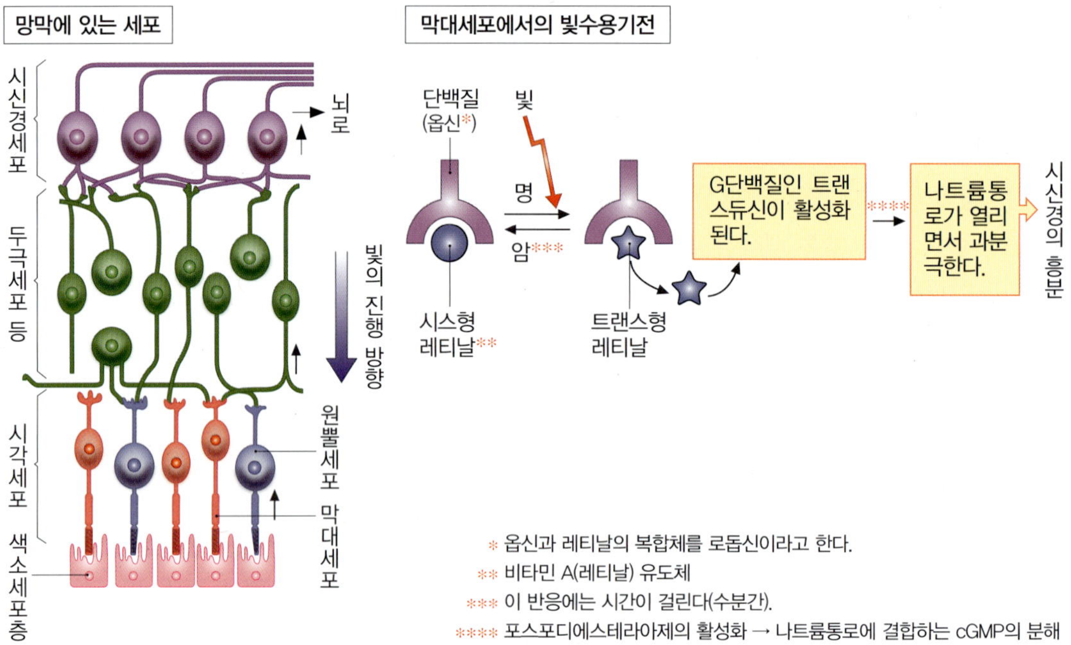

그림 14-3 시각세포와 빛수용기전

2) 평형청각기관

귀(ear)는 **바깥귀**(외이, external ear), **가운데귀**(중이, middle ear), **속귀**(내이, inner ear)로 이루어지며 바깥귀와 가운데귀는 **고막**(ear drum)으로 구분되어 있다. 귀의 기능 중 하나는 **청각**(auditory sensation)의 인식이다. 소리에 고막이 진동하면 그것이 **귓속뼈**(이소골, auditory ossicle)를 통해 속귀에 전달된다. 속귀에는 **안뜰**(전정, vestibule), **달팽이**(와우, cochlea), **반고리관**(반규관, semicircular duct)으로 이루어진 기관이 있고, 내부는 림프액으로 채워져 있다(그림 14-4).

소리의 진동은 달팽이 속의 림프액을 진동시켜 그것이 감각모(sensory hair)를 가진 **청각세포**(auditory cell)를 자극해서 신경을 통해 뇌에서 소리로 인식된다.

속귀는 청각 이외에 **평형감각**, **회전감각**의 감각기관도 함께 가지고 있다. 반고리관에는 감각모를 가진 세포가 있고, 회전에 의해 생기는 림프액의 흐름에 자극을 받는다. 속귀의 안뜰에도 감각모를 가진 세포가 있고 그 위에는 **평형사**(statolith)가 있어 몸이 기울면 평형사가 움직여 감각모를 자극, 평형감각이 뇌에 전달된다(그림 14-5).

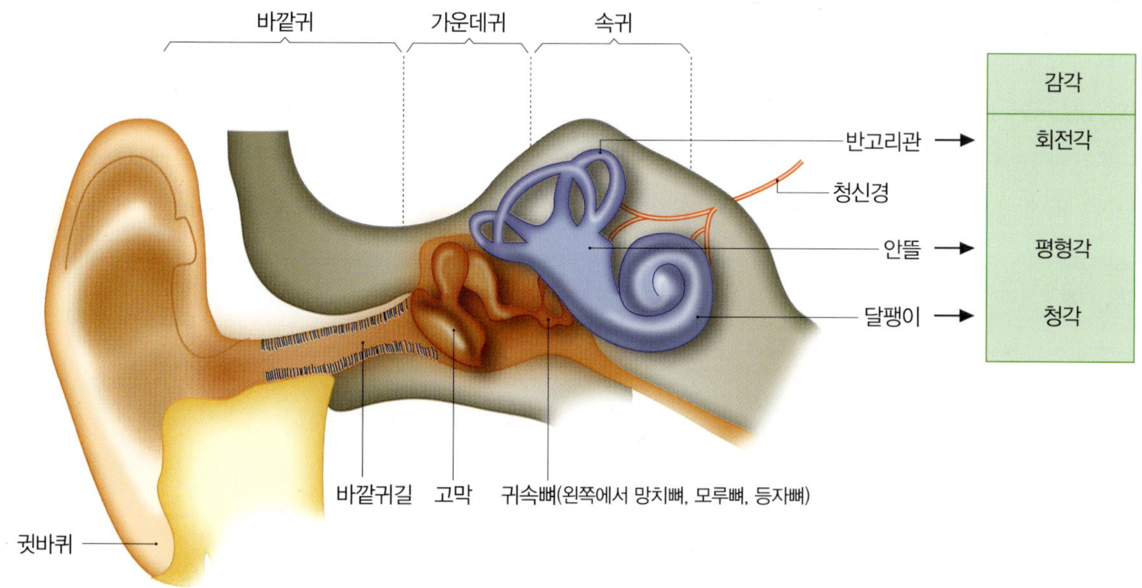

그림 14-4 귀의 구조

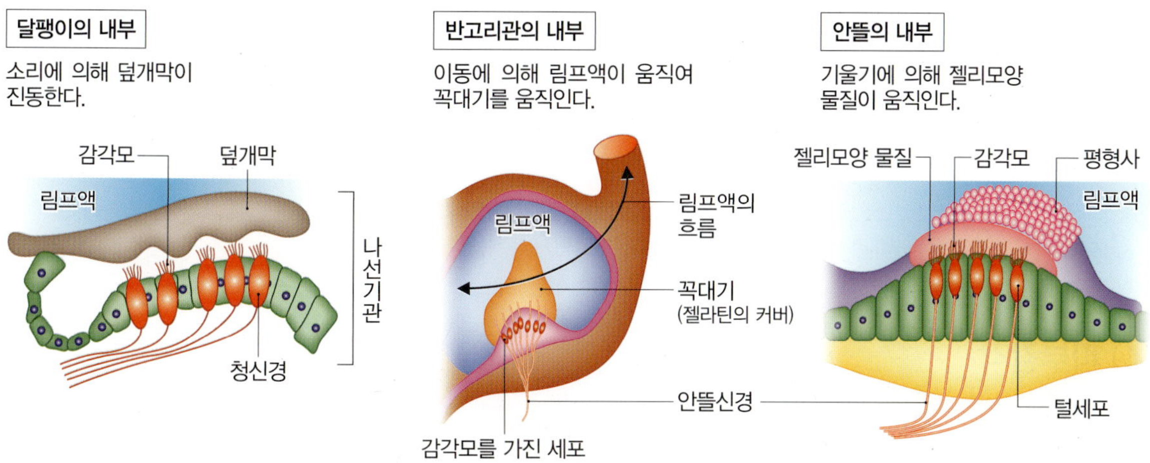

그림 14-5 속귀에 있는 감각기관

3) 미각 및 후각기관

혀(tongue)에는 **미각세포**(taste cell)가 있어 수용체에 화학물질이 결합하면 흥분이 일어나 신경을 통해 맛을 느낀다(그림 14-6). 혀는 장소에 따라 수용할 수 있는 물질의 종류가 다르다(맛에 따라 느끼는 부위가 다르다).

코(nose)에는 비강점막 상부에 냄새물질 수용체를 가진 **후각세포**(olfactory cell)가 있으며, 이 후각세포는 두극세포로 세포체에서 양방향으로 축삭이 뻗어 있다(그림 14-6). 한쪽 신경섬유 끝에는 냄새털(후각모, olfactory hair)이 있어 냄새물질을 감지한다. 다른 한쪽 신경섬유 끝은 대뇌겉질 이마엽 밑면에 있는 후각망울(후구, olfactory bulb)을 지나 대뇌겉질의 후각영역에 도달한다. 냄새를 맡을 때 연상하여 무언가를 떠올리는 경우가 있는데, 이것은 후각망울이 기억에 관계하는 해마(hippocampus) 가까이에 있기 때문이다.

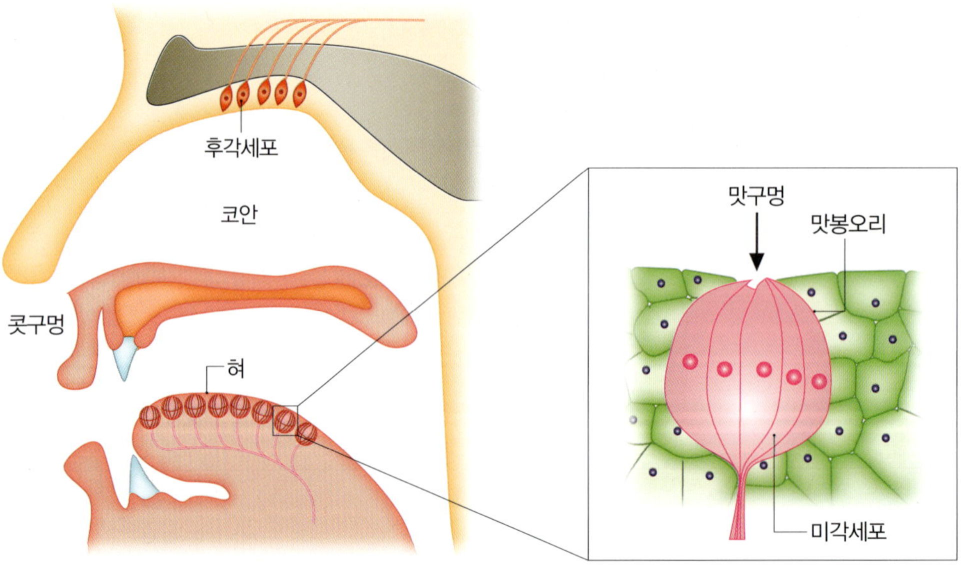

그림 14-6 **화학물질에 대한 감각**

4) 피부감각

피부에는 촉각, 온각, 통각 등의 감각을 느끼는 신경세포 종말이 다수 존재한다. 감각은 감각신경의 끝 혹은 특수한 감각세포에서 인지되며, 감각을 수용하는 다양한 감각수용기(sensory receptor)가 있다(그림 14-7). 신경의 말단이 말이집(수초, myelin sheath)을 잃어 노출된 것에는 통각 · 촉각 · 온각을 느끼는 **자유신경종말**(free nerve ending)과 촉각을 느끼는 **메르켈소체**(촉각소체, Merkel' corpuscle)가 있다. 감각신경의 끝이 특수한 세포로 둘러싸여 감각수용장치를 만든 것에는 촉각을 느끼는 **마이스너소체**(Meissner' corpuscle), 깊은 층의 압각이나 진동을 감지하는 **파터-파치니소체**(Vater-Pacinian corpuscle), 피부의 당김에 의한 긴장을 느끼는 **루피니소체**(Ruffini corpuscle) 등이 있다.

한편 감각신경은 뼈대근육에도 들어가 있으며 근육의 긴장상태나 무게를 감지한다.

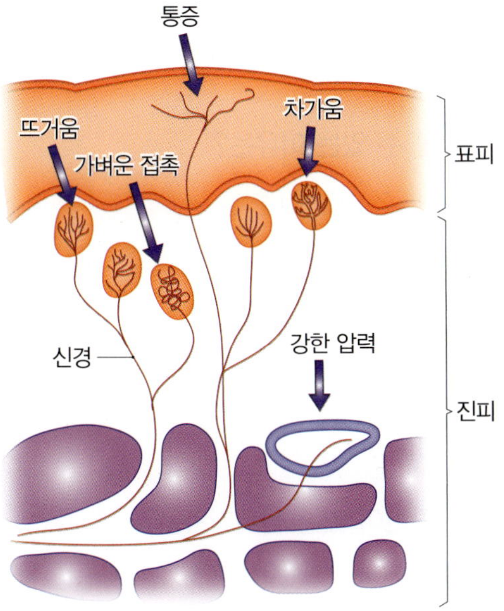

감각점의 분포밀도(사람의 피부/cm²)

	이마	코	팔	손바닥
냉점	8	13	6	3
온점	0.6	1	0.4	16
촉압점	50	100	15	100
통점	180	40	200	80

그림 14-7 피부에 있는 감각기관

확인학습

01. 부엉이와 같은 야행성 동물이 어두운 곳에서도 잘 볼 수 있는 이유는?

① 망막에 막대세포가 많아서
② 망막에 원뿔세포가 많아서
③ 동공이 크고 홍채의 색이 밝아서
④ 수정체가 두꺼워서

02. 다음과 같은 현상이 일어났을 때 조절해주는 것과 관련이 있는 신체기관은?

- 비행기 이륙 시 귀가 멍해진다.
- 높은 산에 올라가면 소리가 잘 들리지 않을 때가 있다.

① 유스타키오관 ② 반고리관
③ 달팽이관 ④ 고막

03. 귀의 주요 구조 중 평형감각을 담당하는 수용기는?

① 고막 ② 알뜰기관(전정기관)
③ 달팽이관 ④ 유스타키오관

04. 햇볕이 내리쬐는 해변에서 끼고 있던 선글라스를 벗고 멀리 있는 어선을 볼 때 눈의 변화로 옳은 것은?

① 홍채 축소 ② 동공 크기 작아짐
③ 수정체 두꺼워짐 ④ 모양체 수축

05. 포유류의 수정체에 대한 설명으로 옳지 않은 것은?

① 각막에 붙어 있는 근육에 의해 조절된다.
② 원근 조절작용이 있다.
③ 가까운 물체를 볼 때 인대를 느슨하게 한다.
④ 수정체가 두꺼우면 빛은 더욱 직진한다.

06. 망막의 중심인 황반에 대한 설명으로 옳지 않은 것은?

① 막대세포가 없다.
② 막대세포는 망막의 바깥쪽에 높은 밀도를 가진다.
③ 밤에 희미한 별빛을 볼 때 약간 각을 두고 보는 것이 좋다.
④ 원뿔세포가 결여되어 있다.

07. 소리를 증폭시키는 것과 관계 없는 것은?

① 바닥막(기저막) ② 모루뼈(침골)
③ 등자뼈(등골) ④ 망치뼈(추골)

• 참고문헌

- 김주희, 〈핵심생물학〉, 의학교육, 2018
- Jianping Xu · Qingyu Wu, 〈인체생물학〉, 메디컬사이언스, 2017

Index

찾아보기

한글

ㅈ

ㅊ

ㅋ

ㅌ

ㅍ

ㅎ

영어

N

O

P

R

S

T

U

V

W

기타

● 저자

김주희 교수

건국대학교 의생명과학 전공(이학박사)
현) 경동대학교 간호학과 생물학 교수

보건의료 생물학

인　　쇄 2024년 3월 2일
발　　행 2024년 3월 7일

저　　자 김주희
발 행 인 최경희 · 배영환
발 행 처 도서출판 의학교육
등록번호 제 2013-114 호
주　　소 서울시 영등포구 영중로 138-1(영등포동 8가 80-2) 드림프라자 B 901호
Tel 02) 2637-4806, 4863 Fax 02) 2637-4807
홈페이지 www.medipub.co.kr
E - mail okpress1208@naver.com
정　　가 35,000 원
I S B N 979-11-6127-189-7 93510